晓肚知肠

肠菌的小心思

段云峰◎著

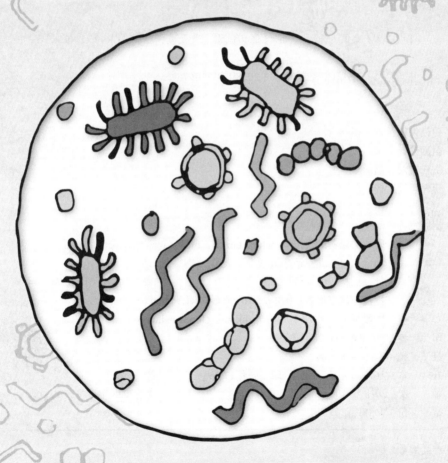

清华大学出版社
北京

图书在版编目（CIP）数据

晓肚知肠：肠菌的小心思 / 段云峰著. — 北京：清华大学出版社，2018（2024.5 重印）
ISBN 978-7-302-51160-1

Ⅰ．①晓…　Ⅱ．①段…　Ⅲ．①肠道菌素 – 普及读物　Ⅳ．①R996.1-49

中国版本图书馆CIP数据核字（2018）第210675号

责任编辑： 刘　杨
封面设计： 施　军
责任校对： 赵丽敏
责任印制： 杨　艳

出版发行： 清华大学出版社
　　　　　　网　　　址：https://www.tup.com.cn，https://www.wqxuetang.com
　　　　　　地　　　址：北京清华大学学研大厦 A 座　　　邮　　编：100084
　　　　　　社 总 机：010-83470000　　　　　　　　　邮　　购：010-62786544
　　　　　　投稿与读者服务：010-62776969, c-service@tup.tsinghua.edu.cn
　　　　　　质量反馈：010-62772015, zhiliang@tup.tsinghua.edu.cn
印 装 者： 河北鹏润印刷有限公司
经　　销： 全国新华书店
开　　本： 165mm×235mm　**印　张：** 17.75　**字　数：** 225 千字
版　　次： 2018 年 10 月第 1 版　　　　**印　　次：** 2024 年 5 月第 17 次印刷
定　　价： 49.00 元

产品编号：078137-03

推荐序

　　认识段云峰整整 10 年了。2008 年夏天，北京奥运会前夕，我带着自己的学生们去滦平县的养猪场观察饲喂微生物制剂后动物的行为。作为植物分子遗传学专业毕业的硕士生，段云峰向我表达了想参与微生物与行为方面研究的想法。凭着丰富的分子生物学和遗传学的知识背景，2009 年他如愿以偿地考入中科院心理研究所，成为我的学生，在我的实验室从事行为生物学研究。获得博士学位之后，他得到了博士后项目支持，继续在我的实验室做博士后研究。博士后出站以后，他选择沿着微生物与人类健康的思路走入更加深层的科学研究领域。

　　从几乎不相信，到反复质疑，最后几乎是走火入魔地进入到共生微生物与行为和长寿关系的研究领域中，段云峰先后做了服刑人员的肠脑和攻击行为关联研究，长寿人群肠道菌群特征等主题研究，自己从中体会到共生微生物与人类行为之间的多层次关联。许多现在看来理所当然的理论，多年前竟然很难说服心理学家和微生物学家重视。因此可以肯定，这些研究无论在当时还是现在都具有创新性，具备重要的应用价值。

　　在研期间，段云峰博士热情协助研究室的同学们进行多方面心理疾病与肠道微生物关系的研究，研究室的多个重要成果中都有他的辛勤付出。这些协作研究不仅让他获得了更多相关领域的知识，而且培养了他运用这些知识解决问题的能力。

　　不同于其他科普作家或者道听途说、浅尝辄止的写手，段云峰博士凭借自己多年的观察和研究，以及积累的科学知识书写成册，因此在他书中所涉及内容不仅包含多个微生物与人类健康关联的信息，更重要的是他在这个领域深层的认识和独到的见解。这本书深入浅出，适合具备中学及以上文化水平，乃至进行专业研究的科研人员阅读。如果您想了解共生微生物与您的健康之间到底有什么样的关联，甚至想知道您为什么会生病，那么这本书在很大程度上会帮助您回答这些疑问。我为我的这位优秀学生写推荐，一方面是鼓励段云峰博士不断进取；另一方面则想强调，这是一本值得您收藏和多次阅读的书籍。

2400 多年前，古希腊医生希波克拉底就说过："万病始于肠道！"（All disease begins in the gut.）虽然希波克拉底还没来得及告诉我们具体是肠道微生物的原因，但他的提示却被今天的年轻学者们发扬光大。读这本书，也许能让您在健康的道路上少走很多弯路。

金锋

中国科学院心理研究所行为生物学研究室

2018 年 8 月

前言

　　到了三十几岁的年纪，相信不少人家中都曾有或正在有湿疹严重的新生儿、中风的患者以及高血压或者患糖尿病的老人，而家中同时出现这3类患者的经历可不是人人都会有的，碰巧我经历过。

　　在十几年前，我可能不会意识到老人和孩子的健康问题或许都和肠道微生物相关，但是我现在十分确定。经过这几年对肠道微生物方面知识的不断学习和研究，我越来越感觉到肠道微生物之于人类健康的重要意义，我想许多从事肠道微生物领域相关研究工作的科研工作者与我的感受应该是一样的。现在回想起来，虽然一直从事这方面的研究工作，但让我重新审视肠道微生物这一微小到几乎让人忽视的物种，是从我家孩子出生开始的。

　　正视生命诞生的时刻——出生。因为妻子身体的原因需要剖腹产，当时我就意识到"不好，我家宝宝一出生就输在肠道微生物的起跑线上了"。早有研究发现，剖腹产婴儿的胎便菌群中有益的乳酸杆菌属定植程度显著低于顺产婴儿。新生儿的菌群与分娩方式有关，剖腹产婴儿身上来自母体阴道的细菌较顺产婴儿少很多，据称将产妇阴道中的微生物涂抹于新生儿身上能够在一定程度上缩小这种差异。

　　那么，对于这种输在起跑线上的"项目"，剖腹产婴儿后期能够赶上顺产婴儿吗？需要多长时间？2017年希尔（Hill）等人发表的一篇题为《婴儿出生至24周肠道菌群组成的演变》的文章或许在某种程度上能够给出一定的答案。研究人员通过监测 192 名婴儿自出生至 24 周期间肠道菌群组成的变化发现，足月剖腹产婴儿肠道菌群在第 8 周后与足月顺产婴儿趋于相似。也有研究认为剖腹产和顺产给婴儿带来的菌群差异会持续更长时间。那么，在这段时间，因这种差异导致的婴儿健康问题是否能够在后期弥补或者只能伴其一生，目前还没有定论。

珍惜生命初期的源泉——母乳。正是因为孩子剖腹产，我对妻子母乳喂养的事情格外关注，因为母乳喂养将是错过顺产机会的婴儿快速追赶肠道微生物健康多样性的关键一环。

母乳中含有婴儿成长需要的所有营养和抗体，是自然的恩赐。站在微生物角度来看，母乳中拥有近千种微生物，每毫升数量可达百万个，这些微生物源自母亲的胃肠道菌群以及哺乳期间乳房的细菌，是婴儿肠道中定植的第一批微生物，能够帮助婴儿建立起肠道菌群共生系统，对增强免疫力保护婴儿的健康十分重要。而且母乳中含有的天然低聚糖有上千种，它们并不是直接供给婴儿的，而是婴儿体内肠道微生物平衡的根基。在有选择性地促进双歧杆菌等有益微生物生长的同时，抵御肠道病原微生物的感染，维持肠道的微生物群落正常，为婴幼儿生长发育保驾护航。

现在的婴儿配方奶粉都是参照母乳的成分调配的，但处于一直模仿母乳从未达到的程度。母乳中的菌群数量和低聚糖含量都是配方奶无法企及的。婴幼儿时期肠道微生物的定植对人体健康具有十分长远的意义，而母乳对婴幼儿肠道的影响无疑是巨大的。

回归生命的本源——遗传基因。微生物能够在人体中定植，是二者相互选择的结果，一方面与人体接触到的微生物相关，另一方面取决于人体自身的基因。研究人员发现了十几种可遗传的与健康相关联的微生物，这些微生物均能从环境中获得，但人类个体基因组的独特性决定了哪些微生物更占主导优势。参与调节肠道微生物的人类乳糖分解酶基因与双歧杆菌之间可能就存在着一些关联性。也许人生本就没有起跑线！

一个人从父母那里遗传的基因类型，从母体获得的微生物，出生后的经历（包括顺产或剖腹产的出生方式、出生后的喂养方式以及出生后接触到的环境）都将影响体内肠道微生物的定植和生长，同时这些小东西也在影响着它的宿主。肠道微生物并不是千人一面的，就像每个人是一个独特的个体一样，肠道微生物也有其"千人千面"的独特性。什么样的人接触了什么样的微生物，平时如何与其相处，都决定了这个人终将有什么样的微生物菌群与其相依相伴、互相影响，这种现象存在于人体的一生之中。

2004年一篇发表在《美国科学院院报》上的题为《肠道菌群是调节脂肪存储的环境因子》的论文，为肥胖症研究揭示了一个十分重要的外因——肠道菌群。这篇里程碑式的论文是位于美国圣路易斯的华盛顿大学戈登实验室发表的，当然它的意义远不只针对肥胖症的解决，这篇文章可以说开启了人类研究以肠道菌群为代表的人体共生微生物与健康和疾病关系的新纪元。戈登实验室的研究给科学界研究肠道微生物与疾病的关系打开了一扇门，现今众多的科学家们都在这个领域里深耕细作。

近几年，关于肠道微生物与人类疾病和健康关系的研究方兴未艾，生物学和医学相关领域的人都为之兴奋，近期更是几乎每个月都会出现几篇具有重要意义的文章。与学术界"千帆竞渡，百舸争流"的景象形成鲜明对比的是大众对其鲜有了解。现今社会，随着物质的极大丰富，人们对疾病与健康的关注和重视程度达到了前所未有的高度。现代的医学科技延长了人类的生命周期，生命质量却亟待提升。"健康是1，其他都是0"，毫不夸张地说健康已经成为每一个现代人追求的最大财富。

在本书中我将肠道微生物影响人类健康的内容进行梳理，尝试解读人体是如何与肠道微生物共存共荣的，希望为大家关注的疾病与健康提供一个新的视角——从微生物的角度。当然，就像渺小人类之于浩瀚星河，我们对肠道微生物的探索研究当前还只是处于初级阶段，作为该领域的一个小小科研工作者，我怀着无比崇敬的心情，希望以简单生动的语言将之描述一二。

段云峰

2018 年 6 月

目录

一

"隐秘的世界"——微生物

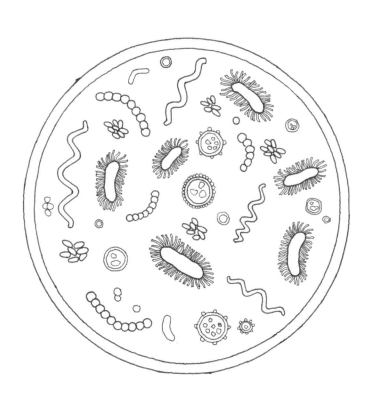

① 哇，我看到了！初识微生物

记得小学四年级时，乡领导要到我们村小学检查，我这种爱调皮捣蛋的孩子就"优先"被抓去打扫卫生了。非常"幸运"，我和另一位同学被安排打扫教具室——全校最脏、尘土最厚的地方。这里除了地球仪、三角尺、排球和篮球等我们常用的教具之外，还有很多刷了浅棕色油漆的木箱子。这些跟学校年龄一样大，从来就没有打开过的箱子里不知道装的是什么。

里面究竟是什么呢？是的，你猜对了！对于当时那个充满好奇的孩子来说，偷偷打开似乎是必然的。我们俩用抹布把外面厚厚的灰尘擦掉，铝质的铭牌上写着：显微镜。我们俩听说过，但从没见过。拉开侧面的钩子，打开箱盖，一个崭新的闪着亮光的灰色显微镜呈现在面前。这是一台单筒的显微镜，1个目镜，3个物镜，最下面是一个可以活动的小镜子，旁边还有几个黑色的镜头整齐地躺在海绵里。我们俩摆弄了几下也没搞明白怎么用，就把它给放回去，继续打扫卫生了。但这时候我的心里已经埋下了一颗好奇的种子。

几个月后，放暑假了，抓蝈蝈、逮蚂蚱、捞小鱼等日常活动都玩腻了，百无聊赖之际，那颗好奇的种子萌发了，我想起了学校的那台显微镜。趁着中午大人们都午睡了，我偷偷溜进学校，从窗户爬进教具室，找到了那台显微镜。按照箱子里的说明书，我很快学会了如何使用。遗憾的是，说明书上并没说怎么制片。但是这也没什么妨碍，我先把手指头放在下面看看，手上的指纹沟沟壑壑的，还能看清皮肤上粘的沙土和衣服纤维。揪两根头发，捡两片树叶，抖点花粉，我还把人民币也都仔细看了看——几乎身边的东西都拿来看了，连鼻涕和唾沫也没有放过。没过多久，我找到了载玻片，自己摸索着学会了制片。老看这些"死的"东西慢慢就没了兴致，于是某一天下午，突然想看点活的东西了，我施展了抓虫的绝活，各种虫子都给我抓来一顿折腾，蜘蛛、蚂蚁、蝴蝶和蜻蜓等无一幸免。

老翻窗户去教具室里看太麻烦，于是就把它搬回家里，方便继续观察，凡是想到的东西都放在显微镜下看看。有一次，在看破水缸里沉积的雨水时，我第一次看到水里游来游去的活的东西！相比那些昆虫，这些可以在视野里动来动去的生物更有意思。水里有比较大个头的孑孓（蚊子的幼虫），还有绿色的藻类以及可能是草履虫的游来游去的"小怪物"。虽然，时间过去很久了，但现在依稀记得当时第一次在显微镜下看到了肉眼无法看到的活的东西的情形，激动的心情时至今日回忆起来还感触颇深，那感觉就像发现了全新的世界！再后来，我还观察了葱叶，在显微镜下看，半透明的葱白上的薄膜像极了一层层砖垒起来的"城墙"。遗憾的是，由于当时没有松柏油，在高倍镜下看到的都是模模糊糊的东西，没有见到过细菌。

暑假结束了，显微镜也玩够了，临开学前，我又把它送回了教具室。开学后，一方面，为了显摆我的胆大，另一方面，急于跟朋友们分享暑假里的独特经历，我跟同学说起了用学校里的显微镜看到了他们看不到的东西，并且大谈那些我看到的奇妙的不可思议的画面。一开始他们感觉也挺新奇，可后来因为根本就不知道我形容的是个什么东西，渐渐地也没了兴趣。也许，没亲眼看到过的世界，别人再怎么形容也想象不出来。

显微镜为媒，结缘生物学

实际上，显微镜发明至今也有几百年了。早在 1667 年，英国自然科学家罗伯特·虎克（Robert Hooke）就用显微镜观察并记录了各种草本植物的细胞结构。由于植物细胞细长方形特别像修道院中的单人小室（cell），于是他就给这些细胞起了一个名字：Cell，还在 *Micrographia* 这本书中记录了数百张细胞结构图像，这使他成为细胞科学之父。我观察到的葱白上的"城墙"实际上就是植物的细胞，只可惜我不会画画，没能把看到的东西画出来，语言表达能力又不怎么样，以至于没能跟同学们描绘出美妙的显微世界。

也许是命运的选择，或者是命运对我的"惩罚"。正是那个暑假让我喜欢上了生物，喜欢上探索未知的生命世界。在以后的几年中，我仍然对自然界充满了好奇，喜欢自己在家里种草养花，喜欢养鱼、养虫子。一到夏天，就到臭水沟里捉蚯蚓喂热带鱼，一两周就繁殖出了无数的小鱼。然而，遗憾的是，我并不是大自然中生命的保护者，而是一个破坏者，在数得清的几个暑假里，就有数不清的小生命葬送在我的手中。还是在上大学以后，我才深刻体会到当时自己的残忍，那些葬送在我手中的小生命是多么可怜，为此我懊悔了很久，当然这是后话。高考之后，我选择了生物技术专业，继续我的生命世界探索历程。一开始并不知道具体学什么，只因为名字里有"生物"。作为当时可能是学校里唯一用过显微镜的人，同学中只有我一个人选择了生物专业！

上了大学，我才真正学习到了显微镜的专业知识，那时候用的显微镜已经都是双筒的了，加上各种各样的染色剂，加上石蜡包埋，再滴上松柏油，在显微镜下一个个细胞宛若盛开的花朵，绚烂多姿，五颜六色，美丽极了！最容易看到的还是植物细胞，它们的个头比较大，又有厚厚的细胞壁，在显微镜下看得非常清楚，比我当年看过的大葱细胞好看多了。

第一次看到细菌

在实验课上，我第一次看到了细菌，经过革兰染色后，不同类型的细菌显示出了不同的颜色，形状和大小也不一样。历史上，第一个发现细菌的人是一位曾经卖布的商人，他的名字也是虎克，跟第一个发现细胞的科学家一样，只是他叫列文虎克（Leeuwenhoek）。这位来自荷兰的商人，在1674年进一步改善了显微镜，能够观察更微小的生物，这使其一不小心取得了举世瞩目的突破，他意外地发现了细菌！可以说正是他的这个意外发现，开创了微生物领域，为微生物学和现代医学打下了基础。他也被称为微生物学的开拓者，是第一个看到细菌和原生动物的人。

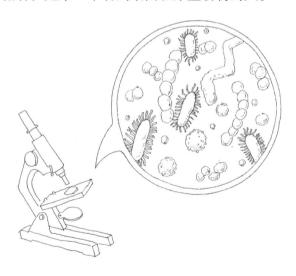

如果没有亲眼见过微生物，单靠语言来形容还真是困难。从种类上说，微生物包括细菌、真菌、病毒和一些小型的原生动物等。大多数微生物都很小，100万个细菌不过芝麻大小，单个细菌凭肉眼根本看不到。但是，在地球三十多亿年的绝大多数时间里，这些微生物是地球的主宰，它们几乎分布于地球的任何角落，从火山口到南北极冰川，从珠穆朗玛峰到马里亚纳海沟，从岩石里到雾霾颗粒中……它们的总数量和质量都远远超过地球上所有的动物、植物等肉眼可以看得见的生物的总和，它们掌握着整个地球上物质的转化过程，默默为所有的动植物打造适宜生存和成长的内在和外在环境。

虽然人类知道微生物的存在已经数百年了，然而对它们的了解也不过近几十年的事，特别是对人体内的微生物的研究也就十几年。接下来，让我带大家一起认识并感受微生物这一"个头虽小，作用巨大"的非凡生命吧。

❷ 微生物——功不可没的分解者

地球上的生命总共分为三类，一种是勤劳的"生产者"，它们负责利用太阳能合成生物质。各种植物和藻类体内的叶绿体进行光合作用生产地球上绝大多数的生物质，给地球上的生命提供了源源不断的能源——煤炭、石油、天然气等，还有我们和食物链底层动物吃的食物，以及我们所穿的衣服。它们供给了人类的衣、食、住、行，用衣食父母来形容它们一点儿也不过分，这么看来"地球母亲"主要是指它们。

第二种就是像人类这样的"消费者"了，这里说的不是"花钱买东西"这样的消费者，而是指从维持生命运转的能量来源上看，自己不能生产"能量"，只能从"生产者"那儿获取。人要吃饭，牛要吃草，地球上的动物，有一个算一个都是能量的消费者，都必须依靠"生产者"生活。人类是这群消费者中最"财大气粗"的，为了生存消耗的能源最多，并且最多的能源消耗并不是为了维持生存，而是为了获得更高的生存质量，汽车、火车、飞机等超高能耗的交通工具跟生存本身关系并不太大。论消费能源，人类是任何其他动物都比不了的超级消费者。

　　第三种就是"分解者"，地球上的各种微生物，它们就像地球的"大管家"一样负责物质的分解和转化，生产者生产的东西没被"消费"怎么办？分解者来消化分解，把它们再转化为可以被生产者利用的物质。森林里的落叶没有堆积成山就是微生物们的功劳。植物分解成的营养被植物再利用，中间还缺乏一些营养，主要是氮元素，而氮元素在动物身上比较多。不用担心，动物死后也会在被微生物分解后回归土壤，与植物分解的物质一起再次被植物生长所利用，它们三者之间形成了非常好的物质和能量循环。一个好的生态系统一定是这三者配合良好，并且比例适中。然而，人类的参与会将三者的平衡打乱，种地就是人类破坏这个循环过程的做法之一。

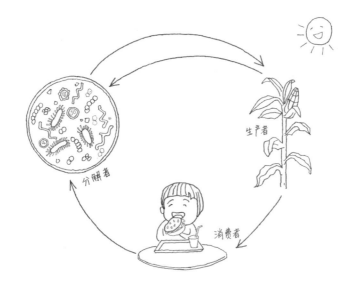

养好菌，种好地

　　当人类从自然采食和狩猎转向农业生产时，就不得不开辟一片土地，把原本生存在这片土地上的生产者除掉，种上少数的几种作物。开始的几年，借助土壤里分解者千百万年积攒下来的养分可以维持较好的产量，由于作物（生产者）采收后秸秆和粮食都被人类收走了，秸秆喂了牲口，粮食喂了人，没有东西留给分解者了，也就不会再有养分回流到土壤。等原有的养分消耗殆尽，分解者"饿"死了，生产者缺乏养分也不能高产了。

聪明的人类找到了一种方法，专门给土壤添加养分，问题不就解决了？于是，肥料出现了！最早的肥料可能就是动物粪便了，也就是动物分解生产者后的废物，也是被肚子里的微生物分解过的产物，但是里面氮肥含量太高了，养分不均衡，生产者还需要植物来源的养分。很多年前农村使用的有机肥——沤肥就完美地解决了这个问题，里面既有植物也有动物的排泄物，还有非常多的微生物，沤肥的过程就是分解者工作的过程，物质得以转化。

然而，沤肥的量太少了，还十分费时费力，满足不了大规模农业生产的需要，这时候化肥出现了。完全不需要分解者再去费力干活，直接把生产者需要的养分补给它们不就行了。化肥虽然简单高效，但是忽视了一个重要问题——没考虑给分解者吃什么！分解者需的食物是动植物的"尸体"，长时间给土壤使用化肥，分解者没有了食物，没有了活儿干，生存会越来越困难。分解者越来越少，土壤也就慢慢没有了生命力。长时间使用化肥的土壤多年以后会板结，缺乏营养，再好的化肥也比不了分解者产生的养分丰富，时间长了产量一定会慢慢下降，一旦不用化肥产量将急剧降低。

聪明的农民总是善于利用分解者，时不时也要照顾一下它们的心情，种地时除了使用化肥外，也要合理使用有机肥，给它们点食物，让它们有活路，物质的循环才得以顺利地进行下去——这样生产者和分解者才能紧密配合起来，生产出质量上乘的粮食供消费者使用。生态农业、循环农业和有机农业模式就是充分考虑了分解者的利益，而不是眼睛只盯着生产者，只考虑作为消费者自己的利益，所以，这些农业生产模式是可持续的，也是未来农业的发展方向。

在一些地方，农民们已经开始秸秆还田了，作为农业副产品，如果农民不再养牲畜，秸秆的最好归宿就是回归土壤，交给分解者来处理。大规模的农业生产一定要考虑分解者——微生物们的利益。

假如，微生物消失了

假如有一天，地球上的微生物消失了，或者它们罢工了，那么地球上将尸骨遍野，杂乱无章。没有了微生物的分解，所有动植物的尸体都将维持原样。不仅如此，动物们吃下去的食物因为没有微生物的帮助无法被"加工"成宿主需要的营养物质，土壤中可被植物吸收利用的氮元素也越来越少，最终，所有的动植物在离开了微生物的帮助后都将面临灭亡。离开微生物的世界将不再是正常的世界，而离开我们人类的世界，只要有微生物存在，仍将正常运转。

假如人体的微生物消失了呢？跟地球上的所有生态系统一样，人体也是个生态系统，微生物仍是人体里的分解者，食物来自生产者，人还是消费者。在人体的体表和体内，分布着数万亿个微生物，这些细菌、真菌、病毒和原生动物比人体自身细胞数量还多，并且它们编码的基因数量比人体自身的基因数量多数百倍。作为分解者，微生物能做的事情可能远远超乎我们的想象。然而，人类对人体微生物的探索才刚刚开始，就像宏观世界一样，人类探索宇宙的活动进行了多年但仍有很多未解之谜，人类对微观世界的认识亦然。我们对人体微生物的认识和了解只是冰山一角，还有大量的谜题等待人们破解。

对照上面提到的生产者、分解者和消费者之间的关系以及农业生产过程，如果把人体比作农业生产过程的话，我们的身体就像土壤，健康将是这片"地"的产出，分解者仍是微生物。我们该如何提高产出呢？这将是这本书主要探讨的问题。可以预见的是，人体的微生物消失或减少了，也会像土壤失去微生物一样，导致我们的身体出现"板结"和"贫瘠"，缺乏活力和生命力，最终导致产出受到严重影响，身体的健康状况自然不会好。当然，人类很聪明，为了维持身体健康，医药研发人员、营养和食品学家开发了多种多样的营养品、食品和药品，然而，这些东西就跟农民使用的化肥一样，只是解决了产量问题，并没有解决物质和能量循环问题，没有考虑身体里的分解者——微生物的需求。

如果你是管理人体健康的"农民"，该如何去做呢？

❸ 真菌——微生物里的"植物吸血鬼"

真菌，是比较特殊的一类微生物。它是真核生物，细胞里面有一个细胞核，核里面有密集的 DNA（deoxyribonucleic acid），比起细菌和病毒那些松散的 DNA 来，真菌细胞核内的 DNA 不仅多而且还有一层核膜包裹，就像有个专门的"司令部"一样，功能更多，也更高等。真菌虽然与动物和植物一样都是真核生物，不同的是其细胞外壳——细胞壁的主要成分是甲壳素（chitin），也叫几丁质，跟虾、蟹、昆虫等甲壳动物的外壳成分一样。

在历史上，由于这些真菌都是和蔬菜一起被食用，并且经常跟植物生长在一起，很长一段时间，人们把它们当作植物。实际上，所有的真菌都没有叶绿素，不能进行光合作用，也不能自己制造营养，只能依附其他生物生存，所以，它们是典型的异养生物。这样看来，真菌似乎跟动物更接近，都属于后鞭毛生物，并且细胞构成更接近甲壳动物。

"食腐"的真菌

别看真菌不大，却都是"食腐"的腐生生物，靠着腐化吸收周围其他生物尸体生存。有些真菌是真的食腐，有的就没有那么大耐心，还没有死的动植物也会依附上去，"帮助"其死亡。我们平常吃的蘑菇就属于真菌，并且是典型的腐生，它们吃的食物就是秸秆、木屑等植物尸体。有一次，我给朋友家的孩子讲这部分的时候，他把真菌称作"植物吸血鬼"，听起来还挺在理，真菌跟吸血鬼一样靠吸食别人的"血"活着，只不过真菌吸收的是动植物的营养。我也暂且把它们叫作"植物吸血鬼"吧。

"植物吸血鬼"可不是只有一种，通常被分为三类：酵母菌、霉菌和蕈菌。前两种真菌个头都比较小，用肉眼几乎看不到。但第三种就几乎都是大个头了，并且大部分我们都很熟悉，它们就是人们常说的蘑菇。不仅人们肉眼看得见，而且大多数都成了美食，如香菇、草菇、金针菇、平菇、木耳、银耳、竹荪和牛肝菌等。蘑菇都很美味，但不是果实，我们能够看到或者吃到的部分其实是由众多菌丝体集合成的子实体，也就是真菌的生殖器官。伞状的蘑菇背面分布了大量的孢子，等到蘑菇成熟了，小伞下侧变黑会产生很多小孢子。当小伞反折过来，露出的孢子们就能随风扩散到周边，继续萌发长成小蘑菇。

我们能看到的蘑菇实际上是蕈菌的一小部分，隐藏的菌丝才是真菌的主要部分。它们就像植物的根系一样，蔓延到依附的食物上，甚至可以伸到活着的细胞内或细胞间隙来汲取营养。等到菌丝吸收到足够的营养，生长到一定阶段需要产生后代时，菌丝才会形成子实体，也就是我们看到的蘑菇。我们吃到的蘑菇其实就是幼嫩的子实体。

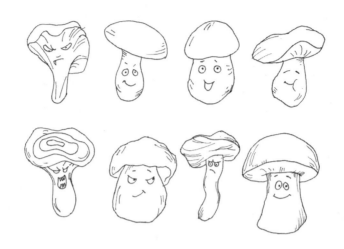

人体里的"吸血鬼"

我们看到的绝大部分"植物吸血鬼"都是依靠腐烂的树木、枯草等腐生生活，是比较"安全"的、可以友好相处的"吸血鬼"。然而，有少数真菌是依靠活着的生物生存的，也就是寄生生活在活着的动植物身体上，这才是真正的"吸血鬼"！更可怕的是，有一部分真菌是真的会把活人当作食物来源。是的，你没看错！我来提几个这种"吸血鬼"的名字，大家应该都不陌生，比如毛癣菌、白色念珠菌和阴道纤毛菌等。还觉得陌生？我再提示一下，大家就知道它们是谁了。首先，介绍一种毛癣菌。广告上经常说的"一个传染俩"的灰指甲就是由一些毛癣菌侵入指甲引起的。另一种，名字既有颜色又有形状，听起来很具形象性的真菌——白色念珠菌，存在于人的口腔、肠道和上呼吸道等地方的白色念珠菌经常引发多种感染和炎症，是引起真菌性阴道炎和鹅口疮等疾病的罪魁祸首。洗发水广告上经常说要去除的头皮屑，实际上是头皮上生长的真菌引起的头癣脱落物；著名的"香港脚"与真菌侵染脚部皮肤引起的脚癣有关。

当想到这些真菌通过菌丝深入到人体细胞中多少还是有些害怕的，这可比"吸血鬼"可怕多了，"吸血鬼"至少可以看得见摸得着，但是这种看不到摸不着的真菌就这样慢慢侵入人的身体里，依靠我们的身体生存，并且还会引起人体的各种不适，想象一下就感觉浑身不自在。

真菌感染要小心？

最近，电视上经常出现一个公益广告，是关于白癜风患者的，虽然白癜风患者部分皮肤白花，非常明显，大家看到了可能会不由自主地远离，实际上白癜风并不传染，大家无须回避。但是，那些被真菌感染的人还是需要适当回避一下的。最好不要跟他们共用某些生活用具。

当然，如果家人或朋友中有人不幸得了上面提到的任何一种疾病，你也不用特意回避，为什么这么说呢？明知道有"吸血鬼"出没不需要赶紧躲开吗？问题是，你能躲得开吗？这些真菌实际上无处不在，自然界中到处都是，包括你自己身上，想躲开也是徒劳。有人说，我们与被感染的人接触越多被感染的机会越大，虽然躲不开，但适当注意下总没错吧。是的，希望大家理性对待。

自然界里的真菌无处不在，被侵染的也只是少部分人，我们应该对他们的不幸报以同情，同时庆幸自己的免疫力还可以，我们身体上的相应真菌还没有机会侵染我们。因为真菌是"欺软怕硬"的，只侵染那些抵抗力差，免疫力弱的"老、弱、病、残"，对那些身体倍儿棒，吃嘛嘛香的健康人则无可奈何。除非你的免疫力比较低，否则就不用担心"一个传染俩"。所以比躲开那些感染人群更重要的是，要注意提高自身的免疫力，积极锻炼身体，养成良好的作息习惯，吃好饭并且保持好心情，让身体里的"卫士"们来抵抗"吸血鬼"们的入侵。

④ 食品发酵的功臣——霉菌和酵母菌

上面说过了"植物吸血鬼"中个头最大的一种。剩下的两种真菌并不是长成蘑菇的模样,酵母菌和霉菌长得都很小,肉眼很难看到。霉菌属于三种真菌中排名第二大的,它们的宽度可以达到2~10微米,身体呈长管状,特别像头发丝,也被称为丝状菌。根据它们的"长相"和"肤色",人们把霉菌分为根霉、毛霉、曲霉和青霉等,根据名字我们几乎能猜到它们大概的长相。

霉菌

霉菌十分常见,默默存在于我们身边,连空气中都含有大量霉菌的孢子。它们只要遇到合适的环境就会生根发芽,尤其喜欢温暖潮湿的地方。卫生间、水池下、阴凉的墙角等很容易长出一些绒毛状、絮状或蛛网状的菌落,有黄色、青色、白色等各种颜色,这就是霉菌。

除了阴暗潮湿的地方那些青绿色让人看着恶心的霉菌菌落外,日常生活中的很多食品都跟霉菌有关。一些水果蔬菜的腐烂也是由于感染了霉菌,比如橘子腐烂变软后的白色菌落,馒头长毛之后的那些白色或青色的毛毛。馒头上长的"毛"实际上是毛霉,具有毛状的外形。毛霉能产生蛋白酶,有很强的分解大豆等高蛋白含量食物的能力。我们的祖先很早就开始利用霉菌生产美食了。中国的传统食品豆腐乳、豆豉、毛豆腐、臭豆腐等就是利用毛霉分解蛋白质产生氨基酸等鲜味物质的能力生产的。某些毛霉还具有较强分解碳水化合物的能力,可以把淀粉转化为糖,一些美味的发酵食物正是人们利用不同霉菌的特性生产的。

食品工业中常用的霉菌,除了毛霉属之外,还有根霉属和曲霉属。根霉具有很强的糖化酶活力，能把淀粉高效分解为糖，是酿酒工业常用的糖化菌。曲霉属则具有非常强的分解有机物质的能力，产生延胡索酸、乳酸、琥珀酸等多种有机酸，在酱、酱油、白酒、黄酒酿造等工业中得到广泛应用。作为酿造大师们，必须熟练掌握运用各种微生物，这样才能酿造出口味美好、质量稳定的发酵食品。

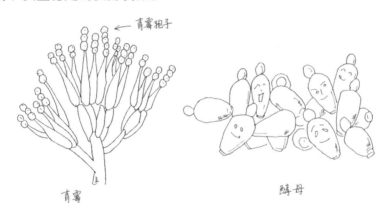

青霉

酵母

酵母菌

酵母菌也是常用于酿造生产的一类真菌，可以算得上是人类利用最多、最充分的一类真菌。由于酵母菌能够发酵产生酒精和二氧化碳，我们喝的绝大多数酒，吃的绝大多数发酵面食都离不开酵母菌。酵母菌也是人类文明史中被应用得最早的微生物。据说，距今 4 万~5 万年前的旧石器时代人类就会酿酒了。某个原始人意外发现了某种含糖的果子自然腐烂后出现了又香又辣的液体，喝了还让人很兴奋，于是模仿自然界中的酵母发酵过程制作酒。全球各地，酒的种类很多，啤酒、葡萄酒、黄酒和白酒等的酿造过程都需要酵母菌参与把各种粮食或者糖类转化成酒精。酵母菌在葡萄、果蔬的表面分布很多，有时候根本不需要添加酵母菌就能够做出美味的发酵食品。传统制作葡萄酒的方式也是利用葡萄表面的野生酵母菌，不需要额外添加。现代生产工艺已经摈弃了这一过程，而采用提纯好的干酵母，这样酿出的葡萄酒质量稳定，适合工业化生产，符合商品化的要求。

除了酒之外，人类常吃的松软的面包、馒头等发酵食品则是利用了酵母分解淀粉生成二氧化碳的能力，掰开面包，大大小小的空洞就是二氧化碳气体的杰作。记得我小时候，家里蒸馒头从来没见过妈妈加酵母，只需要把一块面放"坏"了，做馒头的时候当作"面肥"或"面起子"来用就可以了。只是这样的发酵过程除了酵母菌的参与之外，还有其他细菌，比如会产酸的乳酸杆菌，这些菌会导致面变酸，发酵结束后还需要加碱来中和一下才能做出松软可口的馒头。

天然的发酵过程会受温度、湿度、面的成分、水分含量和加碱的量等因素的影响，经验不够的人很难掌握好发酵的火候，也就很难控制做出的馒头的品质。就连我那做了几十年馒头的妈妈，来到北京后按照这种传统的方法再也没有做出过好吃的馒头。不是馒头发不起来就是碱放少了馒头发酸，气得她老人家发话再也不蒸馒头了。我总安慰她说是因为北京气候不如老家，高楼大厦里"好的"酵母菌太少了。现在，我们买的雪白松软的馒头，制作过程中实际上只用了纯酵母发酵或泡打粉，缺少了乳酸杆菌的参与，不再有酸产生也就不用再加碱面中和了。这样制作出来的馒头也能够口感松软，而且质量更稳定。然而，这种方便快捷的馒头缺少了其他微生物的参与，也就缺少了这些微生物产生的风味物质，这也许就是我们很难吃到"小时候的味道"的原因。

写到这里，我又开始怀念小时候吃的馒头的味道了！怀念小时候，在寒冷的冬天手里捧着妈妈早起刚蒸好的馒头，边走边吃去上学的情景。白白的、冒着热气的馒头，咬一口松软，嚼一口香甜。真希望深知如何使用大自然馈赠的微生物制作馒头的妈妈，仍然可以在北京的家里做出松软香甜的馒头，做出小时候的味道啊。

❺ 致癌又要命的毒物——霉菌毒素

怀念完小时候吃的馒头的味道，惊叹于大自然给予人类味蕾的馈赠之余，我们也得知道微生物的世界并不都是美好的。霉菌，除了可以用于发酵食品，产生风味物质之外，有些霉菌还会产生霉菌毒素。

霉菌毒素，听这名字就知道不是什么好东西。霉菌毒素是霉菌在农作物和农产品中产生的一系列有毒次级代谢产物，是自然发生的最危险的食品污染物之一。霉菌毒素通过被其污染的食品或饲料进入人和动物体内，引起人和动物的急性或慢性中毒，损害机体的神经组织、造血组织、皮肤组织、肝脏及肾脏等，主要表现在神经和内分泌紊乱、免疫抑制、肝肾损伤、影响生育甚至致癌致畸等方面。

防不胜防的霉菌毒素

黄曲霉毒素、呕吐毒素、玉米赤霉烯酮及赭曲霉毒素等是目前发现的200多种霉菌毒素中的佼佼者，是食品中污染最普遍、造成经济损失和社会影响最大的霉菌毒素。玉米、小麦和花生等常见的农作物和农产品比较容易为霉菌所侵染进而产生霉菌毒素。

谈到霉菌毒素，就不能不提黄曲霉毒素。它是黄曲霉和寄生曲霉定植在农产品上产生的，是人类最早认识、了解最清晰、污染最普遍、对人类健康危害最大的一类霉菌毒素。早在 1993 年，黄曲霉毒素就已经被世界卫生组织（World Health Organization，WHO）的癌症研究机构划定为Ⅰ类致癌物，远远高于氰化物、砷化物和有机农药的毒性，是一种剧毒物质。黄曲霉毒素现在发现的有十几种，其中黄曲霉毒素 B1 是最常见也是最危险的致癌物，还包括前些年因牛奶质量问题让公众认识的黄曲霉毒素

M1——奶牛食入被黄曲霉毒素 B1 污染的饲料后将其代谢为黄曲霉毒素 M1 进而污染了牛奶。

除了毒性大，霉菌毒素的另一个可怕之处是稳定、极耐高温，一般的方法根本破坏不了。最让人头疼的是，霉菌毒素普遍存在于人类和动物的食物中，几乎避无可避。如果不追求极致，不想被饿死，只要吃饭就一定会无奈地吃下含有霉菌毒素的食物。这么剧毒的物质，20 世纪 60 年代才被人们发现。随着人类对霉菌毒素认知的逐渐深入，各国对其监管的程度也越来越严格。尤其是近些年，人们的生活水平逐步提升，对食物的需求也由温饱转向健康安全。世界各国的监管机构对此也没有办法，只能根据各种毒素的污染情况和毒性程度，对不同类型的产品设定一个最大容许量（称之为限量标准）。根据剂量确定毒性，只要每克产品中霉菌毒素的含量不超过这个值，危害就小到可以忽略不计了。如果超出了，产品就不能再用于规定用途，严重超标的还会被销毁。

农户自产产品请慎选

现在大的饲料和养殖企业都会按照国家规定严格控制几种常见霉菌毒素的含量。因为动物吃了有毒饲料会中毒，毒素还会在体内累积和转化，最终被人类消费后殃及人体健康。一些小的养殖企业或者养殖户没有相应的检测条件，甚至有些根本就不知道饲料里面还有这种东西，自然也就不会控制毒素的含量了。

记得有一次去山里玩，顺路去我经常买鸡蛋的老乡家里看了看，我发现他给鸡吃的玉米很多都发霉了。鸡吃了发霉的玉米后，会将毒素残留在鸡蛋中。从此，我再也不买他家的鸡蛋了。此前，我和很多朋友一样，一方面，作为吃货很怀念小时候的味道；另一方面，对中国的食品安全信心不足，总是青睐农户自产的产品，认为按照传统的养殖、种植方式生产的食品安全性更高，也更愿意花高价购买这些产品。然而，当我看过很多农户的养殖、种植过程后，彻底打消了这个念头。我也经常劝跟我之前想法一样的朋友，比如就从比氰化物还毒的黄曲霉毒素来说，没有经过严格检测和监控的自产产品，其健康风险远比正规企业生产的产品要高很多。

刚才说的玉米是经常被拿来做饲料的，最多也就是给动物吃一吃，残留在肉蛋奶中的毒素含量一般也不会很大。除了玉米，大豆和花生等油料作物也是黄曲霉的主要侵染对象。要知道在中国仍然存在很多榨油作坊。这些作坊基本上不可能有霉菌毒素的检测和监控条件。记得前几年《焦点访谈》节目就曝光过广西的众多榨油作坊。虽然政府要求其必须具备检测黄曲霉毒素的能力，但是很多小作坊都是买来仪器设备应付检查，日常从不使用。其产品品质监测基本真空，黄曲霉毒素的含量处于失控状态，食品安全完全没有保障。

按照工业加工的流程，浸取出来的"粗油"一般都是要经过几步精炼，每一次精炼都会降低毒素的含量，多次精炼后，其含量就可以忽略不计了。所以，从安全的角度，经过精炼的油是可以让人放心食用的油。但是，精炼过程确实会把一些风味物质也损失掉，油吃起来不"香"了。有时候安全和美味就像鱼和熊掌一样难以兼得。当然，也不是完全没有办法，只是需要费点事儿。如果大家实在喜欢吃闻起来更香的粗油，可以尽量使用收割之后及时晒干、通风干燥彻底、保存完好的花生或者其他油料作物来榨油。此外还要注意，在榨油之前必须仔细挑选，去除任何发霉的、外表破损的和不饱实的籽粒，只有这样榨出的油，安全风险才小得多。显然，这样榨出的油根本无法量产以满足大众的需要。

霉菌毒素，挡都挡不住

霉菌毒素在农作物的正常生长期就有可能存在了。比如，在玉米种植过程中，如果土壤中的黄曲霉侵染了种子，那么在玉米生长的初期霉菌毒素就会与之相伴。霉菌的孢子散落在空气和土壤等与农作物密切接触的环境中，农作物在生长过程中随时面临被霉菌侵染的风险。

现代农业生产大量依靠机械，现有的作物品种适应密植，种植太密、野草过多、氮肥不足。再加上大环境上，温室气体的排放增加，全球都在变暖。空气的污染，雾霾天的增加会减少日光照射，减少水汽的蒸发上升，更容易制造出潮湿的地表环境，这些因素都将在较长的时间里提高霉菌毒素产生的可能性。如果作物自身再有细微的破损，那么被侵染的概率就太高了。

收获过玉米的人都知道，一些刚收的玉米穗上有些已经长了很多霉菌。虽然霉菌的生长状态代表不了霉菌毒素的污染程度，也确实存在有一部分霉菌菌株产毒能力差，但是霉菌的出现起码说明作物被侵染了，产生霉菌毒素的可能性很高。也有一些粮食作物收上来以后看不出有霉菌存在，但是一测霉菌毒素的含量却十分高，这和霉菌的菌株种类有很大的关系。有一年南方高温高湿，我就听到有饲料企业的朋友抱怨粮食在地里还没收上来霉菌毒素就超标了。

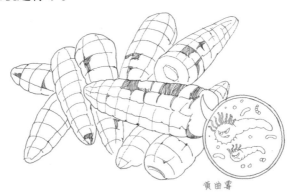

黄曲霉

　　除了种植过程，霉菌毒素在作物采收和储存过程中产生的概率也不小。现在粮食的采收大都实现了机械化，这个过程与原来的收割过程不一样。传统的粮食采收过程是收割之后立即在房顶或晒场上晾晒，我们小时候大多采用这种方式。那时候学校有秋假，就是方便大家收粮食的。由于秋季干燥少雨，没多久粮食就干透了，这时候农民才脱粒，最后才把粮食卖掉。而现在，机器采收之后农民直接把粮食卖给粮商，缺少了晾晒过程。现在的农村也几乎没有房顶可以晾晒粮食了，更没有了大的晒场，同时也极度缺乏晾晒粮食和搬运粮食的劳动力。那些留守的老人们更愿意把这些活交给机器，把刚收获的粮食直接卖给粮商，换成厚厚的一叠人民币，可以说是既省心又省力了。粮商收购完粮食后，一般采用机器加热烘干的方式让粮食干燥。如果这个过程不及时，或者粮商为了节约成本少烘干一会儿，就给了霉菌可乘之机，它们会抓住机会大量繁殖，直接导致了霉菌毒素的含量升高。

　　当然，人类也不是完全没有办法遏制这种现状。让我们看一下霉菌生长四要素：碳水化合物（玉米等谷物饲料）、潮湿的环境（充足的水分）、适宜的温度和足够的氧气。从这几个方面入手就可以抑制霉菌的生长。人们可以采用合理密植、增加作物间隙、去除杂草、通风换气、增加排水、防止积水等措施来减少作物生长期霉菌的产生。在采收过程中尽量保持作物外壳完整，让种皮隔绝霉菌与种子里碳水化合物接触的机会，从而少为霉菌提供养分；在粮食采收后的保存过程中，就是在晾晒过程中，尽量不要处于潮湿环境，把水分降到最低；把粮食储存在阴凉干燥的地方，保持低温；尽可能降低氧气含量，一些比较好的粮库会采用气调保存的方式，降低氧气含量增加二氧化碳浓度，从而达到抑制霉菌生长的目的。做到这几个方面非常不容易，专门的粮库可以做到，一般的小型保存库和家庭散户就难了。

让人伤脑筋的霉菌毒素

在农业生产中，毒素超标的粮食并不少见，人们又没有办法去除毒素，如果将这些粮食全部销毁，将会造成极大的损失。管理者处理霉菌毒素超标的粮食有几个办法，一是稀释，即把超标的粮食与不超标的粮食混合起来，把总的含量降到国家标准以下。现在对这种方法的异议很多，一般不建议使用了。另一种是改做其他用途。前面我们说过国家会根据产品的用途来规定其霉菌毒素的限量，比如这批玉米做不了牛料可以做禽料啊，禽类寿命短，比起猪和牛来，几个月就可以端上餐桌了，霉菌毒素在它们身上累积的伤害还没显现出来就已经被吃了；而猪对呕吐毒素十分敏感，可以说比人都敏感，那么猪饲料中呕吐毒素的含量就一定要控制好；对于奶牛，为了控制牛奶中黄曲霉毒素 M1 的含量，喂食奶牛的饲料中黄曲霉毒素 B1 的量一定要十分低。

人们是不是一直认为人吃的食物霉菌毒素含量最低呢？答案是肯定的，但是据我了解的情况是很多食品企业在霉菌毒素监管方面做得远不如饲料企业专业和严格。这点极具讽刺性，业内的人们经常开玩笑说人吃的还不如动物吃的管控严格呢。造成这一情况的原因我想也许是饲料企业追求利益最大化，霉菌毒素既不能超标，又不能总是使用价格高的低霉菌毒素产品，那么做好内控，根据霉菌毒素的含量决定将其用在对应标准的动物饲料上，即可在既定的红线范围内追求最高的利润；而食品企业因为在源头上使用的就是好的原材料，加工出的产品自然不会差，加之产品利润也不高，当然不愿意在霉菌毒素检测上投太多钱。尽管大多数知名的食品企业对霉菌毒素都有严格的监管，但是在检测力度和警惕性方面比饲料企业还是要差一些。

另外值得一提的是一般情况下毒素的存在都不是一种，而是几种毒素共同存在，这种复合型污染产生的毒性是协同的，能够实现 1+1>2 的效果。养殖动物们虽然吃了符合国家限量标准要求的饲料但是依然可能造成很大的身体损伤，那么病死率仍会升高，于是养殖场只能使用各种抗生素来提高奶牛的产奶量和生猪出栏率。经过这样的一轮消化代谢，霉菌毒素的量可能已经比较低了，但是却引入了不少药物和抗生素的残留。可喜的是相关监控部门和企业已经注意到了这方面的问题，从根源监控动物对霉菌毒素的摄入量，注意控制几种毒素的协同效应，加大药物尤其是抗生素残留的检测力度，使现代养殖向着更健康的方向发展。

⑥ 能培育"超级细菌"又能救命的药物——抗生素

微生物的世界并不都是美好的，但也并不都是不好的。霉菌的产物不是都如上面提到的霉菌毒素一样对人有害，有一些霉菌的产物还能救人性命，比如大家熟知的青霉菌产生的青霉素（Penicillin，或音译为盘尼西林）就挽救了无数人的性命。青霉素是一种抗菌素，也被称作抗生素。大家一定记得小时候的科学启蒙故事：1928 年，英国细菌学家弗莱明，在一次幸运的意外中发现，长了霉菌的培养皿中葡萄球菌被抑制了，从而，他首先发现了世界上第一种抗生素——青霉素。

毫无疑问，抗生素的研制成功，大大增强了人类抗细菌感染的能力，减少了人类的伤亡。经过几十年的研究发展，抗生素已经被广泛应用于治疗肺炎、肺结核、脑膜炎、心内膜炎、白喉、炭疽等多种带"炎"的疾病。除了青霉素，链霉素、氯霉素、土霉素、四环素等新的抗生素也在随后的几十年里不断产生，人类治疗感染性疾病的能力也在持续增强。但是，随之而来的是抗生素耐药问题。

耐药菌是这样产生的

抗生素战胜细菌就靠那么"三板斧"：抑制细胞壁或蛋白质的合成；干扰细菌 DNA 的合成和抑制其生长繁殖。细菌当然不会坐以待毙，它们一定会采取相应的对策拼死挣扎。细菌，这种在地球上能存活 30 多亿年的物种，可不是一般的生物啊。它们有亿万年不间断的进化能力，对环境具有非常好的适应能力。耐药性细菌的出现就是它们进化的本能过程，是一种优胜劣汰的自然现象。

我们可以做个简单的实验，将细菌接种到两个培养基上，一个里面含有链霉素，一个不含，然后放在培养箱中恒温培养。第二天，我们可以看到不含链霉素的培养皿上密密麻麻长了一片细菌，而含有链霉素的培养皿上仅长出星星点点的几个菌落。链霉素几乎杀死了 99.9% 的细菌，但是别忘了，那几个幸存的菌落属于"优胜"的幸运儿，它们并没有被抗生素杀死。当细菌遇到抗生素，那些对药物敏感的菌株陆续被杀灭了，而一些细菌出现了偶然的基因错配，也就是自己出现了突变，形成了对药物不敏感的突变株。

细菌通过基因突变和改变自身结构等方式削弱抗生素的作用，产生了耐药性。总结起来，细菌对抗抗生素的手段很多，比如合成可以把抗生素给吃掉的分解酶；长出外排泵，把进入细胞的抗生素再给送出去；改造细胞壁，加装上防护网，让抗生素进不来；修饰靶点，换个"锁芯"，使抗生素找不到它，无法发挥活性。你看，细菌有这么多办法，总有一种对策是管用的，一些细菌就这样活了下来。不仅如此，它们还可以把自己掌握的本领稳定地传递给后代或者告诉身边的小伙伴们。

细菌相互之间交流沟通很频繁，一旦某个细菌知道怎么对抗抗生素了，它就会跟其他细菌进行交流沟通，很快，其他细菌也会慢慢学会如何抵抗。

时间久了，这种抗生素就会失去作用，也就不能再起作用了。一传十，十传百，一代传一代，细菌们就都掌握了这门技术，最终，细菌们对抗生素产生了耐药。一种细菌对一种抗生素产生耐药性还没啥事，大不了换一个抗生素来杀死它们。但是，最可怕的是一些能耐比较大的细菌，它们可以对大部分抗生素产生耐药性，这种细菌就是"超级细菌"，如耐甲氧西林金黄色葡萄球菌（MRSA）和抗万古霉素肠球菌（VRE）就可以让绝大多数抗生素都束手无策。

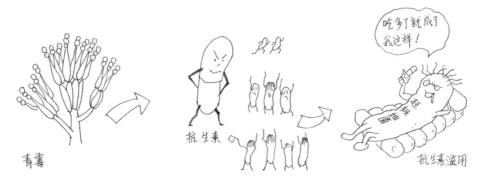

"超级细菌"并不是这些细菌具有了什么"超能力"，被它们感染的人仍然是出现相同的感染症状，只不过，任何抗生素都拿它们没办法了。据欧洲临床微生物和感染疾病学会预计，一旦哪个患者感染了"超级细菌"，可能至少 10 年内都无药可治！技术再好，经验再丰富的医生，都面临"巧妇难为无米之炊"的境遇。无药可治，躺在床上等死应该是这个世界上最可怕的事情。

从滥用抗生素，到无能为力

当然，我们也不能怪细菌，这是它们的本能。在过去的几十年中，人们为了杀死病菌，不停地开发新的抗生素，细菌也在不停地对新抗生素产生耐药性，抗生素的种类是有限的，而细菌却可以通过万千变化躲避打击。于是，抗生素的种类越来越多，细菌也随之演变出更多的光怪陆离的品种。目前为止，人类研发抗生素的速度已经赶不上耐药性细菌的产生速度了。有专家预测，在不久的将来人类会再次陷入没有抗生素的时代，人类对抗很大一部分疾病的能力可能会倒退回一百年前，一些轻微的、常见的细菌感染都有可能引起致命的后果。真不希望这一天到来。

有一年春节期间，大学同学打来求救电话，他的岳父因结肠炎动手术，感染了艰难梭菌，医生说是耐药性的"超级细菌"。他知道我在做微生物方面的研究，想问问有没有办法。遗憾的是，我也无能为力。10 年前，耐药性艰难梭菌感染导致死亡的比例已达到千分之二了，就是感染的每 1000 个人里会有两个人死亡。这些年，随着细菌耐药性的增加，这一比例在逐年上升。对付"超级细菌"，粪菌移植（把健康人的肠道菌群移植给被耐药菌感染的患者）是效果较好的治疗方法。虽然，我帮他联系了做粪菌移植的专业机构，但是两个月后，他的岳父终因无药可救而遗憾地离开了人世。粪菌移植应该是非常有效和有前途的治疗这种疾病的手段，但是，他岳父的肠道情况已经不再适合移植。

这是个真实的，发生在我身边的案例，要知道这种情况非常有可能发生在任何一个人身上，包括我自己。躺在高级的病房中，用着全世界最先进的医疗仪器和设备，却没有任何一种药物可以治疗，在家人、医生和护士的陪伴下默默地等待细菌感染而亡，真是一想起来就让人泪目！

停止滥用！我们还有机会

客观地讲，要怪只能怪我们人类自己没有利用好抗生素。实际上，抗生素的滥用（而不是抗生素本身）才是细菌产生耐药性的最大推手。滥用的意思就是"太任性"，不该使用的时候也用，该少用的时候没有控制住量，该用 7 天的时候不放心疗效而延长到 1 个月，能用一种抗生素的情况下非得用多种抗生素。最可气的是，在养殖场里，健康的动物一出生，抗生素就添加在了每天吃的饲料中进行预防性或增产性的使用。有一项研究发现，在人类常用的 1000 多种药物中，有超过 25% 的非抗生素类药物具有杀菌效果，能够作用于 40 种肠道微生物中的至少一种。也就是说，即使不用抗生素，使用其他药物也有可能使微生物产生抗药性！

基因突变是产生耐药细菌的根本原因，但基因突变是偶然事件，大部分的突变是没有效果或是有害的，只有极少数有微弱的耐药效果，一次突变就能让细菌获得完美耐药性几乎不可能。现实中，耐药性几乎都是逐步积累突变、慢慢出现的。原本，只要抗生素和细菌见面的机会少一点，给细菌出现突变产生耐药性基因的机会就会少一些，耐药性出现的时间会无限延长。现在好了，抗生素在全球各地都遭到滥用，它们每时每刻都在与细菌接触，这无疑加速了细菌耐药基因的产生。所以说，如果没有抗生素的滥用，细菌的耐药性也不会以如此快的速度在全球蔓延开来。

前些年，抗生素滥用的情况在中国十分普遍。近几年来，人们逐步意识到了抗生素滥用的危害，这不仅影响一个地区、一个国家，它会威胁所有地球人的健康。可喜的是，在一些大的医院，给患者输液已经被严格监管，不能再随便打抗生素；在一些城市的药店，人们已经不能随便买到抗生素。希望更多的人意识到抗生素滥用的危害，从自己做起，从这一刻开始，科学合理地使用抗生素，不要等到细菌感染无药可救的那一刻！

7 曾杀死欧洲 1/3 人口的微生物——细菌

前面提到的微生物个头算是大的，细菌与真菌不同，一般个头都不大，最不同的地方是细菌没有细胞核，它们都是原核生物。细菌跟真菌一样，也是有各种各样的形状。从形状上来说，细菌可以分为球状、杆状、链状、螺旋状等，长短大小都不一样。实际上，只要知道细菌的名字，我们通常就能知道它们的形状，比如大肠杆菌、幽门螺杆菌和嗜热链球菌。细菌中还有一个类群是古菌，从名字上就能知道它们是非常古老而独特的一个分支，主要分布于人类几乎到达不到的极端环境中，但在人的肠道和皮肤上也有分布。

无论什么形状的细菌，实际上都是"圆头圆脑"的，并且大部分都长着毛，就像绝大多数动物一样。这些毛的作用可不是防寒保暖，有些毛可以帮助细菌运动，有些则帮助细菌与细菌直接交换信息。

小细菌，能长成地球大小？

由于细菌通常只有零点几到几微米大小，而人的头发直径有 50~80 微米，几十个细菌摞起来才够一个头发丝的大小，所以，人类仅凭肉眼是根本看不到它们的。球菌一般长的都比较小，直径在 1 微米左右，而杆菌通常大一些，宽 0.2~1.25 微米，长度可以达到 5 微米。杆菌是典型的电线杆型，也是细菌中最常见、数量最多的类型。虽然，细菌都很小，但是如果细菌的数量多了，组团在一起的时候我们也是可以看到的。当然微生物的世界总有特例。并不是所有细菌人类凭肉眼都看不到，据称德国科学家在非洲的海底发现了一种世界上最大的细菌，单个细菌的直径有 0.1~0.75 毫米，几乎有果蝇的头那么大，完全可以用肉眼看到。

细菌的繁殖速度非常快。它们的繁殖方式跟动物不一样，动物是有性繁殖，而细菌的繁殖方式是分裂，直接复制自己就可以了。当一个细菌生长到一定阶段就会从中间分开，变成两个，然后这两个再分别继续生长，到一定阶段又分别开始分裂，周而复始地重复复制和分裂，差不多每隔十几分钟一个细菌就能分裂成两个，两个再分裂成四个，进行指数级分裂。更形象一点来说，这个过程就像一个鸡蛋慢慢地可以长成双黄蛋，然后，从中间切开（分裂）后变成了各有一个黄的鸡蛋，再等每一个鸡蛋都长大变成双黄后再切开，没多长时间，细菌的数量就变得非常多了。有人测算过，如果营养充足，一个大肠杆菌可以在一天内变成一百亿个，在两三天的时间里，重量就能从 1 毫克增加到跟地球差不多。当然了，这都是理论上的，实际上细菌永远也不能长成地球的大小和重量，因为它们也会衰老和死亡，营养也不会无限制地供应。虽说如此，细菌还是很容易长到人类肉眼可见的尺寸的。当人们把细菌放在富含营养的培养基上，细菌们就开始生长和繁殖。差不多 24 小时后就能在培养基上看到大小不同的斑点。这些斑点就是约 100 万个细菌堆叠在一起形成的，人们给这种斑点起了个名字，叫做菌落（colony）。由于一个细菌就能形成一个菌落，人们就用菌落形成单位（colony-forming unit，CFU）来计数细菌的多少。不同的细菌可以形成不同形状、不同颜色的菌落。有的菌落鼓成一个包，有的形成平面，有的菌落长得像一张网，有的菌落长得像八爪鱼。有经验的研究人员仅仅通过菌落的不同就可以分辨不同的细菌。

细菌还可以做画？

如果读者想看看菌落长什么样子，可以在网上买一个加了培养基的培养皿，自己印个手印或者哈一口气在里面，放在室温下一两天，然后，你就能看到培养基上生长的不同菌落了。红色、油亮、圆珠型的菌落像极了红宝石，应该会讨得女孩子的喜欢；金黄色，呈放射状铺开的菌落更像太阳。国际上还有一个琼脂板绘画大赛（Agar Art Contest），就是用这些肉眼看不到的细菌培养出一幅幅美丽的艺术作品，其中还有一些经典的名画，比如用变形杆菌、鲍曼不动杆菌、粪肠球菌、肺炎克雷伯菌创作的凡·高的《星月夜》。这样的画作不仅好看，还具有生命力，唯一的不足就是无法固定下来，除非细菌们在某一时刻都死掉，并且不会再有新的细菌生长。有创意的各位还可以发挥想象力，用不同的细菌来做自己喜欢的细菌画。

杀人无数的病菌

别看细菌画好看，人们对大多数细菌可没有好印象，一提到细菌，所有人都会避而远之，生怕被它们感染了。我们听到的细菌的名字经常跟疾病联系在一起，比如肺炎链球菌、肺炎克雷伯菌、鼠疫杆菌、结核杆菌、霍乱弧菌、痢疾杆菌等。

人们害怕细菌是根深蒂固的，历史上，因为细菌感染致死的人数非常多，比如鼠疫杆菌引起的黑死病是人类历史上最严重的瘟疫。因为症状是腹股沟或腋下的淋巴有肿块，然后皮肤会出现青黑色的斑块，所以，被称为黑死病。这种菌致死率极高，染病后几乎所有的患者都活不过3天。据统计，因为感染黑死病死亡的总人数超过2亿人，肆虐全球至少超过了300年。遗憾的是，当年人们并不知道什么动物是传染源，欧洲人曾经把瘟疫的爆发迁怒于犹太人，他们杀死了大量犹太人。少数头脑清醒的人意识到动物才是传播疾病的源头，于是，他们杀死了所有的家畜，大街上满是猫狗的死尸。人们并不知道老鼠才是真正的传染源，而教会认为猫是幽灵和邪恶的化身，鼓动人们捕杀猫，这几乎导致猫濒临灭绝，没有了天敌的老鼠肆意繁殖，传播了更多的鼠疫杆菌。

黑死病使欧洲约 2500 万人死亡，占当时欧洲总人口的 1/3。一个小小的鼠疫杆菌就能引发这么大面积的破坏，人类没有理由不害怕细菌，特别是致病菌。在细菌与人类的战争史中，为了消灭细菌，人类付出了惨重的代价。

对人类有益的细菌

还是那句话，微生物的世界并不都是不好的，但也不都是好的。从对人类的影响上，细菌被分为三类：有害菌、有益菌和中性菌。上面提到的致病菌就是典型的有害菌，人类的多种疾病都跟这类细菌有关。相比有害菌，人们对有益菌的了解并不多，人类发现的少数几种对人体有益的细菌主要有乳酸杆菌、双歧杆菌和芽孢杆菌，这也是目前最常见的益生菌。在食品和健康领域应用最多的细菌应当是乳酸杆菌了，人们饮用的酸奶就是主要由乳酸杆菌发酵制作的。

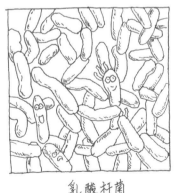
乳酸杆菌

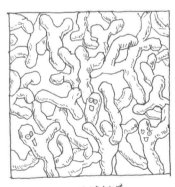
双歧杆菌

大多数细菌属于中性菌，始终保持中立，在适当的条件下或者变为有益菌或者变成有害菌。限于我们对细菌的了解，有害菌、有益菌和中性菌的界定并不十分清晰，同一种细菌可能游走于这三类之间，有益菌也许会"叛变"变成有害菌，有害菌也可能"良心发现"变成有益菌，还有左右摇摆的中性菌。

到底有多少种细菌？

细菌的数量是否多到数都数不清，时至今日学界仍没有统一的结论。尽管有人估计地球上有 1000 亿种微生物，海洋中有 2000 万到 10 亿种微生物，数量达到 10^{30}，占据海洋生物重量的一半以上。地球上的绝大多数细菌是人类无法培养的，因此，人类对这些细菌的了解还非常少，具体的种类和数量也都是人们估算出来的。

目前，并没有什么好的办法来对细菌做个统计，因此，这个数字并不准确。实际上，依靠基因测序技术估计地球上的细菌只有数百万种。截至 2016 年，我们有效命名的细菌和古细菌数量将超过 13 000 个。即使不能培养，人们还是找到了不依赖培养的细菌分类或命名方法，这就是 1980 年实施的"细菌编码（bacteriological code）"国际规则。根据这个国际规则，清单中公布的有效原核生物种和属的数量分别从原来估计的 30 000 个下降到约 1800 个和 300 个，其中大部分的种类后来被证明是一样的，在分类上只能归并到一起。自那时起，微生物分类学家每年只能分离描述几百个新物种。

16S rRNA——细菌的"姓名标签"

由于传统的分类方法很难鉴定不同种类的细菌，而微生物分类学的根本革命是通过分子生物学方法，或者说基因测序的方法。这种方法是细菌核糖体小亚基 rRNA 的比较序列分析，也称为 16S rRNA 基因序列分析。当然，鉴定真菌的方法与之类似，称作 18S rRNA 和 ITS 基因序列分析。在后文中，我将会提到很多细菌名称，这些细菌大多数都是通过这种技术鉴定出来的。

在介绍这种方法前，有几个知识点需要普及一下。细菌是原核生物，虽然它们没有细胞核，但是它们的 DNA 还是有专门的结构，其中，核糖体就是 DNA 上的主要部件。这个核糖体也不是一个整体，它实际上是含有 3 种类型的 rRNA 小亚基：分别是 23S、16S 和 5S rRNA。这三种 rRNA 就像三条刻有密码的铁链子。其中，16S 这条链子含有 1540 个铁环，有一些铁环上带有重要的身份信息，就像狗链子上拴的铭牌一样，代表了每一种细菌的名字，其铁环的排列和构成与细菌的分类地位一致，且非常稳定。

在细菌基因组中，编码 16S rRNA 的序列包含 9~10 个可变区（variable region）和 11 个保守区（constant region）。保守区反映了物种间的亲缘关系，而可变区则体现了物种间的差异。通过对可变区的检测就能够将不同的细菌区分开，正是由于 16S rRNA 具有良好的进化保守性，适宜分析的长度，以及与进化距离相匹配的良好变异性，使之成为当之无愧的细菌分子鉴定的标准标识序列。目前，16S rRNA 的基因序列信息已经广泛应用于菌种鉴定和系统发生学研究。

16S rRNA 基因测序，解码细菌

在实际应用中，一般在细菌 16S rRNA 编码基因中 V3~V5 的可变区设计一段细菌通用引物，通过 PCR（聚合酶链式反应，polymerase chain reaction）的方式扩增出所有细菌的 16S rRNA 片段，然后，把所有细菌含

有密码的铁链子中的其中一段信息通过高通量基因测序的方式给读取出来，再对每种细菌的这段信息进行分析就能把细菌的名字给翻译出来了。随着基因测序技术的发展，这种16S rRNA基因分析技术已经变得非常快捷方便，越来越多细菌的16S rRNA基因序列被测定并收入国际基因数据库中。

现在，数以亿计的16S rRNA基因序列已经存放在公共数据库中了。2015年7月，SILVA数据库（www.arb-silva.de，国际知名微生物核糖体RNA数据库）发布了1 411 234个近全长细菌和53 546个古细菌16S rRNA基因序列，即使这样，仍存在相当多的未知细菌需要被探索。正是由于这么庞大的数据库存在，我们才能快速和方便地对检测到的细菌进行命名，这无疑加速了我们认识人体微生物的进程。只要花费几百元钱就能对一个样本中的所有细菌进行测序和分析，未来，这种测序技术的价格会越来越便宜，我们对这些微生物的了解也会越来越多。

我的一部分工作是对这一段序列进行基因测序，通过测序和数据比对分析就可以知道每个人肠道中都有哪些微生物。我经常把自己的工作形象地说成是"细菌名字解读师"，就是利用基因测序的方法给每一个检测到的细菌贴上正确的名字标签。

⑧ 生存繁衍都靠它——细菌的妙用

考拉生存技艺大揭秘——吃粪便解毒

对于现代人来说，从小的认知是饭前便后要洗手，洗手要用抑菌皂或洗手液。在许多人的认知中，细菌都是坏的，都应该消灭。然而，现在的研究发现，细菌对人类来说不只有坏处，还有好处，甚至还能好到离开了它们人类都活不了的程度。生活在澳洲大陆上的考拉给我们提供了一个细菌对动物的生存至关重要的极端案例。

考拉（Koala），别名树袋熊，因它们的肚子上有个育儿袋而得名。作为澳大利亚的国宝，它们是公认的最能代表澳洲人随和、慵懒、开朗、乐观特征的文化名片，其地位堪比中国的大熊猫。它们性情温顺，体态憨厚，行动缓慢，大部分时间都生活在桉树上。每天睡眠 18~22 小时，而其余醒着的时间大都耗费在了吃饭上，过着典型的"吃了睡，睡了吃"的生活。这样的生活状态对于快节奏的人类来说显得十分难得，让人艳羡。可是，当人们深入了解这种生活状态产生的原因后，又为此唏嘘不已，既感慨于小考拉生活境况之艰难，又惊叹于大自然造化万物之巧妙。加州大学戴维斯分校进化生物学家乔纳森·艾森（Jonathan Eisen）说："考拉代表了哺乳动物罕见极端且迷人的案例——我们知道它们生存所需的微生物组的特定功能。"

考拉食谱单一，仅以澳大利亚 600 多种桉树中极少数种类的桉树叶子为生。这些桉树叶营养成分不高，纤维多，而且毒性还非常大，一般动物吃了可能就一命呜呼了。然而，"物竞天择，适者生存"，考拉进化出来的消化系统和代谢机制尤其适应这一貌似低营养、高毒性的单一食物。考拉能活下来的原因，简单概况就是：懒得动和超强解毒微生物。

考拉漫长且缓慢的消化过程，能够使食物在消化系统中停留更多的时间，并且最大程度的从食物中吸收珍贵的能量和营养。同时，几乎接近静止的生活状态，则使其最大程度节省了从饮食中获得的能量，保存了体力。而且更要命的是，桉树叶子里面有毒素。考拉的盲肠长达 2 米，是消化纤维的重要器官，同时还得担负解毒重任。盲肠中数以百万计的微生物，可将桉树叶中的纤维分解为可以吸收的营养物质。与此同时，有一类被称作单宁 - 蛋白质 - 复合物降解肠细菌（tannin-protein-complex-degrading enterobacteria）的肠道微生物值得特别注意，由于它们可以分解桉树叶中的单宁，才使得考拉免于中毒身亡。

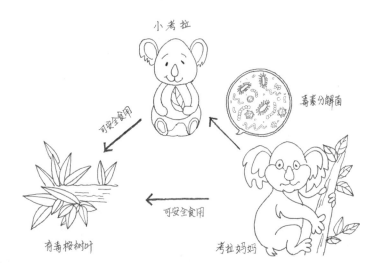

这种肠道微生物并非来自遗传，而是从妈妈那里通过微生物的水平传递"继承"下来的。考拉宝宝要如何才能获得这种微生物呢？小考拉获得这些微生物的方式很奇特，也很简单——直接吃妈妈的"粑粑"！在22~30周龄时，考拉妈妈的盲肠中会排出一种半流质的软物质（被称为pap）。pap富含消化道微生物，包括数量特别多的那种毒素降解菌。与人类婴儿在吃固体食物之前，会吃一段时间的粥状半流质辅食一样，小考拉从母乳向桉树叶的过渡时期，也需要以这种物质为食。这种食物营养丰富，且富含水分和微生物，易于小考拉的消化和吸收。最重要的是，通过直接采食，微生物从考拉妈妈传递给小考拉，使得分解纤维和单宁的细菌定植在小考拉肠道中并逐渐正常开展工作，之后小考拉就可以安全地采食桉树叶，再也不会被毒死了。

对于小考拉来说，失去某种特定的微生物会妨碍它们处理唯一食物来源的能力，造成生存危机。相应地，人类婴儿如果不能及时有效地获得某些肠道微生物，其正常的营养代谢和大脑发育都会受到影响。儿童成长期身体瘦小、体质羸弱、免疫力差、注意力不集中、暴躁易怒很有可能就是由这一原因导致的，严重的则可能患上多动症、注意力缺陷、自闭症以及精神分裂等精神疾病。

如果考拉的肠道微生物遭到破坏，最终导致考拉死亡的原因可能是被桉树叶毒死。看来，考拉之所以能够成为考拉，部分原因是它们体内和生活环境中的微生物。人类之所以成为人类，部分原因也是因为其体内和生活环境中的微生物。我们倾向于认为每种动物都是一个独特的个体，但所有的动物，包括人类，代表着一个巨大的微生物群，我们研究得越多越深入，越能够认识到微生物在使每个人成为独特的个体方面的重要性。

自然界的用菌高手——戴胜鸟

《题戴胜》

唐·贾岛

星点花冠道士衣，

紫阳宫女化身飞。

能传世上春消息，

若到蓬山莫放归。

秋天是北京最好的季节，在研究所的草地上，我经常看到一两只样子独特的鸟，它们长着细长的弯嘴，头顶上有扇形的棕栗色羽冠，身上有黑白相间的斑纹，模样格外拉风。这种鸟叫戴胜鸟（Hoopoe，*Upupa epops*），顾名思义是头上戴着"胜"的鸟，戴胜的冠羽平时收起来，在兴奋的时候就会展开，令人联想起"胜"这种头饰，因而得名（"胜"是中国古代女人的一种凤冠状羽冠头饰）。民间也称它山和尚、咕咕翅、鸡冠鸟、发伞鸟、臭姑鸹、臭姑姑等。

在中国，戴胜鸟象征着祥和、美满和快乐。戴胜鸟美丽，尽职尽责，能照顾好自己的后代。2008 年，以色列将戴胜鸟确定为国鸟。令人意想不到的是，这种样子美丽而奇特，身体却散发恶臭的戴胜鸟竟然成了微生物学家感兴趣的研究对象。

戴胜鸟在孵化后代时非常尽职尽责，但是有个"坏习惯"，它们在养育雏鸟时非常"懒散"，从不处理小鸟的粪便，整得鸟巢又脏又臭。除此之外，戴胜雌鸟在孵卵期间，屁股腺体中会排出一种黑棕色的油状液体，这种液体也是又脏又臭，它们还经常拿这些液体涂抹鸟蛋和身体。人们猜测，它们身上散发的恶臭就是来自鸟窝和身上的粪臭味，"臭姑姑"的俗名也由此而得。

这种粪臭味却引起了科学家的兴趣。原来，让人恶心的"粪便"中暗藏玄机！戴胜鸟繁衍后代竟然离不开"粪便"中的一种微生物——粪肠球菌（*Enterococcus faecalis*）！ 研究人员做了一个实验，他们对比了涂抹和不涂抹这种液体后鸟蛋的变化，结果发现，涂抹之后蛋壳颜色会发生变化。一旦接触到分泌液，鸟蛋的颜色就会变深，如果人为控制不让鸟蛋接触分泌液，鸟蛋的颜色会变浅，同时，这些鸟蛋极易出现感染而导致不能孵化。在整个孵化期间，蛋壳颜色是随着孵化从蓝灰色到绿褐色改变。这也就不难理解，在繁殖期里为什么戴胜鸟会大量分泌这种黑棕色液体并涂抹到蛋壳上了，那是为了给蛋壳消毒和防腐！所以，通过观察蛋壳的颜色就可以判断蛋的健康状态，颜色越深表示蛋壳上面的粪肠球菌越多，抗菌活性越高，蛋的健康状况越好。

动物生活在一个处处充满细菌的世界里，虽然鸟蛋有坚硬的外壳保护，可也免不了受到一些细菌的侵染，这些细菌钻到蛋壳里会感染发育中的卵。蛋壳的表面并不光滑，而是布满了"隐窝"，这些隐窝中有鸟类的分泌物，其附着在蛋壳外面形成一层保护膜，这层保护膜具有防止细菌感染的作用。我们平时吃的鸡蛋上面也有一层保护膜，一旦鸡蛋被清洗过后，保护膜遭到破坏，出现"坏蛋"的概率就会增加。

助力繁衍，维护羽毛

究竟分泌物中的什么成分抑制了细菌感染？研究人员进一步分析了液体分泌物的成分，发现这种粪肠球菌产生的一种抗菌肽起着关键作用。这种抗菌肽具有广谱抗菌性，能够抑制多种细菌的生长，也就是说只要有粪肠球菌存在，它们分泌的抗菌肽就能发挥类似抗生素的作用。正是由于这种广谱抗菌肽的存在，蛋壳上的微生物才得到了抑制，达到了保护卵不受侵染的目的，提高了蛋的孵化率。若戴胜鸟分泌液中的粪肠球菌减少，它们产蛋的数量就少，蛋的孵化率也会降低。这就难怪戴胜鸟在繁殖季节会大量分泌这种带有细菌的又黑又臭的液体了，有这么好的抗菌物质，戴胜鸟"舍不得"打扫粪便也就不难理解了。

粪肠球菌的存在与否关乎戴胜鸟繁衍后代的头等大事，对它们来说臭不臭还重要吗？戴胜鸟臭臭的窝可以保护鸟蛋和雏鸟的健康，臭一点儿孩子又多又健康！戴胜鸟并不懒，而是能够充分利用微生物的"聪明鸟"。

除此之外，研究人员还发现戴胜鸟分泌液中的粪肠球菌具有非常强的抑制地衣芽孢杆菌生长的作用。在自然界中，微生物无处不在，有一些微生物以羽毛为食，有一类地衣芽孢杆菌（*Bacillus licheniformis*）大量地存在于野生鸟类的羽毛和皮肤中，被称为羽毛降解菌。这种菌产芽孢，能够抵抗极其恶劣的环境而不死，一旦孢子遇到合适的条件就能快速萌发生长。实际上，地衣芽孢杆菌是一种在土壤中非常常见的革兰阳性菌，像戴胜鸟这种经常接触地面的鸟，羽毛中能够找到大量这种细菌。除了降解羽毛，这种细菌还可以影响羽毛的颜色，在鸟类换羽和羽毛颜色形成过程中扮演重要角色。如今，人们也在利用这种菌分解羽毛的特性，把禽类养殖和加工生产过程中丢弃的鸡、鸭和鹅等禽羽收集起来，交给细菌分解，从而将动物不能消化的角蛋白分解为可被消化吸收的水解蛋白或者氨基酸，作为蛋白饲料再喂给养殖动物。

研究人员将羽毛与地衣芽孢杆菌一起培养，发现羽毛会被很快分解掉；当把羽毛与粪肠球菌和地衣芽孢杆菌混合培养时，发现羽毛几乎不被分解。进一步研究发现，粪肠球菌能产生类似抗生素的细菌素，能够强烈抑制地衣芽孢杆菌。地衣芽孢杆菌受到抑制，就不能产生角蛋白酶，也就不能分解羽毛，保护了羽毛的完整性，鸟儿们美丽的羽毛才能继续保持鲜亮。

看来戴胜鸟和粪肠球菌是互惠共生关系，也就是说戴胜鸟靠粪肠球菌帮助自己繁衍后代和维护羽毛，粪肠球菌靠戴胜鸟提供的营养生存，它们之间的配合堪称完美。这种互惠共生的关系不仅在戴胜鸟中发现，科学家在其他鸟类如鸽子、海鸥等中也观察到了类似的现象。

粪肠球菌和屎肠球菌

值得一提的是，由于粪肠球菌在鸟类中太普遍了，人类也将粪肠球菌当作一种特殊的检验标记来判断和追踪海运货物的来源和污染情况。海岸边经常会有大量海鸥等海鸟出没，而鸟类存不住粪便，一边飞一边排，导致海港中的海水里存在大量的鸟粪，其中的粪肠球菌含量自然也会跟着增加。通过检测货物携带的粪肠球菌的量就可以初步判定货物被污染的情况，并且不同地区的粪肠球菌菌株是不一样的，检测粪肠球菌菌株还可以推测货物曾经到达过哪些港口。

  人类肠道中也有粪肠球菌，而且正常人粪便中这类细菌的数量可以达到1000万个每克。从名字中也可以看出这种细菌跟粪便脱不了干系。虽然，还没有发现粪肠球菌影响人类的繁衍，但是已有研究发现粪肠球菌是人体内的共生菌，所有健康人的肠道中都存在粪肠球菌。

  肠道中还有一种细菌，跟粪肠球菌的名字类似，称作屎肠球菌（*Enterococcus faecium*）。我一直没搞明白粪和屎有什么区别，这不都是一种东西吗？不过从细菌分类上两种菌确实是不一样的，但也有很多共同的地方——都属于肠道中常见的共生细菌。在过去的几十年中，粪肠球菌和屎肠球菌都曾作为益生菌使用，由于有些人在食用过程中出现了副作用，导致现在对这两种菌的安全性和有效性存在争议，一些地区还把它们从益生菌名单中去掉了。我国公布的《可用于食品的菌种名单》中也不见了两种菌的踪影。虽然，在食品和保健品中不允许使用，在一些药品型益生菌产品中仍能看到它们的身影，比如妈咪爱（含有枯草芽孢杆菌和屎肠球菌R0026）和培菲康（含有长双歧杆菌、嗜酸乳杆菌和粪肠球菌）。

  大多数情况下，粪肠球菌和屎肠球菌在肠道中是没有安全问题的，可一旦离开肠道，转移到身体其他部位就有问题了。虽然，肠球菌比起双歧杆菌和乳杆菌等益生菌在肠道中更为常见，但是它们属于条件致病菌，具有潜在致病性，在适宜的条件下可能会透过肠道屏障进入体内引发菌血症，然后，菌体随着血液循环进入泌尿系统、关节、心脏等，它们增殖到一定数量就可能引起严重的炎症。

  需要注意的是，作为药品或食品的益生菌中粪肠球菌和屎肠球菌的菌株都是做过安全性验证的，理论上安全性还是可以的，但是，为了安全起见，以防万一的做法还是首选安全性更加可靠的乳酸杆菌和双歧杆菌类益生菌。

⑨ 细胞的"吸血鬼"——病毒

病毒，从名字上看就不是什么好东西，它们与细菌真菌相比要小得多，直径在几十到几百纳米，大小约是细菌的百分之一，必须通过电子显微镜才能看到。病毒专门靠感染细胞活着，所以说它是细胞的"吸血鬼"。病毒虽小，危害却是很大的。

从形状上来看，病毒跟细菌类似，主要有球状、杆状、螺旋状等，还有比较特殊的，比如二十面体，像个人造卫星。病毒的构造非常简单，比细菌和真菌要低等，只有一个蛋白质的外壳和住在里面的一个核酸分子，连细胞核和细胞结构都省了，只是一种简单的非细胞形态，必须寄生在活的细胞里生活。至今，对于病毒究竟是活的还是死的仍存在争议，说它是死的吧，它又能主动感染细胞，还可以繁殖后代，可说它是活的吧，它自己又不能独立生存，必须靠感染活细胞利用其现成的器件完成自己的繁衍。干脆大家别争论了，就把病毒当作介于生命体及非生命体之间的有机物种吧，它就是没有细胞结构的特殊生物体。无论什么病毒，人们都不会对它们有好感，常听说的病毒有艾滋病病毒（HIV）、疱疹病毒（HV）和流感病毒（IV）等都会引起人类的疾病甚至导致死亡。

结构简单，高效繁殖

实际上，看似简单的病毒做起事来却十分高效。我们先来说说核酸分子，病毒只带有少量核酸分子，但都是精华，里面只包含了完成其繁殖过程的全部遗传物质，根本不需要形成核，外面再套一个外壳就构成了一个完整的病毒。细菌没有细胞核，属于原核生物，里面的核酸分子少并且比较松散，就像棉花糖一样；真菌拥有细胞核，是因为它里面的核酸分子比较多，在有限的空间里像棉花糖一样根本盛不下，因此，必须折叠，压缩成致密的细胞核，就像糖块一样密实。动植物都是高等生物，所以核酸分子更多，细胞核也更致密和复杂。病毒仅靠少量核酸分子就能完成它们整个的生命周期，核酸分子可以是 DNA 或 RNA（ribonucleic acid），非常简洁和高效。

病毒除了内部的核酸，还穿着个外壳，这个外壳就像人穿的衣服一样是区分不同病毒的依据。根据不同病毒外壳中成分的组成可以区分不同的病毒，比如，流感病毒外壳的一种成分是柱状的血凝素（H，hemagglutinin），它的作用是让病毒可以找到并且抓住活的细胞，是为了进入细胞进行繁殖，我们称它为"抓手蛋白 H"；另一种是呈蘑菇状的四聚体糖蛋白的神经氨酸苷酶（N，neuraminidase），它的作用是让已经自我复制好的病毒从细胞中释放出去，是为了从细胞中跑出来，我们称它为"跑路蛋白 N"。我们经常听到的甲型流感病毒，其 H 可分为 16 个亚型，N 可分为 9 个亚型。不同 H 和 N 可以构成不同的病毒亚型，H7N9 就是其中一种病毒的名字。

病毒的一生

我们来总结一下流感病毒的一生：首先，由抓手蛋白 H 找到并黏附到活的细胞上，这些活的细胞可以是动植物的细胞，也可以是细菌或真菌，只要是活的细胞，理论上都可以被病毒拿来繁衍后代；然后，病毒在细胞上面打一个孔，把病毒里面的核酸分子注射进活细胞里，这个核酸分子就会整合到活细胞的核酸分子上，开始调动活细胞合成病毒自己的外壳并且复制核酸分子；最后，等复制到足够数量的核酸分子和外壳后，开始组装成完整的病毒，之后跑路蛋白 N 就开始从细胞内部撕开一个口子，让已经组装好的病毒释放出去，于是，无数的病毒就被制造出来了。这些病毒又开始了新的征程，继续侵染活的细胞，繁衍后代。

理论上，一种病毒穿一种衣服，只能感染一种活细胞，肝炎病毒只侵入肝脏细胞。一种病毒只对一个物种感兴趣，烟草花叶病毒只侵染烟草；对不同的物种而言，流感病毒也是不一样的，可以分为人流感、禽流感、猪流感、马流感等类型。一旦一种病毒可以同时感染不同的物种时那就不得了了，这种病毒就是超级病毒了。如果禽流感可以感染人，就一定会引起人类的恐慌，毕竟鸟类数量很多，还可以飞来飞去，病毒随着鸟类到处传播，用不了多久，全球的人类可能都会受到影响，说不定会引起人类的大灭绝。但幸运的是，还好没有出现这样的病毒。出现这种病毒的可能性也非常低，因为对病毒来说，它们也不想这样做，把宿主都杀死了，自己也将失去依附对象，自然也会跟着灭亡。

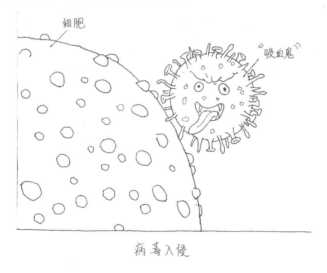

病毒入侵

吃细菌的病毒——噬菌体

除了可以感染动植物的病毒，还有一类病毒是专门感染细菌的，这种病毒叫"噬菌体"，可以称得上是"细菌吸血鬼"。噬菌体和细菌在地球上共存的历史最长，它们俩在人类出现之前的几十亿年就开始在一起了，它们之间的抗争史估计讲都讲不完。由于这两者之间的打斗跟我们人类没什么太大关系，所以，我们对"噬菌体"的了解比较少。随着"超级细菌"和抗生素耐药性问题的出现，我们对一些细菌开始束手无策了，这时候，人类开始找"噬菌体"寻求帮助，让这个细菌的克星来杀死细菌。目前，已有科学家找到了一些可以杀死特定细菌的"噬菌体"，最终，还是希望利用它们来杀死那些对人类有害的已经产生了耐药性的细菌。

对付流感病毒，吃抗生素没用

值得注意的是，病毒跟细菌不同，可以杀死细菌的抗生素，对病毒感染是无效的。因此，流感季节如果是流感病毒感染，使用抗生素是无效的，既浪费时间又浪费钱，知道这个原理的医生一定不推荐流感病毒感染时使用抗生素。对于一般的病毒感染，人体都会产生免疫力。

病毒感染人体后，侵染几个细胞，完成自己的繁殖后人体很快就会做出反应，先牺牲掉几个细胞，满足病毒繁殖的需要后人体就会做好防御，开始调动人体免疫系统，防止病毒的进一步感染，病毒达到繁殖的目的后也就乖乖地走了，这个过程如果不加人为的干预也许一两天就好了。

一般的流感病毒感染不用治疗，几天之后自然就好了。但是对于免疫力不好的人，人体免疫系统跟病毒作斗争的时候，免疫系统被调走抗病毒去了，就可能让不好的细菌乘虚而入，引起继发性细菌感染，加重病情。碰到这种情况就必须用抗生素了，让它们来管管细菌。

实际上，对于病毒也有可以防治它们的武器，那就是治疗病毒感染的干扰素。干扰素可以干扰病毒的复制过程，并不直接杀伤或抑制病毒，作用是让病毒不能制造病毒，侵入细胞后不能复制，只能自个儿瞎溜达。有意思的是，由于干扰素在干扰病毒复制的过程中也会顺带抑制细胞本身的复制，人们发现了一些居然可以抑制肿瘤细胞复制的干扰素，对治疗乳腺癌、骨髓癌、淋巴癌等癌症和某些白血病还有一定疗效。虽然，干扰素有如此神奇的抑癌效果，但是它们的价格一般都比较高，还会引起一些副作用，不到万不得已，医生一般不推荐患者使用。

二

人体是个"大江湖"

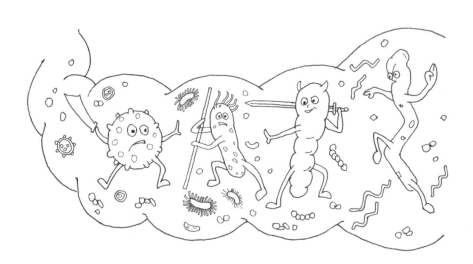

① 肠道微生物——伴随一生的朋友

前面几节，我已经把各种微生物介绍给大家了，有的微生物可以致病，有的微生物可以帮助我们制作美味的食品。这一节，我将专门介绍人体上的微生物。

微生物是地球的主宰，在地球上，无论有没有人类分布的地方，都有微生物的分布，包括人类自身，也是由微生物主宰的。从出生那刻起，人类自身就注定要和微生物共处一生，这些微生物就犹如人体的一个器官，它们是否正常决定了人体的健康状况。

"超级生命体"

分布在人体体表和体内的微生物，数量可达百万亿，最近的研究估计有 390 000 亿，而我们人类自身的细胞数量才 300 000 亿个，微生物比自身细胞数量都多。这万亿的细菌和真菌分布在你的眼、耳、口、鼻以及膀胱、胎盘和血液等你看得到和看不到的每一寸皮肤和黏膜上，其中有 80%生活在消化道内，其种类超过 1000 种，重量可达 2 千克，几乎可以装满一大桶可乐瓶子。

当我们端坐在椅子上，体会一下我们身体中 90%的细胞都不属于我们自己，并且这些大约只有人体细胞千分之一大小的"小东西"编码的基因数量可以达到 300 万~900 万，是人类自身编码的基因数量的数百倍！这是一种怎样的感觉？我们自己已经不是我们自己了，我们是人体和微生物的共生体，人体为微生物提供了栖息地，提供了它们生存的生态环境，微生物是我们身体里的"居民"，我们与微生物是共生在一起的，相互依靠，互利共生，是人体不可或缺的部分。

人体是一个独特的完整的生态系统，是个"生命小宇宙"，所以，人体也被称作"超级生命体（super organisms）"。现在已经非常明确了，人体微生物在数量和基因总数上都要比人类多得多，而且它们注定会对我们的健康产生重要影响。过去十年，人体微生物在调节代谢、免疫和人类行为等方面的重要作用已经越来越多地被发现。

测便识肠菌

肠道，特别是大肠，是人体第一大微生物聚集区，紧随其后的是口腔，女性的生殖道里微生物的种类和数量也很多。你应该已经注意到，人体微生物主要的聚集区都相对封闭且温暖湿润，非常适宜微生物的生长和繁殖，并且食物越丰富的地方微生物就越多，因此，肠道毫无争议地位列第一。

据推测，健康成人肠道内的细菌总重量可达 1~1.5 千克，如果对此没有概念的话，下次排完大便回头看看马桶里的它们，除了水之外，粪便中的大部分干物质是细菌，差不多有 20 多克，肠道中保留或附着的细菌更多。正常人一次排的粪便有 250g 左右，其中 80%~90% 是水，去除水分之后的干物质里有 30%~50% 是由肠道细菌和其"尸体"构成，其余的是食物残渣、人体代谢废物及脱落的肠黏膜细胞。从数量上来说，每克干大便中含有的细菌数量可以达到 6000 亿~10 000 亿个，脱落的肠细胞数量也能

达到 10^7 个。正是由于粪便中携带了大量的肠道微生物，人们通过检测它里面的微生物来间接了解肠道微生物的组成，这也是我工作的一部分，分析肠道微生物的细菌组成，评估肠道微生态的健康状况。

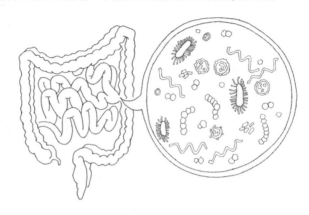

肠道微生物来自哪里？

实际上，粪便中的微生物也并不都是来自大肠，从嘴巴到肛门这 8~9 米长的整个消化道的表面都分布有不同的微生物。口腔里的微生物以舌头表面居多，唾液中也含有一定比例的微生物，这里的微生物重量可以达到 20 克，平均每毫升唾液中有十亿到百亿数量级的细菌，主要以消化链球菌、梭杆菌和拟杆菌为主。想象一下在每一次接吻过程中，相互交换的微生物数量可达数千万或数亿个，所以，接吻的过程不仅是双方在表达爱意，还在交换彼此体内的微生物。

咀嚼过程中，口腔里的微生物会跟食物混合在一起，通过食管后很快进入胃。食物在胃里跟胃液再次混合，pH 值极低的胃酸可以杀死食物中的细菌和病毒。但是，并不是所有微生物都会被杀死，有些耐酸的微生物还长期生活在胃里，如著名的幽门螺杆菌。这种菌是引起胃炎的一种细菌，澳大利亚的两位科学家因发现这种菌和胃炎之间的相关性而获得了诺贝尔奖。一般胃部不舒服的话，很多医生都会建议患者去做一个幽门螺杆菌检测，看看是不是这个菌感染引起的。胃里的细菌除了幽门螺杆菌之外，还有其他的耐酸细菌，据估计，每毫升胃液中平均只有数千到数万个，明显要比口腔里少得多。

很多人认为，胃酸会将进入胃里的微生物全部杀死，实际上一些微生物进化出了不同的应对策略来适应或者躲过胃酸，经过胃酸消化后，微生物并没有被完全杀死，只是数量减少非常明显，仍有一些细菌苟延残喘地存活在胃容物中，这些残存的微生物实际上是肠道微生物的主要来源。我都怀疑，很多可以活着穿过胃的微生物，是我们的胃有意"放水"，特别是一些有益菌，我们的胃能够识别它们并发送特殊的通行证，好让它们能够进入肠道开展工作。

进入胃部的食物需要 4 小时左右才能进入小肠。消化道中最长的部分就是小肠，分为十二指肠、空肠、回肠三个部分，有 6~7 米长。一些细菌在离开胃后数量就变得很少了，那些好不容易躲过胃酸的细菌们，进入小肠后会在短时间内通过细胞分裂的方式指数级繁殖，数量急剧增多。

紧邻胃的部位是十二指肠，在十二指肠上的开口处，肝脏分泌的胆汁和胰腺分泌的胰液会排泄到十二指肠内，与胃里出来的食物混合。胰液含碳酸氢盐和多种消化酶，可以分解碳水化合物、脂肪和蛋白质三种食物成分，是消化力最强的消化液。胰液的 pH 值为 7.8~8.4，是呈碱性的液体，正好跟呈酸性的胃里出来的食物中和一下，恢复中性的 pH 值，避免损伤肠道。据估计，正常成人每日胰液分泌量为 1~2 升，相当于三四瓶矿泉水的量。胰液中的碳酸氢盐主要中和进入十二指肠的胃酸，避免了强酸腐蚀肠黏膜，剩余的碳酸氢盐可以继续维持小肠的碱性环境，促进小肠内多种消化酶的活性。

胆汁的主要成分有胆盐、胆固醇、卵磷脂（磷脂酰胆碱）和胆色素等，作用是促进脂肪的分解和吸收，但是里面却不含消化酶。一个很有意思的现象，成年人体每天生成的胆汁量为 500~1000 毫升，其中 75% 的胆汁不是胆分泌的，而是肝细胞分泌的。俗话说"肝胆相照"，就十分形象地形容了它们之间的这种亲密关系。

胆汁里的胆盐，除了促进脂肪及脂溶性维生素 A、D、E、K 的消化和吸收，还具有很强的抑制肠道细菌生长的作用。那些不怕胃酸的细菌进入小肠后也会再一次被胆汁绞杀，这时，绝大多数的细菌会再次被消灭掉。即使经过了胃酸和胆汁的两轮绞杀，小肠中的细菌数量还能达到每毫升数万到数十万个数量级，明显高于胃里的微生物数量。

肠道微生物参与"制作"大便？

小肠内的细菌主要是拟杆菌、乳杆菌和链球菌等。由于小肠内壁有大量的环形皱襞，表面又有很多绒毛状的突起，网球场大小的小肠表面积可以容纳的细菌数量和种类至今仍不算很明确，再加上小肠部位很难取样，所以，我们对小肠内微生物的了解并不多。从十二指肠到回肠，随着离胃距离越来越远，酸性也越来越弱，躲过了酸和碱的洗礼，经过一段时间的繁殖后，细菌数量也在逐渐增加，到回肠末端，细菌数量达到每毫升数百万到数亿个，是小肠的几百倍了。

在小肠中没有被消化和吸收的食物残渣会进入大肠，每天大约有 600 毫升，比一瓶矿泉水多一点。大肠只有 1.5 米，形状很像"门"字，从大肠入口（"门"字的左下角）开始依次分为升结肠、横结肠、降结肠、乙状结肠和直肠。与小肠相比，大肠的功能要单一得多，其主要功能是负责制造并储存大便。大肠不停地蠕动，目的就是把那 600 毫升的稀粥样的食物残渣制作成"香肠"状的大便。

这个过程简单来说就是随着食物残渣向前蠕动，大肠要逐一检测里面的成分，把有用的东西回收回来，避免浪费，逐步吸收里面的水分和矿物质，并且还要把人体排泄出的多余的镁、钙和铁等物质糅进粪便里。

制作大便的整个过程比较缓慢，需要 12~48 小时。在这段时间里，肠道里的微生物可是占尽了便宜，食物残渣对细菌来说是绝对的美食，肠道缓慢的蠕动，给了它们足够的时间进食，它们会充分消化吸收里面的营养并发展壮大自己。大肠里的微生物都是通过口腔，一路过关斩将从食物和环境中进来的，最终，它们在水土丰美的大肠安家落户了。

因此，大肠里的细菌数量要远远多于小肠，可达每毫升数千亿到万亿，同时细菌的种类也明显增多。由于大肠远离消化道入口，几乎没有氧气，这就造成了这里超过 98% 的细菌为专性厌氧菌，主要是拟杆菌、普氏菌、双歧杆菌、肠杆菌和真杆菌等。有研究估计，人体肠道中存在 1000~1150 种细菌，这不是说每个人的肚子里都有这么多种菌，而是说在人类的肠道中曾经检测出来过这么多种菌，平均到每个人身上含有 160 多种优势菌。

小肠维持生存，大肠决定生存质量

我们都知道，小肠的作用是分解食物并将营养吸收进体内，那么大肠究竟有什么作用呢？一个非常有意思的研究，比较了小肠和大肠的作用。最终发现，去掉动物的小肠，没有了营养来源，动物就无法生存，而如果拿掉动物的大肠，它们仍能存活。这样看起来，对于动物的生存，小肠是必需的，大肠的作用似乎并不大。但是，随着近年来研究的深入，我们开始对大肠的作用有了新的认识，我们以前大大低估了大肠对人体健康的作用。实际上，小肠是维系生命所必需的，为生命运行提供能量，是生存的基础，而大肠却是维持生命正常运行所必需的，决定了生存的质量。

近几年的研究发现，大肠的功能不仅仅是制作和储存粪便，它还承担着更为重要的工作。大肠蠕动的过程也是微生物分解和合成各种活性物质的过程。大肠转运的食物残渣在肠道微生物的作用下发生了转化，血液中36%的小分子物质是由肠道微生物代谢产生的。大肠是一些特殊食物成分的加工厂。食物中的纤维素很难被人体分解利用，因为人体缺乏分解它们的酶，只能保留在食物残渣中进入大肠，而肠道里的微生物有多种酶可以降解纤维素，产生短链脂肪酸（short-chain fatty acids，SCFA），所以，这里的微生物特别喜欢它们。

短链脂肪酸是碳原子数少于6个的脂肪酸，也称挥发性脂肪酸（volatile fatty acids，VFA），按照其结构称为甲酸、乙酸、丙酸、异丁酸、丁酸、异戊酸、戊酸等。其中，丁酸是结肠上皮细胞的主要能量来源，能够维持大肠的正常功能以及结肠上皮细胞的形态和功能，并且还可以促进肠道有益菌，如乳酸杆菌和双歧杆菌的生长，抑制大肠杆菌等有害菌的数量，维护肠道微生物的平衡。也就是说，肠道微生物通过分解食物残渣为肠道的运动提供了直接的能量，并且还为人体提供了大量的物质资源。

肠道微生物除了可以产生像短链脂肪酸这样的有益物质，还可以产生硫化氢和氨等毒性物质，这些毒性物质很容易进入血液系统引起系统性的病变，成为各种疾病的罪魁祸首。不同种类的微生物，或者不同状态的微生物产生的物质不同，这就导致肠道微生物中所谓有益菌和有害菌构成的不同，它们的代谢产物也不同，对健康的影响也不一样。

清除肠道菌群，后果很严重

有一天，我在跟一个朋友介绍肠道微生物的时候，他本身就是个急性子，听到这么复杂的肠道微生物后沉不住气了说："管它有益菌还是有害菌，统统把它们清除掉，这样岂不是清静了？"实际上，早在20世纪60年代，人们确实这样做过。他们在实验室里培育出了体内完全没有微生物的"无菌小鼠"（germ-free mice），神奇的是，他们发现这些小白鼠的寿命还出奇得长，是普通小鼠的1.5倍！按照这个结果来看，人体内如果完全没有细菌的话，似乎对人类健康也没有什么坏的影响，反而更有益。实际上并非如此简单，这样的无菌小鼠只能养在无菌的环境里，还必须吃特别配制的饲料，而饲料中添加的特殊成分很多都是动物自身不能合成而微生物可以合成的。一旦把这些完全无菌的小鼠放到自然环境中，由于它们缺乏微生物的刺激没有形成正常的免疫系统，抵抗力非常差，碰到环境中的细菌可能就立马死掉了。

完全无菌的环境确实避免了有害菌对身体的伤害，可以延长一些寿命，但是同时也缺乏了有益菌的刺激，使得免疫系统发育不完善，而且也缺少了肠道细菌产生的维生素K，导致受伤后血液难以凝固，伤口无法愈合，即使能够勉强维持生命，最终，将会严重影响生存的质量。况且，在自然状态下根本无法做到完全无菌，所以，朋友的想法是不现实的，最明智的做法还是要学会与微生物和谐共处，相互之间达到共生，无论好菌还是坏菌我们都要接受，只要控制好它们之间的平衡就可以了。很多疾病的发生并不是由于有害菌的感染，而是由于有益菌的缺乏，或者不同菌群的比例失调。人类积累了非常多的杀灭有害菌的经验，但是面对有益菌缺乏或者菌群失调的问题，通常就无计可施了。

肠道菌群的传递

肠道里的菌群并非是与生俱来的，它们实际上是人体的"外来户"，是伴随我们一起成长的"青梅竹马"的朋友。2010年以来，人们对人体微生物的认识打破了很多传统观念，也在冲击着我们几千年来形成的认知。胎儿在母体子宫时就已经开始跟妈妈的菌接触了，以往被认为无菌的乳腺、膀胱、胎盘、羊水等部位，都被逐一证明了菌群的存在。婴儿还在母亲子宫时，微生物在体内的萌发、代谢和免疫作用可能就已经启动了。

2016 年，有一项研究分析了 15 对妊娠期满并采取剖腹产的母亲和婴儿的粪便、胎盘、羊水、初乳及胎便样本，通过检测里面的微生物，发现所有样本中菌群的丰度和多样性都较低，但是婴儿的胎便与胎盘和羊水中的菌群组成最相似，并且，剖腹产婴儿的脐带血中可培养出少量的屎肠球菌、表皮葡萄球菌和痤疮丙酸杆菌，这些菌在肠道中也大量存在。出生3~4 天后，婴儿肠道菌群的组成就变得开始与初乳中的菌群十分相似了，也就是说随着母乳喂养，乳汁中的菌群定植到了婴儿的肠道。

为了进一步证实母亲的菌群会进入胎儿体内，一项在小鼠模型中做的研究发现，给母鼠口服做了标记的来自人体的屎肠球菌后，很快就可以在羊水中检测到这个标记过的菌。现在已经毫无悬念，胎儿的菌群确实是来自母亲，或者来自母亲的循环系统，或者阴道中的细菌。

出生后，婴儿的菌群一部分是母亲体内的细菌通过分娩过程由阴道摄入，或者在哺乳时从口腔摄入，还有一部分是直接从空气吸入和吃的食物中带入的，无论何种来源，最终，它们都在肠道内定植，形成新生儿的肠道菌群。随着婴儿的成长，饮食种类的丰富，肠道菌群的种类和构成也逐渐趋于稳定，到 3 岁左右时，形成了接近成人的成熟肠道菌群。

在怀孕期间，母亲传递给胎儿的菌群作为最早定植的居民，会显著影响胎儿，甚至孩子未来一生的健康。这些细菌就这样潜移默化地定居到人体内，悄无声息地影响着免疫系统及身体和大脑的发育及代谢过程，并且与人相伴一生，直到终老。不同的是，人会死去，而菌则将进入环境中继续存活，有朝一日，再被另一个人"招募"到体内继续生存繁衍下去。

人生有涯，菌群无涯！

② 人选择微生物，还是微生物选择人？

能进入人体并定居的细菌一定不是等闲之辈，也不是所有的微生物都能在人体定殖。人体内的菌和猫狗体内的菌是不同的，而且不同的人体内的菌也是不一样的，但人类之间的菌群始终是最相似的。概括出一句话就是"物以类聚，菌以群分"，进化距离越近，体内的菌群也越相似，即使同处一室的猫和狗，它们体内的菌也会不一样。

人与菌的双向选择

菌和宿主就像两个人搞对象，相互看对眼了才能最终走到一起。人体能定植的菌都是经过人体和细菌双向选择过的。在相互选择的过程中，人类选择细菌的方式很多，人体为了获得自身需要的、好的细菌定植精心设置了重重考验。

第一重考验就是化学考验，唾液和汗液中大量的抗菌物质以及胃酸和胆盐等都可以抑制微生物的生长，只有不被这些化学物质杀死的微生物才能被人体接纳。

第二重考验是物理考验，人的皮肤和体内的黏膜给微生物黏附设置了层层物理屏障，只有那些可以依附到黏膜层的微生物才有可能被人体委以重任。

第三重考验是生物考验，免疫细胞会分泌特异性的免疫球蛋白，专门识别和控制细菌的进入及黏附，一旦某些微生物被免疫细胞识别为"异物"，它的小命也就到头了，而那些被免疫细胞识别为朋友的微生物则会被放行，甚至，还会有专门的细胞负责引导它们到人体特殊的部位开展工作。

能在人体定殖的微生物都是克服了人体这些考验的种群。就像找对象一样，其实微生物和人体的选择是双向的，这些微生物也很挑剔，人体环境不适合其生存时，它们也不会搬过来，或者搬过来也待不长，住一段时间就又搬走了，是个完全双向的自由选择过程。

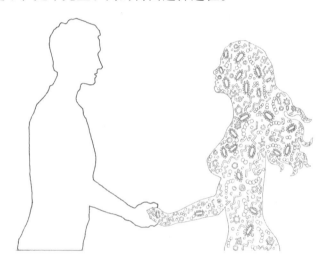

"来了您呐，请跟我来！"

微生物进入人体选择的定居位置是不一样的，人体也不是让所有细菌随便住，每个地方的微生物都有自己的生态位。对于那些需要的微生物，人体不会命令免疫系统去跟踪和消灭它，而且还通过一些信号不断地与它们对话，一步一步引导它们到达合适的位置定居。

仔细想象整个过程，人体和微生物的关系就像旅店和旅客。微生物定植的过程很像旅馆的伙计招待客人住店的过程。人体免疫系统就像伙计一样在门口迎接并审视每一个进来的顾客（微生物），是熟客的就恭恭敬敬，客客气气地迎进来，并且派人带到贵宾间（人体的不同部位）；对那些陌生的客人，先要审视一番，仔细盘查一下，看看带没带武器，有没有身份证，盘问一下此行的目的，没问题后才派人安排住处；对于那些通缉在案的坏人，它们直接就扣押下来或者干脆就地正法了。而这些微生物顾客们也很挑剔，进了旅馆也要仔细瞧瞧，评估一下房间卫不卫生，洗澡方不方便，伙食怎么样，服务态度如何，只有各方面都满意了才会住下，如果感觉不满意，它们就另寻下家，毫不犹豫。

人与菌的互惠互利

所有定居下来的菌也很懂得江湖规矩，需要与人体达到双赢才能住得安稳长久。细菌在享受人体提供的生存空间和食物的同时，自然也会感恩戴德地极力回报人体，最起码得交点租金吧。实际上，肠道菌群给人的回报是多方面的。

首先，当有坏人（病原菌）想强行进入"旅馆"实施烧杀抢掠时，肠道菌群能够奋不顾身地挺身而出，一起抵御外来病原菌的入侵。即使有坏人混进了旅馆也不用担心，这些外来的病原菌想要在人体留下来就必须要找到空位，但人体的不同部位都已经安排满了正常菌群，病原菌想要夺取任何一个位置都必须和这里的菌进行恶战，由于本地菌人多势众，大多数情况下都是这些病原菌败下阵来。人体正常菌群在此繁衍生息了很久，粮草充足，朋友众多，而病原菌孤孤单单没有后援，很容易就被打败了。

其次，人体正常菌群一旦定居下来就会在此繁衍生息，那些身怀绝技的菌会想法生产点维生素、短链脂肪酸和氨基酸等营养物质供人体使用；那些没技术但是有力气的菌可以卖卖苦力，帮助人体干点力气活，把人体不容易分解或是分解不了的食物帮忙分解一下；对于那些既没有技术又不愿意出苦力的菌们，它们还可以当当保安，在四周多走走，帮忙看家护院，负责识别坏人，提早预防坏人的入侵，提高人的自身免疫力；对于那些上面的工作都不愿意干，自身长得漂亮，气质非凡，姿色诱人的菌们，它们还可以做点文艺工作，丰富一下大家的业余生活，帮助人体生产一些5-羟色胺、多巴胺等刺激神经系统的物质，活跃一下整体的气氛。总之，微生物们可以为人体做的事情还有很多。

人体就是一个社会

人体就是一个社会，一个完整的生态系统。人体为微生物提供生存场所和营养，而微生物则为人体产生有益的物质，并保护人类健康。人体和微生物都需要做的就是维持整个人体生态系统的平衡，在人体这个生态系统里，每时每刻都在发生着战争——菌和菌之间，菌和人之间，当然也存在着相识、相恋、相爱、结婚和繁殖后代的温馨场景，还会有尔虞我诈、精诚合作、互利共生、共同生活、共同繁荣……

我们每个人的生态系统是繁荣昌盛还是逐渐衰落，这完全取决于我们自己怎么看待和对待我们体内的微生物。

遗憾的是，人类作为最高等的动物，在很长的一段时间里，并没有认识到这些体内微生物的存在，当然也就没有善待和维护好它们。抗生素的滥用，过洁的卫生习惯，不健康的饮食和生活方式都在破坏着人体和微生物长期共进化形成的平衡状态，当这种生态平衡被打破，人体菌群发生紊乱时，人就可能患上各种生理或心理上的疾病。

人体健康必须依赖共生的微生物，我们应该做的是拥抱微生物，而不是拒之千里！

③ 人体第二大"江湖"——口腔

在口腔里，居住着众多的微生物，这里是仅次于肠道的人体第二大微生物栖息地。与身体其他部位一样，口腔里也栖息着细菌、真菌和病毒等，种类可以超过 1000 种。细菌是口腔中的主要居民，种类有六七百种，主要是厚壁菌门、拟杆菌门、变形菌门和放线菌门。

比起干燥的皮肤，口腔简直就是细菌们的梦想家园，这里不仅物产丰富（嘴巴可是用来吃东西的哟！），而且温暖潮湿（唾液给这里的微生物带来丰富的营养和充足的水分），特别适合细菌生存。跟"平原"比较多的皮肤比起来，口腔的环境要更复杂多变，可谓有山有水、高低起伏、气候多变、四季分明。这里有柔软的舌头和坚硬的牙齿，还有两片嘴唇。口腔中的牙齿、龈沟、舌、颊黏膜、硬腭、软腭、扁桃体等这些高低不平的表面为各类微生物提供了栖身之所，共同形成口腔微生态系统。

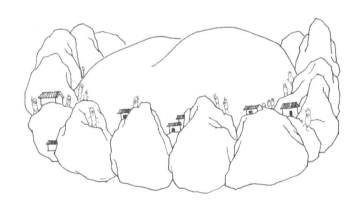

稳定的口腔细菌

口腔微生物种类虽然多，但其本身还是比较稳定的。我们每天都会从口腔吃进不同的食物，喝各种各样的汤汤水水，外部的空气也常常与口腔亲密接触，但这似乎并不能影响这里微生物的组成和比例。即使搬了家，从一个城市换到另一个城市，口腔微生物也基本保持不变。

有人猜测这也许是人体对微生物的免疫选择的结果，或者说是因为本地微生物比较"排外"，外地的微生物根本就住不进来。在全球范围内，通过对比来自不同国家的健康人口腔菌群，发现无论样本来自哪个国家，吃的是西餐还是中餐，喝的是茶还是咖啡，口腔菌群的组成都是最相似的。

"站稳脚跟"不容易

理论上，不应该是不同的饮食结构影响菌群的组成吗？不同人种的口腔菌群组成怎么会如此相似呢？我猜测这可能是由于独特的口腔微环境造成的，看似适宜微生物生存的环境其实并不太平。口腔里高低错落的构造并不是一般的微生物可以适应的，白天嘴巴要说话，就不可避免地让氧气进入，对于不喜欢氧的菌来说就是一大挑战。晚上睡觉后，大部分时间嘴巴都是闭着的，对于嗜氧如命的菌来说可就麻烦了，缺氧的日子，多一分钟都是对生命力的考验。更要命的是，口腔中几乎无处不在的唾液，里面除了营养物质和水分之外，还含有大量的抗菌物质（如免疫细胞、溶菌酶等），这些抗菌物质就是人体专门分泌出来杀死进入口腔的微生物的。

口腔中现存的微生物都是经过人体考核通过了的，信得过的"同志"。人体免疫系统和抗菌物质都与之熟识，让它们留在口腔里生活，而新来的微生物要想在口腔中站稳脚就要接受重重考验了。第一关要过的就是唾液。唾液里面有抗菌物质黏液素，可以把外来的菌通通黏住并杀死，在这个过程中，绝大部分菌会被清理掉。如果某些菌有幸闯过了这关，碰到口腔中的原著居民，还得需要一场血战，毕竟，先来的菌好不容易找好的生态位，岂能随便让与外来者？

　　能在口腔中定殖的微生物都必须先克服这些重重阻碍，只有那些特别适应口腔环境，并且人体也乐意让它留下的微生物才能最终在这里生存。看来，口腔微生物的这种稳定性是人体和微生物双向选择的结果。

口腔真菌和病毒

　　口腔中除了细菌，真菌也是非常重要的成员。在口腔中，人们已经发现了至少85种真菌，其中，最主要的是念珠菌。在正常的口腔菌群中，念珠菌是保持中立的，既不"左"也不"右"。然而，当口腔菌群遭到破坏后，念珠菌就会趁机捣乱，变成"坏菌"，而且还会联合其他坏细菌，比如前面提到的链球菌，一起狼狈为奸，共同作恶。这个菌跟不同的细菌搭档，干的坏事也不一样，当它和变异链球菌在一起时，经常会引起龋齿；当它和口腔链球菌在一起时，常会损伤口腔黏膜，引起鹅口疮。

　　除了上述的细菌和真菌之外，病毒虽然数量少，且多是过客，但是在口腔中也占有一席之地。它们中的大多数是以口腔细菌为食的噬菌体。与细菌的稳定性类似，对于某个特定的人而言，随着时间的推移，口腔中病毒的种类变化并不大。还有一种可能，就是口腔中噬菌体的稳定性，维持了细菌的稳定，谁让细菌是噬菌体的寄主呢。

口腔里的"菌群大战"

　　口腔里的每一分钟都不太平，生活在这里的居民们除了要应付人体免疫系统的审查，彼此之间有的还会明争暗斗，相互竞争，有的还要互帮互助，相互扶持。菌群之间的关系并不简单，共生与拮抗、互生与竞争，生活在这里的菌与口腔的组织器官共同形成了一个动态的微生态社区。

当菌群平衡时，口腔也会健康，菌群失调则口腔患病，比如最常见的龋病。人类对待这个微生态社区从不会坐视不管、听之任之。在长期的实践中，人们已经习惯于每天早晚刷牙，有些人还会每顿饭后漱口，讲究的人还会用牙线等口腔清洁工具，竭尽全力地把食物残渣彻底清除干净，不给微生物留下一点食物。人类这么大动干戈很多时候就是为了防止龋病的发生。

刚才提到，唾液中的黏液素像胶水一样黏黏糊糊，非常容易形成膜（口水可以吐泡泡就是因为它的存在），类似刷油漆一样的覆盖到口腔的各个部位。被这层膜保护的地方，细菌的数量就会被严格控制，而牙齿的表面就是需要被重点关照的地方。

龋齿——口腔微生物惹的祸

口腔中的微生物一旦繁殖过多，它们就会搭帮结伙的组团欺负口腔里的器官，最让人不能忍受的是一些微生物吃饱喝足之后会产酸，酸会腐蚀牙齿，在牙齿上打洞，也就是长龋齿。虽然，每天口腔中会分泌1000~1500毫升的唾液，但到了晚上，人睡觉之后唾液就不再产生了，每到这个时候就真的成了细菌们的"狂欢夜"了，它们可以不受唾液的冲洗和监控，那些被压制了一整天的有害菌也终于有机会冲出来过过嘴瘾，肆意妄为一把了。

口腔中残留的食物就是它们大快朵颐的对象，它们一边吃，一边产生有毒有害的物质。如果它们吃的是碳水化合物类的食物，比如淀粉和糖等，将会产生酸；如果吃的是蛋白质类的食物，将会产生氨和硫化氢。酸可以腐蚀牙齿，在坚硬的牙齿上打洞，让牙齿表面不平整。而氨和硫化氢都是令人不愉快的气体，硫化氢的气味像放坏了的鸡蛋，恶臭无比，这两种物质也是引起起床后口臭的元凶。为了杜绝晚上嘴巴里的坏细菌出来干坏事，最好的办法就是睡觉之前不吃东西，特别是甜食，并且睡觉前给口腔来一次彻底的大清洗，刷刷牙，漱漱口，不给坏细菌提供食物，并且尽可能地清除口腔里的坏细菌。等到第二天起床后，为了清除细菌们"彻夜狂欢"的混乱场面，把它们产生的酸和臭气统统给清洗掉，还得再来一次大清洗。

有些人牙齿间隙比较大，食物残渣特别容易夹在牙缝里，一般的刷牙和冲洗很难把它们清除掉，这时就需要牙线来帮忙了。细细的牙线可以穿过牙缝，把食物残渣给拉出来。大家可以试一下，如果晚上睡觉前有肉丝挤在牙缝里没出来，第二天早上的口气会臭得熏倒人。另外，有些牙齿上已经有了牙洞的人还要用牙签或细棒把塞进牙洞里的食物残渣给挖出来，否则，牙洞会越来越大。最好的方式就是及时去看牙医，把洞给补上，防止残渣再次进入。

保护口腔微生态

预防龋齿最有效的方法之一就是窝沟封闭，具体来说就是把一种高分子复合树脂材料涂在牙齿窝沟内，液态的树脂进入窝沟后固化变硬形成一层保护性的屏障，就像给牙齿穿上了一层保护衣。这么做的目的是把牙齿上不平整，容易积攒食物残渣的地方彻底给封闭起来，不给细菌和食物残渣生存的空间。

从口腔微生态的角度出发，养成早晚刷牙，使用牙线和定期看牙医的好习惯，就是在维持口腔微生态社区的秩序。牙齿和整个口腔的健康就靠它了！

要知道牙齿的健康非常重要，它们是人类吃饭的"家伙什儿"，切削、粉碎食物全靠它们。如果它们不能切断和磨碎食物，就会加大下游单位——胃和肠道的工作量，导致营养吸收不良，消化不好，损害整个身体的健康。

整齐洁白的牙齿还是每个人的一张名片，在人的整体形象中占有非常大的分量，"唇红齿白""齿若编贝"都是对美丽牙齿的形容，也体现了人们对美好牙齿的向往，希望每个人都拥有一副健康美丽的牙齿。

❹ 口腔菌群紊乱，祸害的可不止是口腔

口腔微生物的紊乱是多种口腔常见病、多发病的主要原因，除了上面提到的龋病，像牙周病、牙髓根尖周感染、黏膜病、颌面部感染等都与口腔菌群紊乱有关。口腔是一个复杂的生态系统，这里除了各种微生物，还是体液交换十分密切的地方，还是人体血管和神经最密集的地方。唾液是口腔里的主要分泌物，它其实可以看作是过滤后的血液，包含了血液中的大量信息，如激素、神经递质、信号物质以及其他人体代谢产物。

直接与血液循环连接的地方

舌头是人体毛细血管分布最密集的地方之一，有些需要快速起效的药物需要舌下含服就是利用了这里密集的血管，可以以最快的速度释放入血，进而达到全身或病灶部位。比如，心脏病发作时经常服用的速效救心丸——硝酸甘油就是需要采用舌下含服。从这里给药，除了快速入血，快速起效之外，还有一个好处就是从这里进入血液可以不用经过肝脏代谢，直接发挥作用，从而避免了首关消除作用（医学术语，是指从胃肠道吸收

入门静脉系统的药物在到达全身血循环前必先通过肝脏，如果肝脏对其代谢能力很强或由胆汁排泄的量大，则使进入全身血循环内的有效药物量明显减少）。

人体还有一个部位与舌下类似，都是直接与血液系统连接而不需要经过肝脏，这个部位位于消化道的另一端——肛门。虽然，整个大肠的血管最终都通往肝脏，但是唯独最后几厘米的血液可以直接进入血液循环。与舌下一样，这个部位也被用来给药，比如一些栓剂，就是通过肛门给药，这样做可以比口服用药更快速，并且还避免了肝脏的代谢损失和失活，药量可以少一点，药效反而更快，同时也减轻了肝脏的负担。

一些肝脏不好的人，或者小孩和老人特别适合使用这种给药方式。有时候，不得不佩服人体设计的精妙，消化道的两头，口腔和直肠实际上是可以通过血液直接相通的！这种设置是不是存在什么必然的联系我们不得而知。这两个部位也是消化道中可以受我们大脑控制的部位，消化道的其他部分基本上可以独立于大脑之外自主运行。我猜测，那些便秘的人特别容易口臭，可能就是因为在直肠端粪便长时间的发酵产生臭气，而这些臭气可以直接进入直肠端的血液系统而不经过肝脏的解毒，随着血液循环系统直达口腔，口腔又密布了大量血管，血液中的臭气非常容易穿过血管进入口腔，这就造成了口臭。

口腔直接与血液系统连接还有一个好处是吃进嘴里的食物中的一些营养物质可以直接进入血液为人体利用，而不必经过复杂的胃肠道消化。比如糖，一旦感觉到饿了，其实最先受影响的是大脑，我们的大脑是人体最耗能的器官，虽然重量只占人体的2%，却要消耗人体超过20%的能量。碳水化合物一进入嘴巴就能被唾液淀粉酶分解成糖，吃馒头时感觉到的甜味就是糖。而这些糖一部分被微生物转化后可以直接或被一些细菌分解后进入血液，以最快的速度直达大脑为其提供能量。

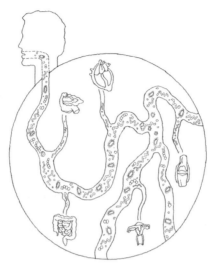

口腔问题影响全身健康

事物都有两面性，口腔和血液系统联系太紧密了也有不好的一面。一旦口腔中出现了异常状况，就能够非常快速地反馈到血液中，并且还会随着血液循环直达身体的各个部位。目前已经发现，口腔问题与多种系统性疾病关系密切，比如牙周病、心血管病、卒中、呼吸系统感染、糖尿病和骨质疏松症等。当然，这样的影响也是双向的，牙周病影响多种系统疾病，一些系统疾病也会影响口腔健康。有研究发现，HIV（艾滋病）病毒感染可改变口腔真菌组成。

口腔与血液系统沟通的界面就是口腔黏膜，它既是身体内外信息沟通的桥梁，又是我们身体的一道防火墙。口腔黏膜的防御系统一旦被攻破，人体的各个系统都可能遭殃，如心内膜炎、肺炎、脑部脓肿、肝脓肿等都可能源于口腔。口腔微生物和口腔黏膜的健康共同决定了口腔的健康，也在很大程度上影响着身体其他器官的健康。

胎盘菌群来自口腔?

近年来,一直争论不休的一个问题就是,人们发现胎盘并不是无菌的器官,而有着自身的内生微生物。奇怪的是,胎盘微生物组成根本不同于阴道微生物,而与口腔微生物最接近。这可能是因为胎盘是母体的血液和胎儿血液交换的地方,而母亲血液又直接受口腔黏膜的影响,这就导致两者之间的菌群可以互通有无。当然,关于胎盘是否有菌的争论仍在继续,有人质疑取样过程造成了污染,有人拿出了多项证据显示胎盘的确有菌,并且数量和种类还不少。但无论胎盘有没有菌,口腔黏膜和胎盘直接的联系是客观存在的。

口腔菌群紊乱引发心脑血管疾病

现代的生活方式,吸烟、喝酒、暴饮暴食等都可能导致口腔菌群的紊乱,进而对口腔健康及全身健康造成不利影响。研究发现,口腔菌群紊乱除了会导致龋齿、牙龈炎、牙周炎等口腔疾病,还会引起心脑血管疾病。有流行病学统计显示,口腔细菌与冠心病之间存在关联,实际上,引起牙周病的细菌,在体外还具有凝血作用,导致血液变稠,从而增加了心脏病发作或卒中的风险。通过调查1791例冠心病患者的数据证实,有23种口腔共生菌与冠心病相关,其中有5种菌是冠状动脉斑块患者所特有的,有牙周病的患者则更可能罹患心血管疾病。

口腔菌群与血压

口腔微生物和食物一起还可以影响人的血压。有一项非常有意思的研究发现，给健康受试者使用 7 天含有抗菌药物的漱口水，杀死口腔微生物后，这些人的血压就会持续升高。而血压的升高跟一氧化氮（NO）的产生相关。

一氧化氮（NO）可在机体内皮细胞中一氧化氮合成酶（NOS）的作用下合成并分泌，它可以扩张血管及舒张平滑肌，从而增大血流量并降低血压。而口腔中的微生物就可以合成 NO，当食物中的无机硝酸盐及亚硝酸盐经口腔菌群分解后可以作为体内合成 NO 的来源。但是当口腔中产NO 的微生物被杀死或抑制后就会降低 NO 的含量，进而引起高血压。当把产生硝酸盐及亚硝酸盐的细菌重新定殖在口腔后，血压就能恢复正常。

前面已经提到，心脏病发作时经常服用的速效救心丸——硝酸甘油需要采用舌下含服的方式快速起效，而硝酸甘油起效的方式就是在进入体内后转化为 NO，最终起到扩张血管、舒张平滑肌的目的。

未来或许可以通过专门给心脏病患者定植能够高产 NO 的菌株，在必要的时候给患者服用 NO 的前体就可以了。那些血压比较高的人，可能是口腔中产 NO 的菌较少，可以适当补充这一类的细菌，从而达到降低血压的目的。

更多时候，还是需要我们严格控制抗菌物质的使用，避免滥用漱口水，减少不必要的清洗口腔次数，维护口腔健康，并且还要避免滥用抗生素，因为它们都会引起口腔微生物的减少，从而增加机体高血压的风险。

口腔菌群影响糖尿病

牙周疾病和糖尿病关系也很密切。日本有一项调查很有意思，他们对年龄为 75~80 岁的 14 551 名老人进行了统计，结果发现与没有接受牙周治疗的患者相比，那些接受过牙周治疗的老人 2 型糖尿病的发病率显著降低，并且只要接受过牙周治疗，无论治疗天数有多少，糖尿病的发病率都显著降低。研究还发现，接受牙周治疗后，糖化血红蛋白都出现了明显下降。

糖尿病与牙周病的关系是相互的，这两种病相伴而生，相互促进，相互影响，而口腔微生物在其中可能扮演了重要角色。有人在小鼠身上做了个实验，发现患了糖尿病的小鼠在血糖升高之前的阶段，其口腔中微生物的构成与健康小鼠相似；然而，当糖尿病小鼠出现血糖升高症状之后，口腔菌群也随之发生了变化，并且糖尿病小鼠也出现了牙周炎，包括牙齿骨质缺失等症状，而且它们体内的 IL-17 表达水平也发生上调。这一结果与人类的牙周炎症状十分相似；如果将患病小鼠的口腔菌群移植给无菌小鼠，无菌小鼠也会发病，似乎糖尿病小鼠的口腔菌群具有了致病性。研究进一步发现，通过给糖尿病小鼠注射抗 IL-17 的抗体，再将其口腔菌群植给无菌小鼠，结果，受体小鼠就不会产生牙周炎症状了。这一结果说明用 IL-17 抗体处理后可降低糖尿病小鼠口腔菌群的致病性，IL-17 参与了口腔微生物引发的牙周炎症状。

糖尿病和牙周病的联系已经有大量的文献记录。糖尿病患者血糖较高，伤口的愈合能力比较差，一旦患牙周病，出血的风险更高，也更难治愈。相应的，患上牙周病，也会使糖尿病患者的血糖水平更难稳定。因此，要想控制好血糖，除了要找内分泌科大夫，还要去看看牙医。保持口腔卫生和牙龈健康对糖尿病患者至关重要。

口腔菌群与肺部疾病

口腔和肺部疾病也存在关联。口腔和呼吸道是直接连通的，有时候喝水会呛到肺里就是咽喉部的控制气管和食管的瓣膜开闭错误引起的。因此，口腔细菌和肺里的细菌会相互影响。口腔健康会减少肺炎的发生，并且有研究在肺囊性纤维化患者的肺中找到了与它们口腔中相同的细菌。

口腔菌群影响生育

口腔微生物还会影响生育。在准备怀孕时，医生一般都建议母亲先看看牙医，把口腔的问题先解决掉，其中一个原因就跟口腔微生物有关。如果一位母亲患有口腔疾病，口腔中的细菌将有机会通过血液循环抵达子宫。

有一种具核梭杆菌是和牙周炎密切相关的细菌。有研究发现，给怀孕小鼠静脉注射具核梭杆菌后，很容易引起流产，但是注射大肠杆菌却不会。说明口腔中的特定微生物跟生育有关系。流行病学的调查也发现婴儿体重过轻、早产、不孕不育和死胎等不良妊娠结局或妊娠并发症与牙周炎有着密切联系。这种口腔中的具核梭杆菌也是与结直肠癌密切相关的菌，这种菌的存在会明显增加患结直肠癌的风险。所以，肠道癌症有可能起始于牙周炎。

口腔菌群与神经系统疾病

除了上面提到的这些疾病，一些神经系统疾病也与口腔菌群有关。帕金森是一种常见的神经系统变性疾病，老年人多见，平均发病年龄为60岁。据统计，全球帕金森患者有近500万，其中一半来自中国，我国65岁以上人群帕金森的患病率大约是1.7%。一些名人皆因患此病而去世，如演员凯瑟琳·赫本、拳王阿里以及数学家陈景润。至今，这种病病因未明，目前的治疗手段只能改善症状，提高患者的生活质量，并不能阻止病情的进展，更无法治愈。

由于这种患者中便秘的比例非常高，怀疑跟肠道微生物有关。几年前，我曾参与帕金森病人肠道微生物组成研究的课题，确实发现他们存在特殊的肠道菌群构成，特别是普氏菌属的细菌含量异常。后面的篇章中将详细介绍有关内容。

目前的研究发现，帕金森病人除了肠道菌群与健康人不同之外，口腔菌群也与健康人不同。有研究收集了 72 份帕金森症患者口腔和 69 份鼻腔菌群样本，同时也采集了健康人的口腔菌群样本 76 份和鼻腔菌群样本 67份。结果发现，帕金森症患者的鼻腔样本的菌群改变不明显，而口腔菌群的 β 多样性及某些细菌丰度发生了明显改变，主要是帕金森症患者口腔中普氏菌科、梭杆菌科、乳杆菌科和科氏杆菌科显著增加，而罗氏菌、钩端菌和放线菌显著降低。然而，目前还不知道这些菌与疾病的具体关系，也就无法知道具体的影响机制了。

除了微生物，以及目前发现的年龄老化、遗传因素外，脑外伤、吸烟、饮咖啡等因素都可能增加或降低罹患帕金森症的危险性。

吸烟影响口腔菌群

特别有意思的是，大量研究发现吸烟与帕金森的发生呈负相关，吸烟似乎可以降低患帕金森症的风险，并且咖啡因也具有类似的保护作用。

全球都在禁烟，公共场所都严禁吸烟，人人都知道吸烟的坏处，怎么吸烟还成了帕金森症的保护因素呢？对于这个问题，我也想不明白。但是，有关吸烟和口腔微生物的关系有人做了研究。该研究选取了 23 名吸烟者和 20 名从未吸过烟的人，分析比较了两组人员的口腔及鼻菌群的多样性、组成及结构。结果发现，取样的 8 个不同部位的微生物组成本身就存在明显的不同，这也证明了前面提到的，口腔是个复杂的微生态环境，每个部位的微生物组成确实存在差异。研究还发现吸烟者的口腔黏膜菌群 α 多样性显著低于非吸烟者，而在其他部位，吸烟者与非吸烟者之间的菌群多样性及组成无显著差别。

这个研究证明了吸烟确实会减少口腔菌群多样性，改变口腔黏膜的菌群构成，并且也可能对其他部位的口腔菌群有影响。至于吸烟对口腔菌群的影响是否跟帕金森有关，很有可能吸烟影响了口腔黏膜上的菌群，某些菌产生的某种活性物质能够进入血液，透过血脑屏障抑制了引起帕金森发病的物质的活性，进而延缓了帕金森的发病，这只是一种假设，仍需要进一步研究。

我们每天吃的食物影响着口腔里的菌群

影响口腔微生物组成的重要因素应该是食物，我们每天吃的东西，只要进入嘴巴都会有一部分跟口腔里的菌群共享。所以，口腔中的菌群与食物构成应该存在密切联系。

有人收集了 182 名受试者的口腔冲洗物并检测了其中菌群的组成，结果发现食物中饱和脂肪酸及维生素 C 的摄入与口腔菌群的数量和菌群的多样性有关，其中，饱和脂肪酸摄入越多，口腔中 β 变形菌门及梭杆菌门的相对丰度更高，而维生素 C 及其他维生素（如维生素 B 和维生素 E）含量越多，口腔中梭杆菌纲等细菌也越多。研究还发现，乳杆菌科的丰度越多，血糖负荷也越高。

我们知道这些相关性有什么用呢？其实，我们可以根据这样的相关性结果有针对性地来调节口腔菌群的组成。比如，如果想降低口腔中梭杆菌纲细菌的含量，可以考虑减少部分维生素的摄入量；如果想增加梭杆菌门的量，可以考虑增加饱和脂肪酸的摄入量，从而有目的性地调控口腔菌群。

对于健康人是没有必要，但是对于那些口腔菌群紊乱的人，这种方法就很有必要了。

靶向抗菌，调节口腔菌群？

事实上，人们一直在寻找可以靶向精准控制微生物的方法。因为，传统的控制和减少牙菌斑的方法会导致菌群被破坏，产生不良生物环境而更有利于致病菌的定植，造成致病菌过度生长，引发口腔疾病。如果能够专门调节关键致病菌，而不伤害正常的菌群，那将引起疾病治疗的革命。目前来看，通过人体的共生菌来防止或抑制致病菌的定植，而不是采取杀菌素、抗生素来杀死致病菌更符合口腔微生态的实际情况，采用靶向性的以菌制菌、以菌抗菌的疗法可在去除关键致病菌的同时，重建健康菌群。这种靶向性抗菌疗法的策略包括：通过挖掘具有特异性抑制病原菌的活性菌、采用 CRISPR 等基因编辑的方法靶向病原体特异性基因、开发靶向性药物递送系统、生物膜分散等。

❺ 口臭也是病，臭起来要人命！

口臭，也被文雅的称作"口腔异味"或"口气"。口臭不一定都来自口腔，也可能来自鼻腔，但绝大多数是来自口腔的。无论来自哪里，散发出来的臭气都会令人厌烦，自己也会尴尬，特别是看到别人捂着鼻子，扭着头默默远离的时候。口臭不仅让他人不敢接近，知道自己口臭之后也会影响自己近距离与人交往的勇气，时间长了难免产生自卑心理，最终，影响正常的人际关系和情感交流。

口臭也是病

　　口臭实际上也是一种病，还有专门的医生来诊断。经过专业训练的口臭鼻测医师，通过闻患者的口气，用1~5分标准来衡量口臭的程度。想象一下这个场景，感觉还是挺为难医生的，天天要闻这些臭气。

　　评价口臭状态，鼻测医师是非常准确的，但也有专门的仪器。临床上有专门的电子鼻来测试口臭，实际上测试的是挥发性的硫化物，比如硫化氢、甲硫醇等。含硫的化合物是引起口臭的一类气体，通过检测它们的含量来评估口臭的严重程度。口气测量仪就是利用化学反应的原理，以数字的方式表示口腔中这类硫化物的 ppb 浓度，吹一口气就能知道臭到什么程度，对医生来说真是大有用处，可以大大减轻医生受到的毒气伤害。

　　流行病调查结果发现，口臭这种病的发病率还很高。据统计，口臭在中国人群中的发病率达到了 27.5%，那些爱吃肉的西方国家，口臭发病率

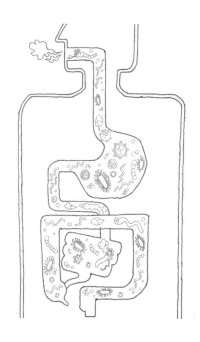

更是高达 50%，来自不同国家和地区的多项调查表明，约有 65% 的人都
曾患有口臭。口香糖最初也是来自西方国家，这可能跟他们高比例的口臭
患者有关系。此外，西方人还有高比例的狐臭人群，两"臭"叠加，杀伤
力绝对猛烈，西方人大量使用香水可能也是出于这些原因吧。

引起口臭的原因

口臭的气味差异可能对应不同的原因，比如酸臭味是由于消化系统出
了问题，如消化不良和胃炎；腐臭味是肝脏出了问题；烂苹果味则可能是
酮症酸中毒；带氨气味多是肾脏患者。根据呼出气体的组成和性质有助于
疾病的诊断和治疗。无论什么原因，口臭都是身体不健康的一种信号，如
果不注意，时间长了会引起一系列的疾病。

据统计，80%~90% 的口臭与口腔中的微生物代谢蛋白质和氨基酸产
生的胺类化合物，如氨、吲哚、粪臭素（粪便气味）、尸胺（死尸的气味）
和腐胺（腐败气味），以及挥发性硫化物，如硫化氢（臭鸡蛋味）、甲硫醇
（烂包菜味）和二甲基硫醚（烂海带味）等有关。

氨和硫化氢这些小分子气体可以自由出入血管和黏膜组织，不管在身
体什么部位产生的臭气都能快速进入血液，随着血液循环到达肺泡。在发
生气体交换时很容易随着二氧化碳呼出去，也可以直接在口腔黏膜部位跑
出去，无论从哪里出去，最终，都会引起口臭。这些气味的产生跟特定的
细菌分解特定的氨基酸有关，比如硫化氢来自于某些细菌对半胱氨酸的分
解，甲硫醇来自某些细菌对甲硫氨酸的分解。有几种菌——牙龈卟啉单胞
菌、齿垢密螺旋体、坦氏菌和 *Solobacterium moorei* 菌经常出现在牙周炎和
口臭患者的口腔中。前两种菌都能生成硫化氢和甲硫醇，并且产硫化氢的
量比一般的细菌要多 10 倍。最后这种还没有中文名称的菌也能产生硫化

氢，并且在所有口臭患者中都能找到，而在非口臭患者中，只有14%携带这种细菌。

臭气是怎么产生的？

要想产生上述臭气，需要三个必备条件，一是蛋白质或氨基酸，二是可以分解它们产生臭气的细菌，还有就是厌氧的环境。蛋白质或氨基酸来自于口腔的食物残渣，比如塞在牙缝里的肉丝，也可以来自口腔本身，因为口腔里面其实大部分也都是肉。对于细菌来说，它们并不关心这些肉来自食物还是来自人体，口腔里的脱落细胞、坏死的组织等都可以成为细菌的食物。

因此，患有牙龈炎、牙龈出血和牙周炎的患者，口臭都比较重，可能就是因为细菌把那些因炎症牺牲的人体细胞给消化分解产臭气了。特别是，严重到不止是牙周炎，已经开始出现牙周袋的患者，牙周袋越深，细菌藏得也越深，氧气的浓度越低，越容易产生臭气，口臭也越严重。

还有一个现象，那就是口臭患者的舌苔往往比较厚腻。舌苔实际上是由舌苔上的菌群和口腔中脱落细胞、白细胞、代谢产物等一起组成的。口臭的程度与舌苔的厚度和面积密切相关，舌苔越厚越易于形成厌氧环境，越有利于厌氧菌的生长。口臭患者厚舌苔上细菌的种类明显增多，而且舌苔的颜色也和微生物的组成有关。有研究就专门分析了患有胃炎的黄色舌苔上的微生物组成，结果发现在所有13位胃炎患者的黄舌苔中都能检测到芽孢杆菌，而健康受试者中就不存在。有意思的是，当用一种治疗脾胃病的传统中药（半夏泻心汤）治疗两个疗程后，这些患者的舌苔颜色恢复了正常，同时，舌苔中的芽孢杆菌也消失了，舌苔菌群的组成也更接近健康人了。可见，芽孢杆菌很可能是舌苔呈现黄色的原因，或者是这种舌苔中特有的一种细菌。

口臭并不是只出现在成人中。儿童也会口臭，我曾接触到不少自闭症的儿童，他们中很多人都有口臭。有研究发现，儿童口臭也是口腔菌群的活动造成的，并且观察到口臭儿童的舌苔菌群的物种多样性比正常儿童高，他们的唾液菌群组成也与正常儿童不同，这些菌群主要通过产生更多、消耗更少的硫化氢引起口臭。通过分析这些细菌的基因，发现与萜类化合物及聚酮化合物代谢相关的和应对感染性疾病的基因在口臭儿童中有更高表达。

疾病也会引起口臭

如前面提到的，疾病也会引起口臭。人们很早就注意到，幽门螺杆菌感染的动物呼出的气体中有难闻的臭味。这种臭味可能来自幽门螺杆菌本身具有的尿素酶分解尿素产生的氨。

此外，整个消化系统出现异常也会导致臭气的产生，如幽门螺杆菌感染或其他原因引起的食管炎症、糜烂、溃疡或狭窄、十二指肠溃疡、胃炎、胃溃疡、消化不良、炎性肠炎等，都会引起食物在胃肠中潴留时间过长，细菌在厌氧环境下腐败分解产生各种臭味气体。

如果食物已经进入大肠，由于大肠中的微生物数量更多，食物残渣中残余的蛋白质较多，经微生物分解后将产生大量的臭气，由于肝脏的解毒作用，一些毒性气体会被肝脏分解代谢掉，但是如果到了直肠部位，粪便停留时间过长，也就是出现便秘时，微生物分解产生的臭气将不会经过肝脏代谢直接进入血液，进而从口腔释放出去，引起口臭。有研究确实发现，便秘患者口臭的比例更高。便秘患者肠道中菌群也出现了紊乱，有益菌特别是双歧杆菌的数量明显减少，而致病菌的数量明显增加，肠道产生的短链脂肪酸减少。

一些代谢性疾病，如营养性肥胖症、2 型糖尿病、脂肪肝等均可引起口臭，这主要是由于患者长期摄入高脂高蛋白饮食，摄入的膳食纤维较少，导致肠道菌群的营养不足，短链脂肪酸的合成减少，进而引起口腔内短链脂肪酸的含量降低，最终引起口臭。

肾功能不全的患者口气中含有氨类刺激性气味三甲胺也会引起口臭。还有一种口臭也值得注意，那就是慢性扁桃体炎患者，这类患者腭扁桃体隐窝里面特别容易积聚脱落的上皮细胞和角质蛋白碎屑等，为厌氧菌提供了大量的食物和良好的环境，这些细菌消化分解蛋白质后产生的臭味物质引起了口臭。

由于这个地方很隐蔽，通过刷牙、漱口等都没法清除，有的人扁桃体隐窝里积攒的"杂物"形成了结石，但是有时候结石会自己跑出来，那么自此以后口臭就突然消失了。如果不确定"臭源"是不是来自扁桃体隐窝，可以拿棉签在口腔内部扁桃体的位置来回擦拭几下，然后拿出来闻一闻是不是有臭味，如果有臭味，那就可以尝试自己用手挤压一下，把里面的"臭源"赶出来，必要的时候也可以寻求医生的帮助。

食物和药物引起的口臭

除了上面提到的这些原因之外，也有一些口臭跟口腔微生物关系不大。比如有些患者在服用二甲基硫化物、奎宁以及抗组胺类和吩噻嗪类药物后会产生口臭，这是药物在体内代谢产生刺激性气味的正常反应，停药后即可消失。此外，韭菜、大蒜、臭豆腐等含有硫化物成分的刺激性食物，维生素缺乏、精神紧张和焦虑亦会引起口臭。

如何避免口臭呢?

那要如何避免口臭呢? 从根本上说,通过调节口腔微生物的组成可以防止口臭的发生。从引起口臭的 3 个必备条件入手可以从根源上减少或杜绝口臭。比如减少肉食的摄入、避免吸烟、饮酒、少用抗生素、养成良好的作息和排便习惯、少熬夜。其中,最直接的方式还是每天早、晚进行正确有效的刷牙、用牙线清洁、用牙刷或刮治器刮舌,保持口腔及舌苔卫生,必要的时候,到口腔科进行专业的治疗,修补龋齿,维护好口腔整体健康。此外,合理的膳食对减少口臭,维持口腔健康也至关重要。如富含 ω-3 的食物能减轻牙周的炎症;锌也能促进 RNA 的合成,帮助牙周的自我修复;维生素 D 可防止牙槽骨的流失。

口臭也不是现代病,古人们同样也受口臭困扰。清朝一位词人叫陆求可,他写了一篇《月湄词·相思儿令》,其中写到"一点樱桃娇艳,樊素不寻常。何用频含鸡舌,仿佛蕙兰芳。座上吹罢笙簧。徐徐换羽移商。晚来月照纱橱,并肩私语生香。"想象一下,一位美女吹奏笛子,结果她的口臭挺严重,美妙的笛音伴着硫化氢臭鸡蛋的臭味,现场演奏的感受一定不会特别美妙。通过"频含鸡舌",中医所说的"鸡舌香",就是"丁香"用来消除口臭,就可以增加演奏的情趣,可以达到"并肩私语生香"的效果。

古人用丁香做"口香糖"还是有一定的科学道理的,丁香里含有挥发性的香味物质丁香酚,这种物质主要功能就是抗菌,抑制口腔中产臭气的微生物。历史上除了用丁香,还有人嚼胡椒、荜拨和蒟酱叶,这些都含有特殊的香味并且具有一定的抑菌功效。实际上,在当时,也不是什么人都嚼"口香糖",丁香还是舶来品,价格应该会很贵,只有那些达官贵人和上流社会的有钱人士才用得起。他们有很强的社交需求,一张口就臭气熏天的人身边应该朋友不会多。此外，上层人士非常注重礼仪，在重要场合清新一下口气还是非常有必要的。据说在汉朝以后，含鸡舌香已经成为在朝为官的比喻了。而现在，嚼嚼口香糖已经是再平常不过的举动了。

要保持好的口气，光嚼嚼口香糖是不够的，最好还是从根源入手，从根本上解决口臭的问题。一些简单的掩盖口臭的方法只是暂时有效，嚼口香糖、使用"口腔香水"或者杀菌漱口水都无法解决根本问题。尤其是杀菌漱口水，我并不推荐，除非医生推荐你使用。

一些常见的抗菌药物，比如洗必泰、西吡氯铵、三氯生、过氧化氢和二氧化氯等，虽然可以暂时驱除口腔异味，但同时也会毫无目的地杀死口腔中的有益菌，破坏口腔微生物的平衡，最终，反而加重口臭。

此外，一些益生菌，如某些罗伊氏乳杆菌和唾液乳杆菌等也能改善口腔菌群的组成，提高牙周治疗的效果，改善口臭。

臭气危害大，总得要排出

如果对口臭不加治疗，这些臭气长期在血液中循环，最终会进入大脑，损伤大脑的正常运转，引起焦虑抑郁等精神疾病。关于这部分内容，我将在下文中详细说明。

人体产生的臭气，特别是肠道产生的气体，除了从嘴巴里出来引起口臭，更多是以另一种形式——"屁"释放出来。但是放屁这种事毕竟还是比较隐私的，那些脸皮比较薄的人，或者工作时周边人太多，而又不能很好控制屁的声音大小就可能经常"憋屁"，这些憋回去的屁也不会消失，很多时候会从嘴巴里以口臭的形式放出来。那些口臭的人，屁也一定臭。实际上，屁也不是好惹的，研究好屁也是一门学问！

6 "屁"的学问

俗话说"管天管地，管不了拉屎放屁"，记得在 2008 年美国大选时，前总统克林顿的夫人希拉里在电视辩论直播现场，就错误估计了自己的控制能力，在快忍不住或者以为自己能忍住的情况下，很不自在地扭动身体，然后，掷地有声地，放了一个响屁，引得场面十分尴尬，造成了 10 秒的冷场，就连奥巴马都愣了半晌不知道怎么应对。"放屁"的响声和令人掩鼻的臭味无论如何都是件令人尴尬的事。

屁的成分复杂，毒物不少

屁，可不是一种气体，而是混合了多种气体。有人检测过里面的成分，约有 59% 氮气、21% 氢气、9% 二氧化碳、7% 甲烷、4% 氧气，还有不足 1% 的其他微量化合物。从屁的成分可以看出，其中 99% 的物质都是无味的，而屁的臭味来自剩下的那 1%，里面可能含有氨、硫化、吲哚和粪臭素等。

这些臭气含量那么少，为什么这么臭呢？那是因为我们人类的鼻子对它们很敏感，空气中哪怕含有一亿分之一的此类气体，人就可以闻到并且立马捂住鼻子躲开。之所以对它们这么敏感，是因为闻起来恶臭的气味大多是有毒的，能闻到臭味，说明人天生的自我保护机制还在发挥作用。著名的臭鼬、臭虫就是巧妙地利用了这一点，通过喷出臭气（低级硫醇、醛和氰化物等）来降低对手的抵抗力。

甲烷会抑制肠蠕动导致便秘，而硫化氢会抑制肌肉收缩，损伤肠壁，可能与炎症性肠病和结肠癌有关。这些臭气的毒性很强，能够腐蚀肠壁引起"肠漏"，还可以毒死细胞，引起基因的突变，增加患癌风险。肠道通透性增加更容易让毒性物质进入人体，进入血液系统，最终，危害全身健康。

肠道微生物代谢产"屁"

屁的形成与肠道微生物密切相关，肠道微生物在其生命活动过程中要产生气体，就像动物在生命活动中会呼出二氧化碳，植物在光合作用中释放氧气一样，不同的是微生物的种类众多，产生的气体除了二氧化碳和氧气之外，还有氢气、甲烷、氨和硫化氢等，前面提到的能引起口臭的气体，很多都可以由肠道微生物产生。

即使肠道微生物不参与产气，肠道里人体和肠道微生物产生的化学物质种类众多，这些化学物质相互反应也会产生气体。前面提到过，胃酸里有盐酸，呈酸性，胰液中含的碳酸氢盐，呈碱性，它们在十二指肠里一碰面就开始发生化学反应，在酸碱中和反应过程中就会产生二氧化碳气体。

响屁不臭，臭屁不响

按照屁的量来说，肠道微生物产生的气体占的比例并不高，屁中的主要气体其实是我们吃饭、说话时吞入的空气，这个可以占到屁的70%以上。人可以不吞入空气吗？你可以尝试一下，当你咬一口比萨时，进入嘴里的食物其体积一定比张口的嘴巴空间小，在嘴里还需要咀嚼，这个过程需要搅拌翻滚食物的空间，空气就这样无法避免进入了人体。虽然无法避免吞进空气，但是可以减少，比如控制进食速度，细嚼慢咽，要知道吃饭太快，狼吞虎咽式的进食方式会把大量空气吞下去，屁就会比别人多。

当然，除了屁，人体还有其他释放空气的形式。空气进入胃之后，胃液会将空气包裹起来，形成气泡，气泡较轻会慢慢地积攒在胃上部，积攒到一定的量就会产生压力，刺激胃的壁丛神经以及膈神经，肚子和胃一起收缩，喉咙和嘴巴同时张开，"嗝"的一声，打了一个嗝，空气就这样从胃中排出来了。很多人吃饭后过一段时间就会打个嗝，这是胃在排气，也称饱嗝。

这些肠道微生物和肠道化学反应产生的气体加上人说话和吃东西吞下肚子的空气，在肠道中积攒到一定程度就会排出体外形成所谓的"屁"。据统计，一般健康人每天放屁 6~20 个，平均起来要放 14 个，每次约有 100 毫升，总产气量可达约 1.7 升，放屁的次数会随着纤维类食物的摄入量增多。如果放屁的量和次数过多或过少都是身体健康出现状况的一个信号，很有可能是身体哪个部分出了问题。

"响屁不臭，臭屁不响"还是有一定科学道理的。健康人放出来的屁气味比较清新，并且量也比较大，声音也大。屁里的成分很合理，99% 的无臭气体加上 1% 的臭气。而如果出现消化不良、消化道出血、长期便秘、溃疡性结肠炎等肠道问题，这时候放出来的屁成分就不同了，臭气的成分就不止 1% 了，并且屁的量比较少，响声也不会大，但是频率会多一些，毕竟都是毒气，肠道一定不愿意让它们在肠道里多停留。臭气成分含量高，量又不多，浓缩的臭屁那就真是奇臭无比，能熏死人了。

每个人都有独特的"屁味"

如果有兴趣闻一闻不同人的屁，你会发现每个人屁的气味差别还是挺大的。这也难怪，毕竟每个人吃的食物不一样，肠道微生物的组成不一样，肠道环境也不同。

有的人屁气味很小，甚至还有点香味。你没看错，屁中确实可以检测到香味物质，比如 α- 蒎烯和 β- 蒎烯、柠檬烯等。还有一些物质，比如二甲基硫醚，本身就是一种常见的食用香料，主要用于配制玉米、番茄、土豆、奶制品、菠萝和橘子类果香及青香型。在浓度比较高的时候，比如超过30 ppb 它闻起来像烂海带的腥臭味，浓度比较低的时候就是香味了。

粪臭素也是一样，吲哚浓度高时具有强烈的粪臭味，而浓度低时有香味，可以作为香料使用。不过闻起来香的可能性比较低，但是也不排除有些人就是闻着香。因为每人感受气味的受体不一样，同样的气味，有些人觉得好闻，而有些人则无法忍受。对于一些人来说，男性汗液里的雄烯酮闻起来像花朵或香草的味道，但对于另一些人来说，它的味道像汗臭或尿液，很难闻，还有的人根本就闻不到它的气味。

研究发现，不同人对这种气味的感受差异是跟一种名为 OR7D4 的基因密切相关的，携带 OR7D4 基因的不同决定了人们对雄烯酮气味的感受不同。女士们可以闻一闻你的男友或老公的汗衫，看看是感觉难闻还是好闻，据说感觉好闻或者可以接受的话就是天生的一对。

屁味的差异跟肠道微生物的组成更密切。每个人的肠道菌群都不一样，就像世界上没有两片相同的树叶，没有两个相同的指纹一样。只有 1/3 的人肠道中有能产生甲烷的细菌。产甲烷的细菌是一种非常古老的细菌，早在人类出现的几十亿年前就存在地球上了。我们做饭使用的天然气就是 20 多亿年来地球上的产甲烷菌持续生产甲烷的结果，农村里制作的沼气池也是利用产甲烷菌分解畜禽粪便和秸秆产生的。这种菌是完全厌氧的，动物肠道是它们的理想生存地，在肠道里它们可以把氢气与二氧化碳结合生成甲烷，它们都是无色无味的气体。

氢气也可以由肠道微生物产生，厚壁菌门的一些细菌可以将每克碳水化合物转化为 1/3 升的氢气，这样一算每天大约会产生 13 升。所幸的是这些氢气可以成为某些细菌的"原料"而被利用。

甲烷和二氧化碳一样同属温室气体。在大气层中，甲烷所产生的温室效应是二氧化碳的 23 倍以上。那么，甲烷的来源呢？有一半来自水里面的厌氧发酵，如水稻田里产生的气泡，另一半则来自有机垃圾分解和反刍类动物的肠胃，如牛的打嗝和放屁，白蚁分解木头也会产生大量的温室气体。

还有一个问题可能大家没有注意到，上面提到的，无论是甲烷、氢气，还是硫化氢等其他肠道气体，都有一个共同点，它们都是可燃气体。没错，实际上屁确实是可燃的。2014 年，据路透社报道，德国一家奶牛场因静电引发了一场火灾，原因是 90 头奶牛放的屁在牛棚里积聚，使里面的气体浓度达到了可燃的程度。

饮食与屁

饮食在很大程度上影响屁的组成和气味。吃肉多了，蛋白质摄入过多，人体消化起来比较慢，蠕动较慢，细菌会对食物发酵的时间较长，则会产生较多的硫化氢和氨，屁会比较臭。

如果吃大豆、黄豆、豌豆、栗子等含低聚糖较多的食物经肠道微生物分解后也会产生较多的屁，但是一般不臭。人体缺乏分解低聚糖的酶——α- 半乳糖苷酶，所以低聚糖即使过了小肠也不能被人体吸收和利用。到了大肠就不同了，这里的细菌非常喜欢低聚糖，特别是一些有益菌更容易利用它们。比如刚才提到的大豆，里面就含有大豆低聚糖，这是一类可溶的糖类，主要是棉子糖和水苏糖。大豆低聚糖在肠道内可以促进人体内双歧杆菌、乳杆菌和肠球菌的生长，抑制有害菌梭状芽胞杆菌数量，并且会刺激肠道免疫细胞增殖，提高抗体产生能力，增强免疫力，还可以降胆固醇、降血压、降血脂等。在动物实验中，还发现它有一定的抗癌作用。

由于豆类经常引起人们胀气和放屁，在西方国家，爱开玩笑的人们将豆类称作"音乐水果（musical fruit）"。除了豆类，一些富含纤维素的食物，如卷心菜、红薯、菜花、南瓜、萝卜以及洋葱、生姜、蒜等有特殊气味的辛辣食物也容易产气。

还有一种情况是喝了牛奶放屁不停，这可能是乳糖不耐受。据说，93%的黄种人成年后大多不再分泌乳糖酶，喝下牛奶后乳糖吸收不了，只能跑到大肠里供那里的微生物利用，于是就会使人产气。

除此之外，吃的食物的量也会影响屁的组成和量。如果赶上哪天心情好，吃了顿大餐，食物中不仅蛋白质和油脂含量高，肉和油炸食品吃得太多，肠胃就会负担太重，即使经过了长时间的消化分解，经过小肠后仍有很多食物还没来得及分解，这就会给大肠里的细菌机会了，等它们消化分解之后，产生的气体会让你臭屁连连，而且还会比平时的屁更臭。

屁的组成可以反映身体健康状况？

由于屁和人的饮食，肠道微生物的组成，甚至人的健康状况密切相关，科学家们也对它越来越关注了，研究发现根据屁的组成可以大致了解身体的健康状况。比如胃肠道存在问题的人，经常存在消化不良，如胃炎、消化性溃疡等胃部疾病及肝胆胰疾病等，会有更多的食物残渣进入大肠，细菌利用后，产生胺类物质较多从而出现酸臭味；如果出现腥臭味，有可能存在消化道出血，如痢疾、溃疡、肠炎等，这是肠道微生物代谢血细胞引起的；恶性消化道肿瘤患者的屁也很特殊，可能是其中的癌肿组织糜烂，脱落细胞被肠道微生物分解后产生了特殊的气味物质。

已经有研究人员开发了可以分析屁里成分的"电子鼻"，希望以此作为疾病早期预警与胃肠道癌症筛查的工具。也许在不久的将来，只需要在家里马桶上或者内裤上安装一个传感器，通过探测屁里的成分就可以快速地对身体健康做一个评估，然后计算机通过数据库计算出你得一些疾病的风险，并给出相应的预防措施。

其实，也许不用等到这个传感器的研发成功，参考上面的介绍，你只需要密切关注自己的屁，如果太臭的话就需要提高警惕，关注一下自己的饮食，把动物性蛋白和脂肪的量控制好，适当降低食物的量，增加富含膳食纤维类的食物。如果屁的次数增多了，那就少吃点豆子。

如何制造理想的屁？

如果几乎没有屁产生，那可比多屁、臭屁要危险得多，就得考虑尽快去看看医生了。如果长时间不放屁，腹部发胀，可能是直肠有问题，如肠梗阻、肠套叠、肠扭转、便秘或痔疮等，也可能是消化道穿孔引起的腹膜炎。接受过手术的人应该都知道，从手术室出来后，医生和护士都会密切关注患者是不是放屁了或者排便了，只要有了就说明胃肠道正常，医生和护士也就放心了。这是由于手术过程需要麻醉，而麻醉剂有可能造成肠麻痹或肠坏死，导致肠道蠕动出现问题，能放屁了就代表胃肠功能没有问题，不会要命，"一声响屁报平安"就是这个道理。

如果碰到特殊情况，需要严格控制屁的量，比如要进入密闭的空间，参加重要的聚会或需要长时间地与他人相处并避免尴尬，那该怎么办呢？碰到这种情况就需要好好地设计你的屁了。

首先，要尽量减少屁中最多成分的量，也就是吞下的空气数量，吃饭时要细嚼慢咽，不说话，不交谈，专心吃饭，以免把空气带入胃肠道，在食物的选择上也尽量避免"发物"，也就是气孔比较多，容纳了太多气体的食物，比如看起来比较蓬松的食物和碳酸饮料等。

其次，控制饮食的量，不要吃得太饱，控制肉类和比较油腻的食物的量，最好不吃那些容易被微生物分解产气的食物，如豆类、淀粉类、纤维含量高的蔬菜水果等。

最后，放松心情，保持心情愉悦，因为压力和紧张焦虑等不良情绪会让肠道神经跟着紧张，影响正常的消化功能。如果可能的话也可以提前排便，把肠道中的物质排出来就减少了气体的产生。

切记，不可憋着屁不放！一旦有屁意，如果不能优雅、巧妙和不动声色地把它给放出来，也不要憋回去，忍住屁不放就会在肠管内积存，时间长了会跟肠黏膜的血液进行气体互换，特别是在肛门附近，可以直接进入血液循环而不经过肝脏代谢，跑到肺里和口腔里引起口臭，实际上憋回去的屁不是没有了而是从其他部位放了出来。

如果放屁问题给很多人造成了困扰，说不定未来会出现一个新的职业——"屁"设计师，专门帮人设计屁的成分、数量和排放时间。

知道了"屁的学问"，需要明白的是放屁是肠道正常运行的表现，放屁有利于身体健康。对待他人放屁我们要宽容一点，毕竟谁都不是控制肛门括约肌的高手；对待自己也从容一点，该放屁时就放屁，可以大方一点和主动一点，可以让人知道咱的屁不臭，肠胃非常好。

特别要记得，我们在每天吃饭时，一定要清楚意识到我们吃进去的每一口食物，不仅仅是满足我们自身的需要，还在喂肚子里的微生物们。我们自己需要的食物基本上在小肠都分解吸收了，留到大肠里的食物才是肠道微生物的。

因此，把多少食物留给自己，多少食物留给肠道微生物，不仅决定了你的体重，还决定了你养的肠道微生物的种类和数量。为了身体的健康，千万不要在肠道里培养那些产臭气的、能致病的"恶狼"一样的坏细菌，否则，遭殃的就是你的身体。

⑦　能活在胃里的耐酸微生物：幽门螺杆菌

哺乳动物的胃里酸性极强，胃酸可以消化绝大多数食物，甚至一颗铁钉放进去也会被分解掉。然而，在这样的极端环境下，胃里仍能检测到一百多种细菌，常见的有链球菌属、乳杆菌属、拟杆菌属、葡萄球菌属、奈瑟球菌属及大肠杆菌类，假单胞菌属也被检测到。北京 301 医院消化科的杨云生教授曾报告，他们在胃中检测到的微生物的种类超过 1000 种。然而，有一种细菌曾被认为是唯一可以在胃里存活的，它就是幽门螺杆菌（Helicobacter pylori，Hp）。

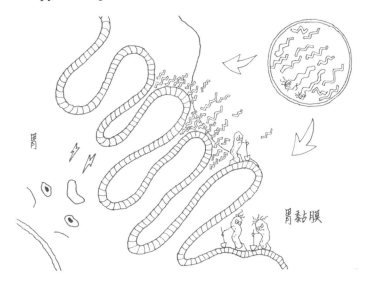

Hp 检测和抗生素干预

大多数人认识幽门螺杆菌，应该是从医生让你喝下一种液体并对着某种仪器吹气开始的，这种特别的测试方式应该会给人留下些许记忆。当然，如果这个测试的结果呈阳性，那也许就不是些许记忆，它有可能会是一个噩梦的开始。

测试呈阳性在一定程度上意味着你可能感染了 Hp，现代医学已有足够的研究证实这种细菌是慢性胃炎、消化性溃疡以及胃癌、胃黏膜组织淋巴瘤等多种胃部疾病的重要致病因素，世界卫生组织甚至将其列为 I 类致癌因子。2005 年的诺贝尔生理学或医学奖授予巴里·J. 马歇尔（Barry J. Marshall）和 J. 罗宾·沃伦（J. Robin Warren），也是因为他们发现了幽门螺杆菌以及这种菌对胃部消化性溃疡的致病机制。因此，多年来医学界对待这种细菌的态度都是彻底清除，以绝后患。

常用的治疗方案是抗生素加质子泵抑制剂及铋剂的"三联""四联"疗法，将胃中的幽门螺杆菌全部杀死。但是，抗生素耐药率的逐年上升，抗生素药物的副作用以及患者个体差异等问题，使得治疗幽门螺杆菌感染变得愈发困难。幽门螺杆菌带给人们的是不是噩梦，只有经历过的人才知道，一些人会头晕头痛、恶心、皮肤瘙痒和便血，这些不良反应可能是抗生素的副作用，也可能是 Hp 垂死挣扎带给人们的反应。

诺贝尔奖与幽门螺杆菌

人类认识幽门螺杆菌是从诺贝尔生理学或医学奖得主巴里·J. 马歇尔的一杯特殊"饮料"开始的。20 世纪 80 年代澳大利亚临床医生马歇尔和病理学家沃伦从患者胃黏膜中分离并成功培养出了一种螺旋状细菌。为了验证其是否致病，勇于献身的马歇尔医生喝下了 20 毫升左右自制的富含这种细菌的培养液，如愿以偿地得了严重的急性胃炎。1983 年和 1984 年连续发表在《柳叶刀》上题为《慢性胃炎胃上皮的一种未知弯曲菌》和《胃炎和消化道溃疡患者胃中的未知弯曲菌》的论文揭示出细菌能在胃的强酸环境下生长并与胃炎发病相关，自此，幽门螺杆菌登上现代医学的舞台。

其实，就像达尔文的进化论、孟德尔的遗传定律和牛顿的力学三大定律一样，大自然神奇就神奇在它平心静气地等你，它千年万年地等着你，等你去探索去发现，当你费尽周折推开那扇门时，它举着小旗儿说"来了，我在这儿等你很久了！"

实际上，幽门螺杆菌的存在可以追溯到 58 000 多年前，人类非洲祖先的消化道中就已经有了它的身影。在人类漫长的进化和迁徙过程中，它一直伴随，不离不弃，现在已经跟随人类的脚步遍布世界各地了。纽约大学医学院的马汀·布莱泽教授甚至认为幽门螺杆菌与疾病之间错综复杂的关系可能始于人类诞生之前。

自从幽门螺杆菌被马歇尔和沃伦暴露以后，许多科研人员纷纷盯上了它。幽门螺杆菌这一沉默万年的细菌依然沉默地接受着人类的调查和审判。

它是导致人类众多疾病的罪魁祸首

在幽门螺杆菌发现之前，医学界普遍认为，由于胃酸的存在细菌是无法存活的。那么在发现这种菌之后，人们不禁要问，它凭什么？

没有金刚钻不揽瓷器活，没有点其他菌没有的本事还真没法在胃里混。科学家发现，幽门螺杆菌产生的脲酶，能够催化尿素分解成氨，形成围绕菌体的保护性"氨云"，在胃酸这个强酸的大环境中生生打造出了一个低氧弱酸的小环境，靠着这个本事，它能顺利穿过胃黏液跑到近中性的保护胃壁免受胃酸侵蚀的胃黏膜表面。

幽门螺杆菌不但不用为生存发愁，而且还想在胃中有所作为，体现自己的价值。目前科学家发现其致病的代谢产物主要有两种：一种是 CagA（细胞毒素相关蛋白），主要负责给胃壁细胞注射细胞毒素，使胃黏膜上皮细胞坏死，破坏黏膜屏障，导致胃炎，进一步形成胃十二指肠溃疡，甚至诱发胃癌；一种是 VacA（空泡毒素），可以使胃细胞上产生空泡，造成细胞坏死，当其足够多时就能够在胃壁上皮细胞上凿出一个洞来。

近些年，越来越多的研究发现幽门螺杆菌除了与上述胃肠道疾病慢性胃炎、消化性溃疡、胃黏膜组织（MALT）淋巴瘤等胃部疾病有一定关系外，还与多种胃外疾病也存在着一定的相关性。

血液上的两种病——特发性血小板减少性紫癜和不明原因的缺铁性贫血都与幽门螺杆菌相关，将其根除以后疾病可以得到缓解；幽门螺杆菌影响两性的生殖健康，能够直接或间接导致不孕不育，甚至连妊娠期糖尿病都和它相关。Hp 能够定植在女性私密处，其鞭毛与精子的鞭毛存在抗原同源性，简单说就是长得太像了。它作为抗原招惹了人体免疫系统，就会触发人体的吞噬作用，一旦识别出是 Hp，就会把它们"吞"了，消灭掉。那么长得和它很像的精子可遭殃了，也被识别不清的吞噬细胞当作 Hp 吞掉了。这样子宫或输卵管产生严重炎症，导致不孕。对于男性，已有研究发现幽门螺杆菌 CagA 阳性菌株与精液中更高的炎症因子显著相关，后者能降低精子动力及损伤精子质量，导致精子活力和生育指数降低，从而不育。

除了上述疾病，还有大量疾病也与 Hp 感染有关。Hp 感染与认知功能障碍及阿尔茨海默病的相关性在病理机制方面已经有所证实，但在动物模型中未取得相应结果，此项研究仍在继续；幽门螺杆菌 CagA 阳性菌株与冠心病动脉硬化的关系也有报道，但缺乏临床其他研究结果的支持；Hp 是中心性浆液性脉络膜视网膜病变的重要危险因素，在青光眼的发病机制中具有一定作用；Hp 感染与牙周疾病的关系已得到证实，而其在复发性口疮性口炎发病中的作用尚有争议且机制不明；Hp 对皮肤的效应尚不十分清楚，但已有其与皮肤过敏和慢性荨麻疹相关的报道；研究人员推断由 Hp 导致的系统性炎症会导致黏膜对食物抗原的渗透性增加、免疫调节、促发自身免疫机制以及损伤血管的完整性；已有几项病例对照研究指示糖尿病患者有更高的 Hp 感染率，但目前尚存争议。

此外，Hp 可致胃癌已无异议，1994 年国际癌症研究中心已将其列为 I 类致癌因子，这也是许多 Hp 阳性者焦虑和要求根除的主要原因。2014 年，Hp 胃炎京都全球共识的制定会议推荐：除非有限制因素，应对所有 Hp 感染者进行根除治疗。

对于这么一个"反了天"的细菌，人们还有什么理由让它寄居在体内与之共生呢？杀掉杀掉，统统杀掉！但是，人们发现利用抗生素将其全部清除，有可能会引起一些副作用。食管反流症是根除幽门螺杆菌后的常见症状，有可能会进一步导致食管炎甚至食管癌；患过敏症的可能性也大大提高了；另外，抗生素的大量服用还会增加耐药性细菌产生的风险；最重要的也是危害最大的是，在根除幽门螺杆菌的过程中抗生素的大量使用使得数量庞大种类丰富的肠道微生物被连累而无辜遭殃，失衡的肠道菌群需要很长时间才能重建，严重的将无法恢复，这对身体健康的影响将是漫长且不可预知的。

那么，人们应该怎么对待幽门螺杆菌呢？随着各国科学家研究的深入，他们发现这种菌并非穷凶极恶之徒，甚至还有可取之处，之前一竿子打翻一船人的做法有些极端了。

它是含冤待雪，不离不弃的共生菌

发现 Hp 以来的 30 多年中，它一直被当作敌人加以杀灭。人类为了杀灭它们想尽了各种办法，从最初的使用一种抗生素、两种药物联合、标准三联以至现在含铋剂的四联用药，疗程也从 1 周延至 10 天或 2 周。

方法的升级是因为原有的方法在使用一段时间后根除率逐渐降低。然而，即使疗法一直在升级，但 Hp 的平均感染率并没有明显降低，1990—1995 年和 1996—2002 年，Hp 平均感染率分别为 57.71% 和 58.32%，主要原因是 Hp 对抗生素产生了耐药性，其实这也是细菌生物适应的必然结果。

世界上有超过 50% 的人群体内都有幽门螺杆菌，某些国家或地区人群的感染率甚至高达 80%，但是在这些感染人群中约 10% 的人患有消化性溃疡，1% 左右的人会患胃癌。中国的感染率约在 60%，西部偏远贫困地区感染率更高，西藏地区感染率超过了 80%。其实大部分人在出生 6 个月后便携带有这种细菌，除非使用抗生素否则将会伴人终生。按照平均水平计算，中国有超过 8 亿人感染 Hp，这无疑是一个非常庞大的群体，彻底根除这些人体内的 Hp 花费将超过 4000 亿元。

当我们向人体内的这一细菌宣战时，无论从花费还是必要性上都要慎之又慎。一定要考虑清楚，我们一定要将它们赶尽杀绝吗？能将它们赶尽杀绝吗？

大比例人群的感染和如此长时间的共处，除了少数人和幽门螺杆菌出现战争外，大部分人都能与之相安无事和谐相处。面对这样的现实情况，科学家们需要从更深的层面、更多的角度探究人类与幽门螺杆菌错综复杂的关系。

现在的研究已经发现，Hp 并不是导致胃癌的唯一因素，Hp 阴性的胃癌患者也不在少数。2007 年世界胃肠病学组织（WGO-OMGE）制定的发展中国家 Hp 感染临床指南也提到，尚无研究证实 Hp 筛查并治疗可降低胃癌的发病率。所以，我们真的有可能被 Hp 给吓到了，它们其实并没有那么坏！

人们发现亚洲地区胃癌发病率和幽门螺杆菌感染率一致，而非洲地区却是高感染率与低发病率相伴。通过先进的基因分析手段深入研究，原来幽门螺杆菌拥有多种与其宿主（人类）相关的地域源性菌株，简单理解就是，生活在同一区域的人们体内的幽门螺杆菌是一样的，不同地域的幽门螺杆菌可能不一样，而不同幽门螺杆菌的致病性相差甚远。我们前面说过导致幽门螺杆菌致病的毒素有 CagA 和 VacA，中国的幽门螺杆菌中所有的菌株都能分泌 CagA，而欧洲的菌株只有 60% 能分泌这种毒素，非洲更低，这就是为什么中国人幽门螺杆菌感染与胃病发作比其他地区严重的原因之一。

生活在某个区域的人类与某种类型的幽门螺杆菌共同经历了万年的漫长进化，两者彼此都能相互适应。当这种状态被打破时，细菌致病的病理过程将被启动，人和菌的战争一触即发。

那么这种状态是如何被打破的呢？某种幽门螺杆菌流窜到自己不熟悉区域人群体内了，二者不相熟，相遇相杀；或者宿主自身就属于幽门螺杆菌感染后易发病的高危人群，有研究认为这种人群若是感染了高致病性的幽门螺杆菌（分泌 VacA 或 CagA）能增加胃癌风险 87 倍，多吓人！

也可能原本宿主与寄居其中的细菌两相安好，由于其在生活方式、饮食等方面不良的行为，造成胃黏膜受损，而幽门螺杆菌恰巧就在损伤部位定植，无意中给宿主来了个雪上加霜；还有可能外因导致人体菌群失调，抑制幽门螺杆菌生长的菌群被破坏，这种细菌之间相互牵制的平衡被打破后，幽门螺杆菌就开始大肆生长繁殖了。

也不是成功根除 Hp 后就万事大吉了，我们还要随时面对复发和再感染的问题。2002 年，我国的调查结果显示 Hp 感染 5 年复发率接近 10%。实际上复发和再感染的原因主要还是 Hp 广泛存在于自然界中，人体、饮用水、牛羊乳汁、餐具、动物粪便，甚至土壤和海水中都检出了 Hp 的存在。

Hp 与人类已经数万年在一起了，对于这个亘古存在的自然界中的一员，历史上并没有对人类造成过灾难性的后果，我们对它们的绞杀应该是从 20 世纪 80 年代发现 Hp 与胃炎的关系开始的，在过去的几十年中我们才对 Hp 有些了解就开始不能容忍它们的存在了。

胃炎的发生可能并不是因为 Hp 的存在，而是因为 Hp 在胃里的数量太多，打破了原有的微生物平衡，马歇尔喝下去的 Hp 活菌引起了胃炎，可能只是因为喝的活菌数量太多了。所以，有菌和菌的多少是不同的概念，我们对待这两种情况采取的措施也应该是不一样的。

我们已经知道，人类就是与成千上万的微生物共生的，已经和谐相处了不知道多少代了。大肠杆菌也曾经被人类绞杀过，它们有时也会致病，但是只有其中某些菌会引起严重的感染，大部分大肠杆菌是与人共生的，并且为人体提供了大量的 B 族维生素。到目前为止，人类已经可以宽容对待大肠杆菌，不再将它们赶尽杀绝，这是人类认识的进步。然而，人类对于 Hp 还没有做到如此宽容，无论医生还是患者依然不能容忍 Hp 的存在。

也许，过不了多久人类对 Hp 的认识就会发生改变，到时候那些追求绝杀 Hp 的人将有可能后悔，后悔在给 Hp 处以极刑的同时自己也成了受害者。

以菌抑菌：温柔地对待它们

无论是"三联"还是"四联"疗法，细菌抗生素耐药率都在逐年上升，并且抗生素药物的副作用等问题使得清除 Hp 变得愈发困难。人类对幽门螺杆菌的研究还在继续，当人类疾病与它相遇时，我们到底是彻底清除还是听之任之呢？针对这一情况，我国在幽门螺杆菌 2012 年专家共识中，将如何检测确认、什么样的适应证需要根治幽门螺杆菌，以及如何治疗都进行了规定，为医生对幽门螺杆菌相关疾病的诊疗提供了全面的指导。当然，不排除随着对幽门螺杆菌更进一步的研究，这样的共识会有所调整和改进。在目前的情况下，一味地杀死 Hp 可能并不是最好的对策，好在现在还有了对抗 Hp 感染的新思路。

近年来，应用益生菌制剂预防和治疗 Hp 感染可能是抗生素疗法的补充或替代。研究发现，益生菌可以提高阿莫西林、左氧氟沙星和奥美拉挫三联疗法的 Hp 根除率，对于防治胃癌具有重大意义。临床实践用于抗 Hp 的益生菌主要有乳酸杆菌、双歧杆菌和酵母菌等，单独使用益生菌 Hp 的根除率在 30% 左右，而如果益生菌和三联、四联疗法联同时使用就能提高 Hp 根除率达到超过 80%，并且将味觉异常、腹胀和腹泻等不良反应明显降低。

这样看来"以菌抑菌"的思路似乎是个不错的选择。益生菌也是活性的微生物，进入人体后就能从休眠态苏醒过来。当益生菌进入胃里时，它们会活化产生活性抑菌物质，特别是乳酸杆菌和双歧杆菌，可以分泌有机酸、短链脂肪酸（甲酸、乙酸和丙酸等）和抗菌肽等物质，能够直接抑制或杀灭 Hp。酸性物质还有助于降低 Hp 产生的尿素酶活性，阻止 Hp 在胃黏膜的生存。进入胃里的益生菌还会抢先占据胃的黏膜层，不给 Hp 接近黏膜层的机会。还记得前面提到的 Hp 发挥作用的两个蛋白吗？一些益生菌，如某些唾液乳杆菌，能够对 Hp 分泌的 VacA 或 CagA 蛋白表达起到抑制作用，进而阻止 Hp 的入侵。

此外，益生菌除了直接作用于 Hp，还可能通过对机体免疫系统进行调节，增强机体对病原菌的整体抵抗力，来增强肠道的屏障功能。比如，一些益生菌可以刺激胃黏膜产生分泌型 IgA，提高黏膜防御功能，系统性的增强对 Hp 的免疫力。

当然，益生菌还可以影响到肠道菌群，一些菌株，特别是双歧杆菌类严格厌氧型益生菌可以到达肠道，调节肠道菌群平衡，有助于改善抗生素引起的菌群紊乱，减少胃肠道副反应，提高患者根除 Hp 治疗的依从性。

通过益生菌来抑制 Hp 似乎是比抗生素更好的方式，益生菌不是直接杀菌，这就不会给 Hp 造成太大的生存胁迫，理论上不会引起 Hp "狗急跳墙"似的产生抗药性，这种温和的方式只是把 Hp 的数量控制在了合适的范围，让它们不能兴风作浪，Hp 还是可以和人类共生的。

作为人类的我们究竟应该对幽门螺杆菌采取怎样的态度呢？相信很多人都有这样的困惑。无论怎样，我们都应该尊重科学，既不要谈菌色变也不要淡漠视之，理性分析幽门螺杆菌的作用。如果没有症状可以不用检测 Hp，如果有胃部不适，就需要做检查，找到致病根源，听从医生安排，按时足量地服用药物。

作为沉默上万年让人类折腾了几十年的幽门螺杆菌，我想有一句话或许能代表它们的心声："走自己的路，让人类瞎琢磨去吧！"

⑧ 肠道上的"小尾巴"竟然如此重要

上小学时，某天听说有个小朋友没来上学是因为得了急性阑尾炎，老师轻描淡写地说到医院割了阑尾就好了。几天后小朋友来上学了，可是我总是会下意识多看他两眼，感觉他和我们其他小朋友不一样了，他的身体中比我们少了一样东西。可是大人们却认为这是一件"斩草除根、以绝后患"的好事，说这个孩子以后都不用担心再得阑尾炎了。

肠道中的"小尾巴"

阑尾是肠道中最粗大部分——盲肠延伸出来的一个"小尾巴"，与成年人的小手指差不多长，是一种蠕虫状的条带器官，在小肠和大肠的交汇（盲肠）处向外突出。

这个"小尾巴"里面是空心的，直接与肠道相连。一旦这个器官发炎，能引发腹部剧痛，会让人痛不欲生，据说疼痛等级仅次于生孩子。

这样一个小小的器官，竟然能经常引起炎症，差不多每一二十个人中就有一个人出现过阑尾炎。急性阑尾炎几乎是外科急腹症中最常见的，可以占到普外科的10%~15%。医生们碰到急性阑尾炎也没有啥好办法，最直接快速的方法就是切除阑尾。虽然，切除能够解决疼痛，但急性阑尾炎的死亡率仍有0.1%~0.5%，据统计，仅在2013年，全球共有7万多人因此丧生。鉴于如此高的发病比例，以及阑尾无用的观念，人们都将"孩子出生时就切除阑尾"视为发达国家医疗先进的代表案例。很多家长，甚至在一些国家，为了避免日后发病，在孩子出生时就"斩草除根"了！

不是无用器官

人体的每一个器官都有其作用，只是我们了解得还不够。在动物世界里，阑尾是食草动物储备分解它们吃下去的植物所需的细菌的"宝库"。据进化论始祖达尔文推断人体内的阑尾可能是人类祖先曾经用于消化叶子等高纤维植物的器官的退化产物。然而，这仅仅是猜测，对现今的人类这样的杂食性动物来说，阑尾的作用仍然不明确，即使切除掉，也不会影响人类的生存，因此，很久以来，人们都认为阑尾是没有任何作用的无用器官。

随着医学研究的发展进步，阑尾无用的观念已然被颠覆。这个由盲肠延伸出来的"小尾巴"，大肠中的"死胡同"不仅不是无用的器官，而且还肩负着十分重要的使命。阑尾是一个免疫器官，内部分布大量淋巴组织，参与机体免疫。它能分泌多种活性物质和各种消化酶等，如促使肠管蠕动的激素和与生长有关的激素等。淋巴组织在出生后开始出现，到12~20岁时达到高峰，随后就开始逐渐减少，到55~65岁后逐渐消失。然而，近年来越来越多的研究结果揭示出阑尾的功能与体内肠道中种类丰富、数量巨大的共生微生物密切相关。

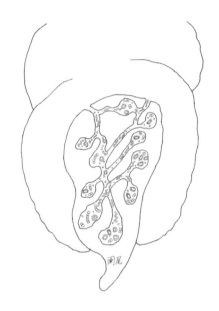

细菌的"宝库"

美国杜克大学研究发现，阑尾中储存了大量对人体肠道有益的细菌。当一个人因生病或其他原因导致肠道内的菌群紊乱时，阑尾就会将这些细菌贡献出来，帮助肠道重塑健康菌群体系，维护肠道微生物的平衡。阑尾就像是为肠道菌群做了一个安全的"备份盘"，在关键时刻能够补充患病时被删除掉的肠道系统内的有益细菌，减轻人体内致病菌所造成的伤害。

澳大利亚和法国进行的一项联合研究进一步证明了这一点：阑尾产生一类特殊免疫细胞——固有淋巴细胞。这种细胞是生物体长期进化过程中形成的一系列免疫效应细胞，能够对入侵的病原体迅速作出应答，产生非特异抗感染免疫，对保护免疫力低下人群抵抗细菌感染起到十分重要的作用。固有淋巴细胞帮助阑尾储备有益菌群，用以维持人体内菌群平衡。当人体肠胃感染甚至食物中毒时，人体内有益菌的平衡对于病菌病毒能起到很好的抵御作用。

日本大阪大学医学系研究科的竹田洁团队的一项实验成果为"阑尾向肠道提供免疫细胞，调控肠道菌群平衡"提供了有力的证据，他们对比切除阑尾和没有切除的小鼠大肠中 Ig A 阳性细胞（一种免疫细胞，产生抑制体内细菌繁殖的 Ig A 抗体）发现，切除阑尾的小鼠大肠内该免疫细胞减少了一半，肠内的细菌平衡也被打乱了。由此证明阑尾是产生 Ig A 阳性细胞的器官，该细胞产生后会移动到大肠以及小肠，而这些细胞产生的 Ig A 抗体则能与特定的肠内细菌结合，抑制其繁殖，从而达到调节肠内细菌平衡的目的。

美国亚利桑那州中西部大学的研究人员在对 533 种不同哺乳动物的盲肠进行深入研究时，对阑尾的进化史进行了广泛深入的追踪，结果发现一旦动物进化出阑尾，便再也不会在这些动物的后代中消失，同时发现具有阑尾的物种在下腹盲肠中拥有的淋巴组织数量更多，更利于肠道有益菌的生长。

阑尾是控制肠道菌群平衡的重要器官，这一点已被证实。阑尾内部菌群的平衡也影响着阑尾自身的健康。有研究发现，阑尾中梭杆菌属（*Fusobacteria*）的增加可导致急性阑尾炎的发病。

阑尾与共生微生物相互支持、相互陪伴，共同担负着维持肠道菌群平衡的重任。我们或许可以预见在不久的将来，随着研究的进一步深入，这个曾经被人类忽视的器官，会成为肠道微生物研究的热点，阑尾或其中微生物的健康状态有可能成为人体健康的检测靶点，虽然现在看来还存在着一定的检测难度！

⑨ 超 60% 的健康人血液里都有微生物？

曾经，有一位 65 岁的老太太，长期规律服用格列齐特等几种治疗糖尿病的药物。有一天，她突然呼吸困难，发高烧，住院后被确诊为严重肝脓肿和菌血症。医生用了穿刺引流和广谱抗生素，结果还是没能控制住病情，出现了胸腔积液、下腔静脉血栓和感染性肺栓塞等。多次更改治疗方案无果的情况下，医生们从她的血液中培养出了一种微生物，经鉴定这种微生物正是她每天喝的酸奶中的干酪乳杆菌（干酪乳杆菌干酪亚种 CNCM I-1518株，达能公司生产）。这是首次明确的特定"益生菌"可能造成肝脓肿的病例。虽然她属于极为罕见的病例，但对于那些经常服用多种药物、身体免疫功能低下的人群来说还是应该慎重摄入活菌。

微生物进入体内的"微缝隙"

上面这位老人得的"菌血症"，从名字上看就知道这个病跟细菌有关系，是细菌侵入血液引起的感染。细菌怎么能侵入血液呢？体表和体内的表层细胞不是挡着吗？正常情况下，人的血液确实是无菌的，人的表皮也是密不透"菌"的，但是在某些情况下失控了，表皮细胞之间紧密的连接被破坏，有了缝隙，外界的细菌就能钻进人的血液系统。前面讲过，人体体表和体内都分布有大量的微生物，只要有缝隙出现，微生物就可以堂而皇之地进入体内。

不小心摔倒时，膝盖上磕了一个大口子，鲜血直流，同时"大缝隙"也出现了，微生物们就能通过这个"大缝隙"进入血液。伤口是常见的，"看得见，摸得着"的缝隙，有些缝隙是看不到的，比如伤口出现在人体内部，胃肠道里出现了炎症形成的溃疡就是体内的"大缝隙"，胃肠道的微生物能从这里进入血液。还有一类，体表和体内的"微缝隙"，肉眼也没法看到，只是细胞之间的连接有点松动。微生物很小，想要进入人体内部根本不需要有"大缝隙"，细胞之间只要有一点缝隙，哪怕是零点几微米的小缝，微生物就能进去。一旦微生物进入，它们就可能随着血液循环系统在 23 秒内在体内转一大圈，一些菌会在喜欢的器官附近定居下来，侵入该器官，从而引发相应的病症。微生物在血液中到达一定数量时，就属于严重的系统性感染疾病了，其死亡率可以达到 35%。

患者和健康人血液中微生物都不少

微生物长期广泛分布在人体体表和体内，大大小小的缝隙也会时不时地出现，所以，微生物进入血液也就不足为奇了。中国医科大学附属第一医院曾做过一项研究，他们对送检的近 3 万例患者的血液标本进行分析，发现 11.69% 的样本中存在微生物。从这些样本中共分离出 3295 株病原菌，其中超过一半是革兰阳性球菌，如凝固酶阴性葡萄球菌、金黄色葡萄球菌、粪肠球菌和屎肠球菌；还有 40.39% 是革兰阴性杆菌，如大肠杆菌和肺炎克雷伯杆菌；另外，还有 3.4% 的真菌，如白假丝酵母菌。

从送检样本来源看，血培养分离率较高的前 5 位科室是重症医学科、感染科、血液科、风湿免疫科和呼吸科。这就说明微生物的入侵与患者的免疫状况密切相关，免疫力差，病情严重的话，微生物入侵人体的比例也高。人的免疫系统可不是微生物随便就可以进入的，伤口上出现的"脓"实际上就是人体的白细胞等免疫细胞为阻止从伤口入侵的微生物进行战斗留下的尸体。感冒时嗓子里吐出的痰也是免疫细胞和病菌的尸体混合物。如果人体免疫细胞多、战斗力强，微生物就会被消灭在缝隙处，根本没有机会入侵人体；只有当免疫力变差时，它们才有可能侵入人体。重症患者、已出现感染且免疫力异常的患者和使用了免疫抑制剂的患者，他们的血液中检测到微生物的概率一定会大大增加。

按照上面的分析，只要有微生物，只要有出现"缝隙"的机会，微生物就有可能进入血液，哪怕是健康人也一样。通过严格实验分析，研究人员证实了这一点。除了患者，健康人的血液中也确实存在大量微生物。2013年，有研究者收集了60位50岁以上的健康老年捐献者的血液，把它们放在厌氧或好氧培养基上培养7天。结果发现，有62%献血者的血浆或红细胞接种的平板上观察到细菌生长；在23%的血液中发现痤疮丙酸杆菌，38%的血液中发现表皮葡萄球菌，这些菌都在皮肤表面分布。通过这种方法鉴定的大多数细菌为兼性厌氧菌（59.5%）或厌氧菌（27.8%），遗憾的是，当时的常规血液筛选是不太可能检测到它们的。

细菌、病毒、真菌都在血液里"开派对"？

实际上，血液中的微生物远不止上面提到的这些。它们都是通过培养的方式鉴定的，借助更先进、灵敏度更高、检测更精准的高通量基因测序的方法，结果可能更出人意料。2017年，美国斯坦福大学等机构的研究人员采用上述技术证明，人血液中微生物多样性远超人们原有的认知，其中大部分微生物是以前从未鉴定过的。他们收集了1000多名器官移植患者的血液样本，通过基因测序发现患者血样中包含器官供体的DNA片段以及各种细菌、病毒和其他微生物DNA片段，新发现的绝大部分细菌属于变形菌门、放线菌门、厚壁菌门和拟杆菌门。新发现的病毒则属于输血传播病毒家族（一种DNA病毒，一般不会致病，但大量存在于免疫系统受损的患者体内）中的一种。除此之外，还有99%非人类DNA片段都不能与现有微生物基因数据库匹配。这就说明，血液中还存在大量以前未被发现的、全新的细菌和病毒。

　　上述结果是在器官移植患者群体发现的，并不能代表健康人也这样。别急，有研究人员采用同样的高通量基因测序的方法对血站保存的健康献血者提供的 600 例合格血制品（包括 300 例红细胞和 300 个新鲜冰冻血浆）中的微生物进行了检测，结果发现这些健康个体血液中确实可以检测到多种病毒、细菌和真菌，尤其是病毒，除了血液中常见的病毒，还有人类 pegivirus 病毒（曾被称为庚型肝炎病毒）以及存在于皮肤上的人乳头瘤病毒 27 型和梅克尔细胞多瘤病毒，而星状病毒 MLB2 在新鲜冷冻血浆中才有。

　　这区区几百个样本，可能也说明不了问题，说不定他们采集的样本本身就是特殊地区的呢。也有这种可能，不过，最近一项研究收集了更多的样本，他们分析了超过 8000 个健康人的血液样品的病毒组成，结果鉴定出了 94 种病毒序列，其中 19 种是人类病毒，有 42% 的受试者检测到了这 19 种不同的 DNA 病毒。在这些病毒中，最常见的是人类疱疹病毒，包括巨细胞病毒、爱泼斯坦 - 巴尔病毒、单纯疱疹病毒和人类疱疹病毒 7 型和 8 型。除了这些常见病毒，在样品中还发现了指环病毒、乳头状瘤病毒、细小病毒、多瘤病毒、腺病毒、人类免疫缺陷病毒和人类 T 淋巴细胞病毒。

　　当然，也不能完全排除检测到的病毒可能是来自实验过程，比如可能来自实验室的试剂、耗材和环境的污染等。需要注意的是，这个研究并没有直接检测病毒，而是检测了病毒 DNA 序列。究竟是不是存在这么多的活体病毒还未可知。

　　健康人的血液里面除了细菌、病毒之外，还含有大量的真菌。2017 年，来自保加利亚的研究发现，健康人血液中存在大量休眠真菌。研究人员在所有测试的血液样品中都检测到了真菌，并且通过透射电子显微镜还拍摄到了清晰的真菌图像。他们共鉴定了 25 个细菌属以及 4 个门和 10 个属的真菌。

输血安全，不容忽视的微生物

健康人血液中既然存在大量的微生物，那么大家肯定十分关心输血过程是否也会把健康人血液中的微生物输给患者。这种担心是真实存在的。如果你曾经接受过输血，那么在你输血的同时确实也输入了血中的微生物，特别是病毒。虽然，现有的技术已经做到了成分输血，在输血前，所有血液也都需要微生物检测，但是检测的种类非常有限，主要包括：金黄色葡萄球菌、大肠杆菌、肺炎链球菌、HIV-1 型和 2 型、人 T 淋巴细胞病毒 -1 型和 2 型、丙型肝炎病毒、乙型肝炎病毒、西尼罗病毒和寨卡病毒等，这些微生物基本上都是被人类鉴定过的，对人体能够造成伤害的，但对它们的致病机制还不清楚。对于未知的、不常见的微生物，目前还没有成熟的检测方法和技术。

事实上，在现有的检测水平下，有研究估计，如果输血后在患者血液中检测到微生物，那么血液感染的风险就会增加，并且 5 年死亡率的风险高达 44.7%。虽然，感染仍然是输血后死亡率和发病率的主要原因，但是目前，按照现在的检测技术有不足千分之一的血液可检测到细菌污染。大家可能看着这个比例并不高，如果考虑到每天全国有数万次输血，理论上每天至少有几十或数百人会发生感染，这实在是个不小的数字。

不过令人欣慰的是，世界卫生组织发布的《2016 年全球血液安全与供应报告》显示，中国血液安全供应水平位居全球前列，我国无偿献血人的次数和采血量也位居全球首位。我国临床成分输血率达到 99.6%，超过高收入国家 97% 的平均水平。我国还是全球 24% 的开展了血液核酸检测的国家之一，人类艾滋病病毒等病毒初筛阳性率仅为 0.17%，有 5.95% 的血液因为检测不合格而报废。看到这些数字，是不是对我国的输血安全问题表示放心，我国对血液安全的把控还是很严格的，不用太担心输血的安全性。

10　亚健康——血液中微生物惹的祸?

想象一下,假设各位读者都是健康人,你们之中有超过 60% 的人血液中存在多种微生物。我想,大多数人目前并没有不适症状出现,也有可能一些人已经出现过轻微不适,但并未达到临床上发病的地步。这种发病率和不适症状与大家熟悉的"亚健康"状态是不是很类似? 亚健康是人体处于健康和疾病之间的一种中间状态,不能达到健康的标准,也不符合现代医学有关疾病的临床或亚临床诊断标准。不同人群中,亚健康的比例在 20%~80%,跟血液中微生物的检出率有重合,那么人的亚健康状况是不是可能与血液中的微生物有关?

如果真是这样,我们就有可能找到改善亚健康的方法。那就是尽可能地避免微生物进入血液。如何才能避免呢? 在前一节的一开始,我就分析了微生物进入血液的条件,其中,最关键的就是不给微生物提供"缝隙"。然而,要做到这一点非常困难。仔细想想我们的日常生活和饮食习惯吧,我敢说 100% 的现代人在一生中都不能做到不给微生物进入体内的机会!

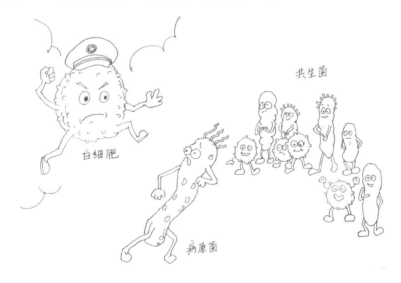

共生菌

白细胞

病原菌

绝大部分人都存在饮食不合理、缺乏运动、作息不规律、睡眠不足、精神紧张、心理压力大、长期不良情绪等，而这些生活和饮食习惯都能影响人体细胞通透性，会导致人体出现"缝隙"，给无处不在的微生物以可乘之机。

重在保养，不留缝

为什么还有百分之三四十的人血液中没有检测到微生物呢？这也容易理解，毕竟人体还有强大的免疫系统。前面说过，即使微生物进入人体，免疫系统也会拼命把它们消灭掉，免疫系统强大的人可以抵御微生物入侵。免疫力强的人不是说没有上述不良生活和饮食习惯，而是说他们只有部分不良生活和饮食习惯，同时也有一些好的习惯，比如他们会经常锻炼身体，朋友比较多，善于调节生活节奏等，好坏相抵，即使有微生物的入侵，也还有自身的修复，两者平衡维持了身体整体上的健康。这就好像汽车一样，日常行驶过程中会对汽车的零部件造成损伤，经常进行保养，换换机油、滤芯、给车漆打蜡都可以修复磨损，只要保养得好，开个几十年可能都跟新的一样。

那些"逆龄"生长的明星们也许都有独门秘笈，能够把自己保养得跟年轻时毫无两样。但真正能够做到"保养"自己身体的人是少数。我也一样，道理都知道，也知道怎么做身体更健康，但是，迫于生活和工作压力，不得不牺牲身体健康来完成自己的工作，获得相应的成果。写这些文字时已是凌晨一点多钟，写得尽兴了，同时也为了赶上与出版社约定的交稿时间，就不得不加班加点。利用业余时间来写科普文章，大脑和身体都被工作占得满满的，实在没有时间和精力保养自己的身体。"一个做健康科普的人，都不关心自己的健康！"是我爱人经常"嘲笑"我的话。我承认，这

方面确实是我的"软肋",然而,对于做科普,却是兴之所至,自当尽力
而为。

老年病,菌之过,少壮不注意,年老徒伤悲!

血液中长期存在的微生物可能是很多疾病的罪魁祸首。血液中微生
物存在时间越长,人患病的概率就越大。很多老年常见病,如帕金森症和
阿尔茨海默病等神经退行性疾病,患者的血液中实际上分布有大量的微
生物。

有研究人员采集了上述两种患者的血液,通过电镜观察,发现血液中
有大量不同形状和种类的微生物。这些微生物可能在他们出现神经系统损
伤的几十年前就已经存在了,很有可能是这些微生物产生的毒性物质直接
或间接引起了神经退行性疾病的发生。

当然,这只是一种猜测,还没有经过严格的科学验证,但是从理论上
是说得通的。在我曾参与的帕金森患者肠道微生物研究中,我们注意到参
与调查的大多数帕金森症患者年轻时都有过大量饮酒史或抗生素使用史。
很多人年轻时因工作需要长期应酬,恨不得每天都陪客户,陪领导喝酒,
而酒精又特别容易破坏肠道黏膜层,引起黏膜层变薄,使肠壁细胞之间的
缝隙变大。酒精还可以自由穿梭于全身所有细胞,也包括血液与大脑之间,
乙醇能引起血脑屏障的通透性增加,这就为微生物进入血液系统,进而进
入大脑提供了充足的条件。

这里还要特别说一下,老年人的另一类疾病——癌症。癌症的发生可
能跟微生物的入侵也密不可分,特别是进入人体的细菌和病毒。近几年的
研究已经证实,肠道中的一种具核梭杆菌与结直肠癌的关系非常密切,肠
道中只要存在这种菌,结直肠癌的发病率就会明显提高。在癌症的治疗过

程中他们的身体特别脆弱，化疗和放疗会诱发免疫抑制和黏膜出现炎症，这就给微生物们提供了绝佳的侵入条件，导致微生物进入血液系统，进一步加重病情。癌症治疗过程引发的身体其他部位的副作用可能与放化疗引起的微生物入侵有关。

很多人长期不良的生活和饮食习惯导致身体不适，再加上工作太忙，没有时间去医院，长期滥用抗生素，头疼脑热、感冒腹泻都是自己到药店买点抗生素吃一吃就扛过去了。这些抗生素对肠道细菌的杀灭作用非常强，并且还会损伤肠黏膜，引起肠道通透性增加。抗生素专杀细菌，对肠道真菌的影响并不大，这就间接地增加了真菌的相对比例，所以，抗生素的"杀伤力"完全不亚于酒精。2015 年发表的一项研究部分证实了我们的假设，研究人员对比了年龄在 62~92 岁的 11 位生前患有阿尔茨海默病的患者和 10 位健康人的脑组织样本，结果发现所有患有阿尔茨海默病的患者脑组织中都存在真菌细胞和其他菌体成分，但是对照组的大脑中没有一例检测到真菌。他们在患有阿尔茨海默病的患者的血液样本也发现了真菌蛋白质和 DNA 等大分子物质。

基于上述研究，我们推测，对于神经退行性疾病来说，如阿尔茨海默病可能的致病机制是：肠道微生物的紊乱加上"肠漏"促使血液和组织中微生物的入侵，血液中微生物的大量增殖引起脂多糖（LPS）和其他神经毒性物质增加，这些毒性物质进入大脑引起大脑炎症，神经细胞逐渐死亡，最终导致了阿尔茨海默病。

老年病，多半都是年轻时埋下的隐患。所以，年轻时不注意身体，微生物可能很早就进入血液系统了，随着血液循环到达身体的各个器官，它们可能潜伏几十年，一旦身体免疫力下降，某个器官抵抗力变弱，微生物就有可能发起进攻，最终导致疾病的发生。

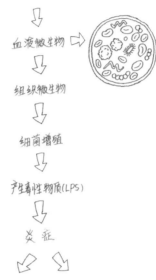

过多的VD. 肠道菌群紊乱，肠漏

血液微生物

组织微生物

细菌增殖

产生毒性物质(LPS)

炎症

大脑：神经细胞死亡，神经炎症　　身体其他器官：炎症
阿尔茨海默、帕金森、焦虑、抑郁自闭症　　肺炎、肠炎、用道炎 肾炎 关节炎

人体疾病的"肠漏理论"

由于每个人身体薄弱的器官不一样，导致不同的人可能患上不同的疾病，但归根结底可能都是微生物进入血液引起的。由于人体 80% 的微生物位于肠道，有益菌能产生抗炎、镇痛、抗氧化的物质，还可以合成维生素、氨基酸、丁酸盐等营养成分，对人体有滋养和保护作用；有害菌则可以产生神经毒素、致癌物质和游离抗原，肠道微生物本身每天还可以产生大约 3 克酒精，这些物质进入血液后就可能引发多种疾病，而肠道通透性的增加更容易造成微生物的入侵，这就是人体疾病的"肠漏理论"。代谢性疾病、慢性病以及一些神经退行性疾病等都可能源于"肠漏"，起源于微生物的入侵。赵立平教授曾在 2010 年提出过"慢性病的肠源性学说"，认为肠道

微生物的结构失调可能是诱发慢性病的重要因素。

在未来，随着人们对人体微生物认识和研究的深入，可能将会有更多的微生物被列入检测项目，当然，也有可能不用担心某些进入人体的微生物，因为它们可能是与人类共生的，在血液中能够发挥重要的生理作用，特别是一些有益菌。人们对血液中微生物的认识才刚刚开始，这是一个非常值得深入研究的领域，说不定治疗疾病的靶点就在这些血液微生物之中。

三

肠脑，人的"第二大脑"

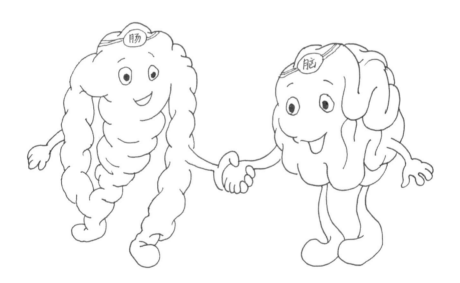

① 肚子里上演的"将相和"

人体神经系统操控着人的感知、认知、运动、呼吸、消化等多种功能。如果把大脑比作皇帝的话，我们的脑袋就是皇宫，由中枢神经系统和周围神经系统组成的整个神经系统就是国家管理系统，主要由"丞相"和各方"权臣"负责。

中枢神经系统承担着丞相的工作，在大脑的授权下总揽全国政务，也就是主管大脑和脊髓；而周围神经系统则主管各部门及地方要事，包括脑神经、脊神经和自主神经三类。

脑神经就像"锦衣卫"一样负责保卫"皇宫"，收集信息，主要控制头部的器官，眼睛、鼻子、耳朵、嘴巴以及我们的喜怒哀乐等各种表情；脊神经就像军队一样负责全国的安全保卫，控制着身体和四肢运动；自主神经系统就像后勤保障部门一样负责全国的吃喝拉撒睡，主要控制内脏神经系统，并且又可以分为交感和副交感神经。这两种神经算是权臣的两大"总管"吧。值得一提的是第三类神经，受大脑支配，但也能够独立自主运行，可以不受大脑意志控制。

肠道里的"土皇帝"

实际上，在肠道还有一个"土皇帝"，在民间有非常广泛的群众基础，也被称作"肠脑"。肠脑有着与大脑数量相当的神经细胞，使用着跟大脑一样的神经递质，唯一跟大脑不同的是肠神经系统分散在整个消化道，形成一个神经网，而大脑是整合在一个脑袋里，形成褶皱密布的两个半球，它们一个分散、一个集中，运行都很高效。

所以，无论是皇帝还是土皇帝，都按照皇帝的权力配置在运行。肠脑控制的范围比较广，其管理系统是嵌在胃肠道壁上的，专门调控胃肠道功能，是与大脑管理系统相对独立的神经系统。但是，它也不是完全独立的，还是受交感神经系统和副交感神经系统两大总管控制的。

"将相和"

第一位大总管，交感神经，武将出身，它的活动广泛，也比较活跃。当身体剧烈运动或处于不良环境时，交感神经的活动加强，调动机体许多器官的潜力，提高适应能力以应付环境的急剧变化，维持内环境的相对稳定。

另一位大总管，副交感神经，文官出身，它的活动稍有局限性，行事稳当。当机体处于平静状态时，副交感神经占优势，有利于营养物质的消化吸收和能量补充，能够保护机体。

交感与副交感神经系统，一武一文，相互配合，既保持了机体的平衡，维持了后勤保障部门（自主神经系统）的正常运行，又调控着体内各个内脏器官的规律运行。

交感神经系统尚武，喜欢时不时活动活动筋骨，只要它一活动，就会引起各个内脏及皮肤末梢血管收缩、心跳加速、瞳孔放大，使得胃肠平滑肌的紧张性及胃肠蠕动的频率降低，并减弱了其蠕动的力量，而且消化液分泌减少、肌肉能力增加，更是直接作用于肝细胞，促进肝糖原分解使血糖升高等，维持着工作状态的呼吸、心跳、体温和血压。

副交感神经系统崇文，喜欢慢条斯理、稳稳当当。它平时的表现像一个任劳任怨、默默工作的安稳分子，负责保持身体在安静状态下的生理平衡。开始工作时，它会增进胃肠的活动，促进消化腺的分泌，促进大小便的排出，保持身体的能量平衡；还负责缩小瞳孔以减少刺激，促进肝糖原的生成以储蓄能源；同时还会减慢心跳，降低血压，缩小支气管以节省不必要的消耗。

交感神经系统作为武将，对外！它活力四射，充满能量，带领着身体"勇往直前"，而副交感神经系统与之相反，作为文官，主内！它任劳任怨，勤俭持家，除了无微不至地关怀着勇敢而又冲动的武将，还得负责盘算着身体的收支，精打细算地维持身体的能量平衡。它们配合得相当完美，协调并控制着人体的各种生理活动，有条不紊地管理着吃喝拉撒睡。这样的组合就像韩信和萧何之于刘邦，将相完美地配合助力刘邦开创了大汉王朝。

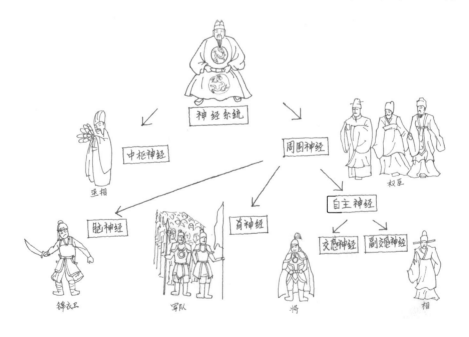

最佳拍档

交感与副交感神经系统这对最佳拍档，既相互配合又相互制约相互平衡。白天，由武将交感神经主持全面工作，身体进入工作状态，呼吸和心脏都在活跃地运转，体温和血压也较高；到了晚上，交感神经下班了，文官副交感神经开始接手，这时候心跳和呼吸都平缓下来，体温和血压也稍有下降，劳累了一整天，需要睡觉，安排身体各个器官休息，并盘算一天的收支，计划第二天的工作安排，为各项事宜做好准备工作。两位拍档就这样日复一日、周而复始地维持着身体每天的工作。

天有不测风云，难免碰到突发事件，比如，有一天，你被一条狗追赶，这时候"武将"就站出来了，开启战斗模式，交感神经系统会让人体冠状动脉扩张、心跳加速、血压升高、瞳孔放大、小支气管舒张、呼吸增强、肌肉开始活跃、皮肤及内脏血管收缩、唾液分泌减少、汗腺分泌汗液、立毛肌收缩，控制人体——撒丫子就跑！好汉不吃眼前亏，咬不过狗，还跑不过狗吗？为了跑得快，交感神经系统会调动能量系统集中把能量运往与逃跑相关的身体部位，肌肉获得了充足的能量，跑得越来越快，半个小时后，终于摆脱了狗的追赶。这时候"文官"出现了，赶紧安慰一下"武将"，副交感神经会挨个通知心脏、肺脏等器官，告诉它们危险已经解除，可以歇歇了，于是心跳、呼吸开始平稳，血压下降，瞳孔缩小，肌肉松弛，能量开始分散给身体其他部分，危险解除了，一切恢复平静。

配合默契，确保身体健康

在一年中，随着环境的变化，两位总管也会交替主持工作，夏天气温高，副交感神经活动为主，为了让体温下降，"文官"会控制身体拼命流汗，同时也会管着"武将"，不要总拼命干活，要防止疲劳，还会让身体各器官降低工作强度，这样人就不容易感到疲劳了；相反，到了冬天，气温下降，这就该换成交感神经系统主持工作了，"武将"为了维持体温，就必须增加血液供应，调动身体功能，加强心跳和呼吸功能。俗话说"春乏秋困，夏打盹，睡不醒的冬三月"，交感与副交感神经系统都参与其中。

从人的一生来看，在幼儿期，离不开"文官"的循循善诱，谆谆教导，这时候副交感神经占主导；到了青壮期，当然需要向"武将"拜师学艺，强健筋骨，这时候交感神经占主导；到了老年期，又该心细的"文官"照顾了，于是恢复为副交感神经占主导。人的一生就是这样受交感与副交感神经系统控制的。

交感与副交感神经系统的工作是有节律的，二者交替工作，共同控制着身体的正常运转。然而，现代人的生活方式已经将这种节律彻底打破了。白天，交感神经辛苦工作，到了晚上，该副交感神经出来主持工作了，结果工作没有做完，还得加班加点，交感神经不能不管啊，于是交感神经还得继续工作。副交感神经只能偷偷在背后默默做着自己的工作，但是不能火力全开，只能辅助交感神经工作。到了深夜，副交感神经还没有机会完成自己的工作的话，就会影响身体的代谢，胃肠蠕动、消化液分泌、血压、心跳、呼吸等都可能出现紊乱，时间紧，任务重，副交感神经可能没有足够的时间来精打细算，权衡身体能量平衡，最终导致身体运行出现错乱。

配合混乱，引发身体不适

长时间的这种错乱就有可能造成身体不适，引发疾病。经常熬夜会让人变胖可能就是副交感神经计算能量时出了错，把不该储存的能量给储存了起来。胃肠道疾病也可能是吃饭、休息不规律，本应该副交感神经出场的时候，消化液都分泌出来了，结果没有食物进来；本该交感神经出场的时候，消化液减少了，结果吃进来大量食物。消化不良、食欲不振、心悸、憋气、血压升高等都跟交感神经工作混乱有关，而身体倦怠，站立时头晕目眩，容易疲劳等则是副交感神经工作混乱的问题。交感与副交感神经系统紊乱后，会引起身体各个部位的不适，当你出现呕吐、便秘、腹泻、失眠、头痛、头晕、低烧、畏寒、高血压、低血压、耳鸣、腰痛、肥胖、消瘦、肩周炎、目眩、手脚发痛、肌肉跳动、胸部有压迫感等几种症状时就可以考虑是自主神经系统紊乱了。回想一下，是不是在发病前的一段时间没有安排好交感神经和副交感神经的工作？

自主神经系统紊乱多数还是由心理因素引起的，比如工作压力大、学习紧张、焦虑抑郁、胡思乱想、忧虑过多、家庭负担大、感情破裂、婚姻失败、亲人离世等。这些因素会让大脑感觉到威胁，就像前面提到的，有一条狗在追一样，会让交感神经出面来应对，而交感神经的作用是"勇往直前"，完全不考虑身体的实际情况，让身体一直处于应激状态，随时准备着"跑"！而实际情况是，人体并没有遇到威胁，这些威胁是我们大脑假想出来的，但自主神经系统可分不清是假的还是真的，它都会当真，最终，遭殃的还是人体。

适时调整很重要

一旦出现了自主神经系统紊乱，最好的方法是把副交感神经调动起来，让副交感神经系统承担更多的工作，同时配合好相互协调的节律，把握好吃饭时间，规律饮食，同时不要吃得过饱，不要喝太多水。另外，一定要有适度的睡眠时间，睡眠不足或过度都不好。由于平静状态时，副交感神经兴奋占优势，所以，在紧张的工作之余，应该让自己有平静的状态，放松心情，忘掉工作，给自己放个假，活跃活跃副交感神经，可以考虑练练瑜伽，做做正念训练，听听音乐，泡个澡。千万别觉着给身体放个假，休息休息是在浪费时间，休假是在平衡身体紊乱的自主神经系统，让错乱的工作回归正常，目的是为了让身体运行更高效。

当然，除了调动副交感神经，也得避免交感神经懒惰，不干活。所以，在日常生活中，也要有适度的运动，让交感神经充分活动活动。多到户外活动，感受自然的四季变换，接受夏暖冬寒的刺激，夏天不要过度吹电扇，开空调，冬天也要多到户外走走，时不时受点寒。我们都知道温室里长大的植物适应力一定不强，自然界生长出来的才具有最强的生命力。要想身体好，就不要住在温室里，要接地气，多到户外活动。

❷ "肠脑"和"大脑"谁更厉害？

在中国，有些成语经常把肠和心情联系在一起，担心别人时会说，牵肠挂肚；形容别人充满热心，乐于助人会说，古道热肠；感情充沛而热烈可以说，荡气回肠；碰到伤心事会说，肝肠寸断；碰到困难时会说，百结愁肠；对别人存在怀疑则用，满腹狐疑。我们也已经习惯用肠或肚子来描述我们的心情和感受了。在西方社会，"Gut"指肠道，也有直觉、感觉的意思。英语中的俚语："Follow your gut！"，意思就是"跟着感觉走"。

第二大脑——肠脑

人的七情六欲和爱恨情仇确实跟肠道有着密切的联系。美国解剖学家拜伦·罗宾逊（Byron Robinson）在 1907 年出版的《腹部和盆骨中的大脑》

（*The Abdominal and Pelvic Brain*）一书中最先提出"腹脑"的概念；英国生理学家约翰内斯·兰利（Johannis Langley）提出了"肠神经系统"（enteric nervous system，ENS）这个词。直到 1998 年，美国纽约哥伦比亚长老会医疗中心（Columbia-Presbyterian Medical Center）的神经生物学家麦克尔·葛森（Michael D. Gershon）出版的《第二大脑》（*The Second Brain*）一书中则首次提出"第二大脑"的概念，他认为人肚子里有一个非常复杂的神经网络，包含大约 1000 亿个神经细胞，比骨髓里的细胞还多，与大脑的细胞数量相等，并且细胞类型、神经递质及感受器都与大脑极其相似，常见的神经递质，如 5- 羟色胺、多巴胺、谷氨酸、去甲肾上腺素和一氧化氮等都在肠神经系统广泛分布。神经肽类激素，如内啡肽类、阿片肽、P 物质、促胃激素、促胰激素等在大脑和肠神经系统都广泛分布。"肠脑"不仅能分析营养成分、盐分以及水分，还能够对吸收和排泄进行调控，并可以精确地调节抑制型与激动型神经递质、激素以及保护性分泌物。他还提出："肠道向大脑发送的大量信息，都会影响我们的幸福感——我们甚至都意识不到。"

　　肠神经系统广泛分布在肠道组织里，形成的是神经网络，远不如球形的大脑那样明显。为了对肠神经系统有一个形象的概念，我的博士导师金锋教授曾带领我们到屠宰场观察刚解剖的猪神经系统。当我们小心翼翼地把猪的整个肠道剥离出来，把附着在肠道的白色网状物一点一点剥下来，一张白色半透明的"肠系膜网"呈现在眼前。实际上，我们凭肉眼分辨不出神经系统，但它们基本上是沿着肠系膜分布的，外面包裹着大量的白色脂肪。如果不是通过特殊的方法，人们都会以为那只是油，根本不会意识到神经系统即在其中，更不可能意识到它们能组成"肠脑"，这也难怪人们对肠神经系统的认识远比对大脑的认识落后了。最近，人们发现了一种可能是人体内最大的器官——间质组织（interstitium），这种组织中充满了液体，就像人体的"安全水囊"一样，密布在皮肤之下以及肠道、肺部、血管和肌肉内部，充当"减震器"的作用，保护人体组织避免伤害。之所以到现在才发现这么大的一个器官，也是因为解剖过程中液体会流失，只留下一层皮，很难被识别出来。

这也符合人类的认知规律，人们对于有型的东西更在意，往往忽视了无形的东西，越是看不见摸不着的东西，越不容易引起人们的重视。这样的意识在前些年的中国尤其明显，人们宁愿为计算机付钱，也不愿意为软件付钱。值得欣慰的是现在人们已经转变思维了，认识到软件与硬件同等或比它更重要。互联网、移动网络已经极大改变了人类社会的运行方式，随着经济与社会的高速发展人类越来越离不开这些"看不到的东西"了。

"第二大脑"也被称为肠脑（gut brain）。随着研究的深入，人们发现肠脑在身体和精神健康方面都扮演着非常重要的角色。它既可以独立工作，不受大脑影响地持续监控胃部活动及消化过程，观察食物特点、调节消化速度、加快或者放慢消化液的分泌，也可以和大脑一起合作，肠脑可以影响大脑，大脑也可以影响肠脑，相互之间是双向沟通，因此，它们之间的连接也被称作肠 - 脑轴（gut-brain-axis）。

"双面间谍"——迷走神经系统

肠脑和大脑之间有一个非常重要的沟通渠道，这就是迷走神经系统（vagus nerve）。还记得前面提到的"皇帝"和"土皇帝"吗？它们一个像大脑，一个像肠脑，彼此相互独立但又密不可分。迷走神经系统实际上很像一个"双面间谍"，负责收集和传递来自大脑和肠脑两方面的信息。迷走神经为第 10 对脑神经，是脑神经中最长、分布最广的一对神经系统，在人体中有多条重要分支，从大脑延伸至腹部并与心脏、脾脏、肺和肠道等器官相连。它的一端起源于脑神经，另一端与内脏相连，本身也属于副交感神经系统的一部分。迷走神经系统也会与交感神经系统相互拮抗，支配呼吸、消化两个系统的绝大部分器官以及心脏的感觉、运动以及腺体的分泌。原来这个"双面间谍"被安插在了"文官"手下，还是个"大官"，居然能跟"武将"抗衡！

为什么说迷走神经系统是"双面间谍"呢？这是因为迷走神经系统不同于其他肠神经系统，它是一种混合神经系统，包含了传入和传出神经系统，也就是双向传输信息，大脑的信息它会传给肠脑，肠脑的信息它也没少说，实在称得上是"双面间谍"。传入神经系统是指给大脑提供信息的系统，通常是感觉神经系统，作用是给大脑提供信息；传出神经系统是从大脑传出信息的系统，主要作用是传达大脑发送的信息，指导器官的运动，属于运动神经系统。一般的肠道神经系统都只有运动神经，比如前面提到的交感神经与副交感神经。迷走神经系统含4种纤维成分：躯体和内脏感觉纤维、躯体和内脏运动纤维，感觉纤维收集信息，运动纤维传达信息，共同控制着躯体和内脏多个器官的感受和运动。所以，迷走神经系统最符合肠 - 脑轴的特征，满足大脑和肠脑之间相互沟通的要求，是大脑和肠脑都信得过的，并委以重任的"双面间谍"。实际上，私下里"贿赂"这个"双面间谍"还能治疗疾病。通过刺激迷走神经治疗疾病的研究已经由来已久，早在20世纪90年代，专门刺激迷走神经的装置已被广泛用于治疗癫痫，后来也被用来治疗抑郁和老年痴呆等多种神经系统疾病。

必不可少的肠脑

可别小看了肠脑，它可比大脑还要先出现。肠脑实际上属于原始神经系统（original nervous system）。神经系统的演化，经历了从无到有，从简单到复杂，从低级到高级的发育过程。动物越低等，其神经系统越原始。海绵只有简单的神经细胞，而水螅等腔肠动物，已经经历了从神经细胞到神经纤维的进化，出现了网状神经系统，再往后，神经网之间的众多神经细胞体聚集在一起形成了神经节，多个神经节就形成了最初的"脑"。

我们先来梳理一下大脑的进化过程：

- 8.5 亿年前，生物开始感知世界，开始对化学和电信号有反应；
- 6 亿年前，最原始的大脑才出现；
- 5 亿年前，脊椎动物体内就已经出现了肠神经系统；
- 2 亿年前，哺乳动物开始出现，形成了大脑皮质；
- 250 万年前，大脑的容量开始大幅增加，直到最早期的人类开始直立行走时，大脑的容量跟猩猩已经没有太大差别；
- 大约 200 万年前，人类开始使用工具进行捕猎，食物种类也开始丰富，丰富的营养和充足的能量使大脑的容量大幅增加；
- 1 万年前，由于大脑极大的消耗能量，并且头太大还会引起难产，产妇和后代都会死亡，这就导致大脑容量不得不缩小，但是沟回和褶皱越来越多，神经元的排布也越来越高效。至此，人类的大脑才算进化完成。

从大脑的进化过程，我们可以看出，最先出现的肠脑在其中发挥了重要作用，脑容量的飞速增加就是依靠肠脑控制的消化吸收，把食物中的营养和能量源源不断地供给大脑，如果没有肠脑的良好和高效运转，大脑消耗的占人体 20% 的能量就无法充足供应，也就不能进化出现在的大脑了。所以说，今天的大脑是在肠脑的帮助下进化出来的，肠脑功不可没。直到现在，肠脑依然坚守着自己的职责，为大脑持续不断地提供充足的能量和营养物质。

"聪明"的肠脑

人一生中从肠道通过的食物可达 30 多吨，喝下的液体也达到 5 万多升，这些东西经过肠脑时，肠脑能分析其中成千上万种化学成分，识别出所有的毒素和病原菌。如果有毒素和病原体到达消化道，消化道壁上的免疫细胞就会分泌组胺类促炎物质，让肠神经系统识别危险信号，然后，给大脑发出警告，大脑收到信号后根据病原体所在的位置来决定呕吐还是腹泻，或者让人上吐下泻。如果毒物刚进入胃，它就让人呕吐出来，如果已经过了胃，它就让人腹泻，比较严重的话还会让人上吐又下泻。上述方法都没用也不用担心，肠道是人体中最大的免疫器官，它拥有人体 70% 的免疫细胞，一旦识别出病原微生物，肠道还会及时派出免疫细胞将它们清除掉。

生存靠肠脑，生活靠大脑

动物的生存靠肠脑，而动物的生活离不开大脑。大脑死亡了，肠脑还可以继续维持人体的生存，还能继续帮助人体分解并消耗食物，吸收人体所需的分子如氨基酸、脂肪、糖分、维生素和矿物质等。植物人的肠脑没有死亡，他们虽然没有了意识，但是身体仍然是活的。一旦肠脑死了，这个人就一定没救了。从这方面来看，似乎肠脑要比大脑重要。特别是对一些低等生物，它们可能根本就不需要大脑，哪怕是长出大脑后还会把大脑再吃掉。

有一种非常独特的低等脊索动物，在其生活史上会出现一种逆向变态行为。海鞘，也叫海菠萝，是海底常见的低等生物。海鞘的幼体很像蝌蚪，可以在水中自由地游来游去。它们有典型的脊索和背神经管，也就是

127

相当于它们的"大脑"，可以帮助它们感受外界信息。但是，它们这种自由自在的生活状态只能持续几小时，最多一天时间，然后就必须要沉到水底，找一个合适的地方固定下来。等它们固定下来后，神奇的事情就发生了，它们的脊索随同尾巴的退缩而逐渐消失，神经管也退化为一个神经节，本来长筒形的消化管也会弯曲成 U 形，一头是嘴巴，另一头是肛门，两个口都朝向水流的方向。

它们为什么固定下来后就"吃掉"好不容易形成的大脑呢？人们猜测，这可能是由于海鞘定居后，就不再需要感受外界信息了，只需要固定在海底过滤海水就能完成整个进食和排泄的过程。脊索虽然高级，但是太耗能了，既然仅靠几个神经节就能生存下去，高耗能的"大脑"也就没有存在的必要了。对于所有动物来说，吃饭、生存和繁衍后代才是它们的核心使命。海鞘只要张开嘴过滤海水就能吃饭，就能正常地生存和繁衍后代，这三件事都能干了，已经足够完成它们的使命了，还要什么大脑啊？直接"吃掉"算啦！

令人骄傲，让人烦恼的大脑

这样看来，大脑的存在完全是为了那些不能像海鞘一样如此简单就能完成生物使命的物种设置的，其最终的目的仍然逃脱不了动物的三大核心使命。高等动物为了适应多变的环境不得不进化出功能越来越完善的大脑，而人类作为最高等的动物，其大脑也是自然界最复杂的，能更好地完成吃饭、生存和繁衍后代这三大使命。

人有七情六欲，喜怒哀乐，这些都是发达的大脑带给人类的。然而，大脑太发达了可能也不是好事，聪明的大脑烦恼多，人会患上精神疾病、妄想、幻觉、错觉、情感障碍、哭笑无常、自言自语、行为怪异等。焦虑、抑郁、精神分裂、阿尔茨海默病、帕金森症、自闭症、多动症以及癫痫等众多精神类疾病的出现都或多或少地伴随有胃肠道疾病，比如阿尔茨海默病和帕金森症，脑部出现病变时，肠道也会出现同样的组织坏死现象，并且患有疯牛病的患者大脑受损的同时肠道也遭到损害。当人面临压力和应激，胃肠道也会跟着紧张。

　　有一句俗语：懒驴上磨屎尿多，用驴面临压力时的胃肠道反应来反讽人的抗压能力差。上学时经常遇到，越是快到考试时，越是想多跑几趟厕所，心理素质差的同学还会出现拉肚子的情况。当我们感到害怕或焦虑时，是不是通常会出现食欲不振，甚至呕吐的情况，或者当我们生气时容易腹泻或是肚子疼，其实，这些都是我们的大脑影响我们肠脑的结果。心思缜密，爱胡思乱想的人，胃炎、胃溃疡等肠胃出毛病的概率更大。相应地，一旦胃肠道出现不适，大脑也会受牵连。患有肠易激综合征（irritable bowel syndrome，IBS）的患者，出现焦虑、抑郁等精神问题的比例会更高。患有慢性肠胃病的患者中，超过70%的人在儿童成长时期经历过父母离婚、慢性病或父母去世等精神打击。

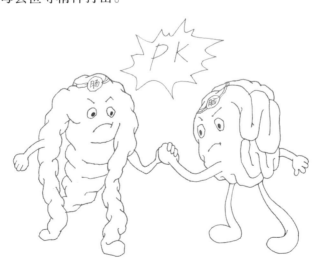

肠脑与大脑

既然两个都是"脑"，究竟是肠脑厉害还是大脑厉害呢？这个问题还真不好回答。大多数人一定认为是大脑厉害，毕竟人区别于其他动物就是因为人类有最高级的大脑，可以学习，可以联想，可以发明创造工具。这两个脑之间的简单区分就是：动物生存靠肠脑，而动物生活则依靠大脑。决定人生死存亡的肠脑可以说是大脑发挥作用的基础。试问，生存都有问题，生活又从何谈起呢？所以，肠脑和大脑哪个更厉害的问题本身就不是好问题，应该说都很厉害。

表面上看，大脑向肠脑发出指令和精神压力，指挥并影响着肠脑的工作，而肠脑则仅需向大脑提供能量和营养物质，大脑的工作显得更主动和高级。实际上，从腹部到大脑的神经束比反方向的要多，90%的神经联系是从下至上的，因为，它比从上到下更为重要。迷走神经系统这个"双向间谍"也更偏向肠脑，它们往大脑发送的信号明显要比从大脑向肠脑发送的信号多。此外，人体内非常重要的两种神经递质，有95%的5-羟色胺和50%的多巴胺都是产生于肠道。

人在沉睡无梦时，肠器官进行柔和有节奏的波形运动；但做梦时，其内脏开始出现激烈震颤。反过来，内脏及其血清基细胞受到刺激时，会使人做更多的梦。许多肠功能紊乱的患者总抱怨睡不好觉，原因就在这里，肠脑睡不好，大脑怎么能睡好呢？那么，肠道也会跟大脑一起做梦吗？如果吃得不好，很多人不是经常会出现做噩梦的现象吗？虽然现在还不能证明肠脑也会做梦，但我想应该会的，大脑做梦时，肠道的激烈活动应该就是它俩在同时做梦吧。

肠脑与大脑进行的信息交换可能比我们想象的要复杂。不过，一家人不说两家话，无论肠脑还是大脑，它们之间的相互配合都是为了更好地服务人体健康。肠脑给大脑提供得更多，也不代表它就更厉害，它们俩相互配合默契才是最完美的状态。

❸ 菌 - 肠 - 脑轴，调节心理和行为的关键通路

肠道微生物生活在肠道中，是不会吃白饭的，它们会通过产生一些神经活性物质来参与肠脑的运转，严格来说，真正的肠脑是由肠道微生物和肠道神经系统共同构成的，因此，"肠脑"和大脑之间应该称作菌 - 肠 - 脑轴（microbiota-gut-brain-axis）。肠脑可以影响大脑，大脑也可以影响肠脑，它们之间是双向互通的，加上肠道微生物之后，它们之间的关系变成了肠道微生物、肠道神经系统和大脑三者之间相互影响。然而，到目前为止，我们对菌 - 肠 - 脑轴的了解还非常有限，并不清楚它们之间相互影响的机制。

没有肠道神经系统会怎样？

斑马鱼是一种常见的体型纤细，3~4 厘米长的热带鱼，因为身体条纹的颜色类似斑马而得名。斑马鱼饲养方便、产卵量大、繁殖周期短、胚胎在体外受精和发育，并且胚胎是透明的，这些特点使其成为生命科学研究中重要的动物模型。2017 年，美国麻省理工学院（Massachu-setts Institute of Technology，MIT）的杰夫·葛尔（Jeff Gore）研究组以斑马鱼为模型，构建了肠道神经系统发育异常的突变体，以此来研究肠道神经系统被破坏以后肠道和肠道微生物的变化。

研究人员构建了两种控制肠道神经系统发育的基因发生突变的斑马鱼，这种鱼肠道神经系统无法正常发育。他们发现，没有正常肠道神经系

统的斑马鱼肠道都发炎了，并且肠道中促炎细菌增多，而抗炎细菌明显缺乏。这些鱼还可以通过共同饲养将炎症传播给其他正常斑马鱼，也就是它们的肠道菌群具有感染性。既然这些肠道菌可引起炎症，改变肠道菌是不是肠道炎症会好转呢？紧接着研究人员就把具有抗炎作用的细菌移植给这些突变的斑马鱼，结果不出所料，它们的肠道炎症消失了！这个研究说明，缺少了肠道神经系统管控，肠道微生物组成会紊乱，致病菌可能增加进而影响机体健康。

实际上，每隔几分钟，肠神经系统就会通过肌肉收缩和松弛带动肠道蠕动，进而把肠道内容物往下输送，并且调节肠道的内环境，影响肠道微生物的生存环境。有一种新生儿巨结肠病，跟上述突变斑马鱼一样，是先天性的肠神经系统缺失，他们的肠道不能正常蠕动，粪便会积攒在肠道中不往下走，引起顽固性便秘，随着便秘加重，腹部会越来越胀大。与突变斑马鱼类似，小肠结肠炎是该病最主要和最严重的并发症。这些患者中，有 60% 的人会出现呕吐、腹胀，便秘越重呕吐越频繁。这可能是人体的保护机制，下面出不去了，就会阻止上面再进入或者把已经吃进的食物吐出去。奇怪的是，这类患者主要为男婴，在新生儿或出生后不久即会发病。有 90% 的病例在出生时无胎便排出或只排极少胎便，即使排出后症状得到缓解，数日后便秘症状又会重复出现，一般一周内会发生急性肠梗阻。对此病，没有什么好的方法，要不切掉病变的肠道，要不就人为地把粪便清除出来，如果治疗不及时，很容易夭折。

没有了肠道微生物会怎样？

肠神经系统缺失，除了影响肠道微生物的组成，还会要人命，即使保住了性命，也会出现消化受阻，营养不良，极度消瘦，发育迟缓，最终影响身体健康。如果肠道微生物出现异常将会怎样呢？

我们先来看一些极端的例子，如果把肠道微生物统统去掉，肠道和大脑会出现什么问题？有一种方法可以在实验室里制备体内和体外完全无菌的动物，在母体临近生产时，进行剖腹产手术，人为地把幼体从无菌的子宫中取出来，然后，把它们饲养在完全无菌的环境中。这样的动物被称作无菌（Germ free，GF）动物。

有研究发现，无菌动物无论是肠道形态结构，还是肠上皮细胞的生长和增殖都明显处于非健康状态。无菌大鼠与正常大鼠相比小肠绒毛异常增生，结肠隐窝细胞数目减少、细胞周期时间延长、增殖活性降低。此外，无菌大鼠的盲肠与正常大鼠相比明显扩大，原因是肠道内黏液不能被细菌降解而大量累积，但是，如果肠道内存在一种微小消化链球菌的话，它们就能降解黏液，从而改善症状，让盲肠缩小。

无菌小鼠小肠绒毛的毛细血管网发育明显受限，缺乏肠道细菌的刺激，小肠血管的再生也会出现问题。当给肠道接种了一种多形拟杆菌后，小肠绒毛的微血管网络发育恢复良好。这是因为肠道细菌发酵植物多糖产生的短链脂肪酸具有为肠上皮细胞提供能量，刺激其分化增殖的作用。

上面的研究证实了肠道菌群除了能够帮助宿主消化吸收食物中宿主自身不能代谢的物质、提供营养和能量外，还可以促进肠道发育，维持肠道免疫系统健康和肠道的正常运转。

肠道菌群与宿主在肠黏膜表面的不断接触对宿主获得性免疫系统的建立和发展具有“教育训导”作用。研究发现，无菌动物的肠黏膜免疫系统发育不完全，肠黏膜淋巴细胞数量少，特化性淋巴滤泡也小，血液中免疫球蛋白浓度还低。但是，如果将正常肠道菌群接种到无菌动物体内，肠道上皮内淋巴细胞数目大大增加，肠黏膜淋巴滤泡和固有层内分泌免疫球蛋白细胞的生成增加，血液中免疫球蛋白含量增加。

抗生素也可以杀死肠道微生物,给动物大量服用"抗生素鸡尾酒"就能杀死肠道中的大部分微生物,达到跟无菌动物类似的肠道状态。研究发现,用抗生素杀死部分肠道微生物后,会导致致病菌艰难梭菌的比例上升,其产生的毒素增加,导致肠上皮的通透性增加和肠道细菌的移位。为了研究不同细菌在肠道的定植对肠道的影响,加西亚·拉富恩特(Garcia-Lafuente)等人将单一肠道细菌定植于经抗生素处理的大鼠肠道内,检测细菌定植后肠道对葡聚糖和甘露糖的清除率。结果发现,条件致病菌大肠杆菌、肺炎杆菌和链球菌都能显著增加肠上皮通透性,增加肠道中葡聚糖和甘露糖的清除率,而益生菌短乳杆菌具有相反的作用,定植后甘露糖的清除率反而降低。这就说明肠道菌群结构失衡会造成肠上皮通透性增加,从而导致疾病的发生。

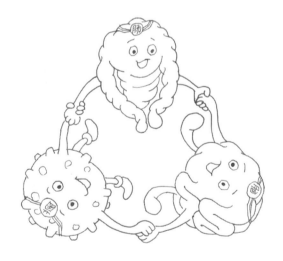

缺失肠道微生物,影响大脑正常运行

无菌小鼠除了出现肠道方面的问题,大脑也会受到影响。2017 年有几项研究显示,给无菌小鼠慢性束缚应激处理(把小鼠捆着不让动)后,它们的焦虑样行为与存在肠道微生物的小鼠相比明显减少，且下丘脑 - 垂体 - 肾上腺（HPA）轴中的促肾上腺皮质激素释放激素、促肾上腺皮质激素、皮质醇等紧张激素水平较高。此外，另一个研究发现，无菌小鼠的大脑中杏仁核及前额皮质与焦虑样行为相关的基因表达出现了异常，表现出明显的焦虑、社交和认知障碍以及类似抑郁的行为，如果给无菌小鼠定殖正常的肠道菌群后，大脑中部分基因表达就会恢复正常。

有研究发现，肠道中的某些梭菌能够产生神经毒素，对于人体的神经系统具有损伤作用，这类细菌的过度生长会导致肠功能紊乱，神经毒素进入血液后会造成神经系统的损伤。自闭症儿童肠道内梭菌的数量较多，且有 9 种梭菌是正常儿童中未发现的，自闭症患儿肠道溶组织梭状芽胞杆菌数量较正常儿童显著增多。

来自芬兰的研究者们，比较了正常人与帕金森患者肠道微生物组成特征，发现相比于正常样本，帕金森患者肠道微生物群中普雷沃菌科的细菌丰度发生了明显的下降。我参与的一项研究也证明，与健康对照相比，帕金森患者肠道中 *Blautia*、*Faecalibacterium* 和 *Ruminococcus* 属等具有纤维素降解作用的细菌显著降低，而大肠 - 致贺杆菌、链球菌、变形杆菌和肠球菌属等具有潜在致病性的细菌在帕金森受试者中明显增加。

肠道微生物还参与了机体的运动调控。有研究发现，无菌小鼠的运动技能明显优于那些肠道具有完整微生物组的小鼠。帕金森患者明显症状就是身体不受控制的抖动，研究者构建了帕金森的小鼠模型，并且移除这些模型小鼠的肠道菌群，结果发现，清除肠道微生物后帕金森模型小鼠的运动技能也会跟着恢复。

最近，有研究发现，肠道菌群可能在多发性硬化症（MS）的发病中起重要作用。MS 是一种免疫介导的最常见的中枢神经脱髓鞘疾病。有研究对比了 MS 患者与年龄和性别相匹配的健康对照的粪便菌群，发现 MS 患者与健康对照相比，具有不同的肠道微生物特征。MS 患者中 *Psuedomonas*、*Mycoplana*、*Haemophilus*、*Blautia* 和 *Doreagenera* 等菌丰度增加，而对照组中则是 *Parabacteroides*、*Adlercreutzia* 和 *Prevotella* 属的丰度增加。

重庆医科大学的谢鹏教授团队与第三军医大学实验动物中心的魏泓教授团队一起对比了重度抑郁患者与健康人肠道菌群的差异，发现重度抑郁患者肠道中厚壁菌门、放线菌门及拟杆菌门丰度明显比健康人高。

上面这些研究表明肠道微生物的组成发生改变，会对大脑产生显著的影响。不仅如此，肠道中的微生物或其产物还可能进入大脑，对大脑产生严重影响。加州大学戴维斯分校神经和大脑研究所的研究人员首次发现，所有 18 个晚发性的阿尔茨海默病患者大脑样本中都存在较高水平的革兰阴性菌的抗原。相比对照组，这些患者大脑样本中细菌脂多糖和大肠杆菌 K99 菌毛蛋白的水平都较高。此外，研究者还发现，K99 菌毛蛋白在阿尔茨海默病患者的大脑中水平明显增多，而脂多糖分子能够聚集在大脑淀粉样斑块和大脑的血管中，这就和阿尔茨海默病患者的病理学表现及疾病进展直接相关了。

清除肠道微生物对肠道和大脑都会产生显著的影响。现实情况下，人们几乎不可能清除体内的微生物。最常见的情况是肠道微生物的组成发生改变，比如某些菌的增加或减少，造成肠道菌群紊乱。

人体是复杂系统，菌 - 肠 - 脑轴对人类行为的影响也是复杂的。肠道微生物受食物、精神压力等的影响而发生改变，这种变化又会导致机体代谢异常，机体代谢异常又会影响到个体的身体健康和精神状态。菌群、肠道和大脑三者之间相互联系，相互沟通，相互连接，相互制约的关系仅仅通过这种简单的联系来分析是不够的，它们之间的关系应该是一个系统的调控网络，共同发挥作用，共同影响着人体健康。然而，无论三者之间的关系是多么的复杂，将肠道微生物作为菌 - 肠 - 脑轴的核心来调节人的心理和行为是非常值得尝试的。

④ 移植了粪菌，思想也会跟着一起移植？

"你吃屎了吧！"这句不文明用语在日常生活中有时会听到，人们认为大概只有脑子坏掉的人才会去"吃屎"。然而，现在的研究发现，粪菌移植居然可以在一定程度上解决不少人的问题！

假如你在某段时间总是感到莫名地紧张担心、坐立不安，甚至心悸、手抖，那很有可能是患了焦虑症。医生在查看你的病情之后，也许为你推荐了一种意想不到的治疗方案——粪菌移植（fecal microbiota transplantation，FMT）。

"等等，我只是精神状况有些问题，关粪便什么事？！"

你大概不知道，无数的研究已经证实，肠道菌群可以"操控"我们的大脑。肠道菌群，又被誉为人类的"第二基因组"，近年来，"菌群"这个词已经频频进入大众视野，似乎常见的许多疾病都和它们脱不了干系。这些高度多样化、数量惊人的菌群定居于我们的身体中，对我们的健康至关重要。

大量研究已经证明，肠道菌群参与许多重要的生理功能，如食物的消化和吸收、免疫力等。肠道菌群还可以影响更高级的功能，比如影响各种神经系统的功能，诸如认知能力、学习和记忆力等。肠道菌群甚至还可以调节智力发育及日常行为。这些发现都不是猜测，通过对一些神经功能障碍类疾病研究已经证明，帕金森症、阿尔茨海默病、多发性硬化症、肌萎缩性侧索硬化症、焦虑症、压力大等都与肠道菌群关系密切。肠道中的某些菌或者它们的分泌物（如短链脂肪酸、γ-氨基丁酸、5-羟色胺及其他神经递质）可通过迷走神经刺激直接或通过免疫系统、神经内分泌系统等间接影响大脑，受菌 - 肠 - 脑轴的调控。

肠道能够通过迷走神经直连大脑，可以将肠道里的信息快速从肠道传到大脑。如果肠道传递的这些物质发生改变，大脑的正常功能也会受到影响。

最近有个特别有意思的研究发现，患有重度抑郁症的患者的粪便菌群居然可以把抑郁症状"传染"给无菌动物。通过对比，研究人员发现，如果把实验小鼠体内的菌群完全去除，这些小鼠就会变得不爱动弹，表现出抑郁症状，如果再把重度抑郁症患者的粪便菌群移植给这些无菌小鼠，它们就会表现出与人类类似的抑郁、焦虑等症状。

基于这些发现，我们有理由相信，如果给抑郁症患者移植健康人的粪菌是有可能缓解抑郁症状的。再进一步，菌群影响人的心理，移植人的菌群后，是不是菌群在新的"主人"体内也会影响其心理呢？对于这个问题，我们先不着急下结论，只能说一切皆有可能。

先来看看已有的一些研究吧，直接在人体做的研究还没有，但是一些跨物种的 FMT，比如将患者的粪菌移植到无菌小鼠体内的研究还是有一些的。

FMT 可影响 IBS 肠道功能和焦虑样行为

肠易激综合征（IBS）是世界上最常见的胃肠道疾病之一，患者常出现腹痛及肠排便习惯改变，如腹泻和便秘。此外，IBS 患者还常伴有慢性焦虑或抑郁。这类患者体内的肠道微生物发挥着重要作用，不仅可以影响他们的肠道功能，还能影响他们的情绪和行为。

研究人员将有和没有焦虑症的 IBS 患者的粪便微生物移植到无菌小鼠体内，结果发现与接受健康个体粪便菌群移植的小鼠相比，移植了 IBS 患者粪便菌群的小鼠表现出与患者类似的肠道症状，并且移植了患有焦虑症的 IBS 患者菌群的小鼠也表现出了焦虑症状。

FMT 可影响帕金森症

帕金森症（Parkinson's disease，PD）是一种老年人常见的神经系统疾病，60 岁左右发病较多。我国 65 岁以上老人患 PD 的比例大约是 1.7%，差不多一百个老人里有两个人，并且还有逐年增加的趋势。实际上只有不到 10% 的 PD 患者有家族史，其病因更多的可能是由环境因素引起的。PD 最突出的特征是静止性震颤，也就是什么都不干，身体控制不住地抖动，特别是手，越是闲着不动越抖得厉害，拿东西的时候反倒不抖了；紧张激动的时候抖得更厉害，但是睡着了就不抖了。

当出现抖动时其实已经患病很长一段时间了，实际上，在出现抖动之前，帕金森患者嗅觉最先出了问题，一些老人出现闻不到或者闻不对常见的气味，食欲变差时就需要引起警惕。当嗅觉改变没有引起重视时，一些老人还会出现胃肠道症状（如便秘等），肠道神经系统也会出现病变，而大脑也随之出现病理改变，最著名的莫过于 α- 突触核蛋白（α-synuclein）了，正是它破坏了神经细胞，影响了大脑的正常功能。

近年来的研究也发现，PD 患者的肠道菌群明显失调。与健康人相比，PD 患者的粪便样品中短链脂肪酸浓度显著降低，普雷沃氏菌科及拟杆菌门丰度减少，肠杆菌科丰度增加。这些菌群的改变可能伴随着胃肠功能紊乱，胃肠神经系统和大脑神经系统的病变，这些病变可能持续二三十年，直到出现 PD。

随着年龄增加，衰老过程常伴随着肠道菌群组成变化，菌群多样性降低可引起慢性炎症的肠道致病菌的增加，乳杆菌属的减少等都可能引起肠道菌群的紊乱。衰老过程和肠道菌群的变化是不是与 PD 的发病有关系呢？为了解答这个问题，2014 年，中科院心理研究所的金锋研究员与北京医院神经内科秦斌主任合作共同开展了 PD 患者的肠道微生物研究，我与李薇和吴晓丽博士共同参与了这项研究。在研究中，我们详细记录了患者的生活史和疾病史，同时分析了患者和健康对照组之间的肠道微生物组成的差异，结果发现，与健康对照组相比，肠道具有纤维素降解作用的细菌在 PD 患者中显著降低，具有潜在致病性的细菌在 PD 受试者中明显增加。根据这个结果，我们推断，PD 患者肠道微生物的结构变化导致纤维素降解产物减少，病原菌的增加，减少了短链脂肪酸的产生并产生了更多的内毒素和神经毒素，这些变化可能导致了 PD 的发生。

前面已经提到，帕金森患者大脑中 α- 突触核蛋白存在异常，如果让小鼠分泌更多的这个蛋白就能模拟出 PD 症状。2016 年，科研人员人为地增加了大脑中这种蛋白从而构建了 PD 模型小鼠。结果正如所料，PD 模型小鼠的运动能力明显变差，出现了类似 PD 的症状。科研人员又给 PD 模型小鼠服用抗生素，把它们的肠道菌群给清除掉，结果发现 PD 模型小鼠的运动技能竟然部分恢复了！

清除肠道微生物对治疗 PD 也是有好处的！难道是肠道微生物引起了 PD 吗？为了回答这个问题，科研人员先将一些特定微生物的代谢物喂给无菌小鼠，发现这些菌的代谢物能够让小鼠表现 PD 症状。进一步分析发现，肠道细菌分解膳食纤维时所产生短链脂肪酸（SCFA）分子是促进神经炎症的"不良分子"，它们进一步使 PD 恶化。这就表明，肠道微生物的代谢产物与 PD 的发生之间存在密切联系。

紧接着，他们又把健康人和 PD 患者的粪便样品移植给无菌小鼠，结果发现，移植了 PD 患者肠道菌群样本的无菌小鼠表现出更强的 PD 症状。同时，这些小鼠的粪便中也含有更高水平的 SCFA。这些研究结果也就证明了肠道菌群和 PD 发生之间的关系。这些结果也提示人们，未来或许可以通过 FMT 等方式调控肠道菌群及其代谢产物来治疗 PD。

然而，这里也存在一个问题。我们现在知道了肠道微生物的改变是在 PD 发生之前的很长一段时间，有可能是几十年。在做 FMT 时，选择的供体都还比较年轻，但是并不能预知他们未来的几十年中是否会得 PD。如果这个供体的菌群容易引发 PD，那么在移植之后，就有可能在未来的某一天也会引发 PD。

FMT 可影响阿尔茨海默病

阿尔茨海默病（Alzheimer's disease，AD）是全球范围中最常见的痴呆形式，遗憾的是这种破坏性神经退行性疾病目前还没有治愈的可能。AD 的主要临床表现为渐进性记忆障碍、认知功能障碍、人格改变及语言障碍等神经精神症状。这跟 PD 完全不一样，这种病会让老人"变傻"！这种病会严重危害老年人的身心健康和生活质量，给患者造成深重的痛苦，也给家庭和社会带来沉重的负担。

令人担忧的是，随着世界人口老龄化的增加，AD 的发病率逐年上升。据估计，2010 年，全世界大约有 0.36 亿 AD 患者，预计将来会以每 20 年增加 1 倍的速度快速增加，到 2030 年，全球 AD 患者甚至达到约 0.66 亿，到 2050 年将超过 1.15 亿！

AD 的病理学表现主要包括神经细胞外 β- 淀粉样蛋白（amyloid protein β，Aβ）聚集形成的斑块，称为老年斑（senile plaque，SP）和神经细胞内的过度磷酸化的 tau 蛋白。肠道微生物群在许多脑部疾病中发挥作用，AD 也不例外！

为了研究 AD，人们构建了 Aβ 前体蛋白（Aβ precursor protein，APP）

转基因小鼠模型，这种模型会出现类似 AD 的症状。通过对比 AD 小鼠和健康小鼠的粪便中的细菌组成，发现两种小鼠的肠道微生物组成差异巨大。随后人们把 AD 模型小鼠的体内菌群完全清除，结果发现这些无菌小鼠脑中 Aβ 淀粉样蛋白大大减少了。

紧接着，有人把健康小鼠和 AD 模型小鼠的粪便菌群分别移植给无菌小鼠，结果发现，移植了 AD 小鼠来源的肠道细菌的小鼠大脑中出现了更多的斑块。这些结果说明肠道微生物参与了 AD 的发病。虽然这个研究并没有直接使用 AD 患者的肠道菌群，但是也同样证明了，FMT 的过程，供体的肠道微生物组成会影响受体大脑中特定物质的含量。

FMT 影响性别认同或生育能力

有些疾病男女有别，比如自身免疫病大多高发于女性，而自闭症多发生于男性。究竟是什么原因导致的性别差异呢？有一项研究对比了患有自身免疫性的 1 型糖尿病（T1D）的雌性和雄性小鼠的肠道菌群的差异，结果发现随着性成熟，雌性小鼠肠道菌群与雄性小鼠的差别越来越大，差异的主要菌包括 *Roseburia, Blautia, Parabacteroides* 和 *Bilophili* 等。两性之间的微生物组成差异在幼鼠期差异并不大，真正出现差异是从青春期开始的，也就是出现明显的性别区分开始的。这个研究表面这种病的性别差异可能是由肠道菌群介导的。

既然肠道微生物影响了雌性自身免疫性疾病发病率，是不是通过改变肠道微生物就能改善T1D发病率呢？于是，他们又做了一个有意思的研究，这次他们把成年雄鼠的肠道菌群移植给雌性幼鼠（相当于把爸爸的菌群移植给女儿），结果发现，雌鼠的发病率大幅降低，最主要的变化是雌鼠血清中一种激素 - 睾酮的水平明显升高，睾酮本身具有显著的胰岛细胞保护作用，不仅可增加胰岛细胞的分泌，而且可以明显地促进胰岛素的合成。他们还发现肠道微生物要想发挥作用需要依赖雄激素受体的活性。这就说明，调节肠道菌群有可能还可以调控性激素的水平。

睾酮（又称睾丸素、睾丸酮或睾甾酮）是一种天然雄性激素，控制男性性器官和男性副性征的发育和生长。睾酮主要由男性的睾丸或女性的卵巢分泌，随着年龄增长，从十岁左右开始，男性的睾酮水平快速增加并维持较高的水平，而女性的睾酮水平稍有增加并在十四五岁开始维持稳定。睾酮对"男子气概"行为具有重要影响，并且具有维持男性特征，肌肉数量、强度及质量，骨质密度及强度，提神及提升体能等作用。在医学上，人们将睾酮用于无睾症的替代治疗，男性更年期综合征、阳痿等疾病的治疗，某些人为增加肌肉数量也会使用。

在动物世界，睾酮作为一种雄性激素，不仅能够保持"男子气概"，还具有维持动物攻击性，获得和维持自己社会地位的作用。较高的睾酮水平造就了雄性强壮的体格，他们的攻击性也更强，这样可以保持自己在群体中的位置，群体中的"王"是需要经过残酷的战斗获得的，比如雄狮要想获得狮群首领的位置，必须挑战老狮王，需要经过激烈的打斗，这就需要有足够量的睾酮支持。

睾酮水平还会影响动物的冒险行为以及积极主动性，睾酮水平越高，动物越爱冒险，积极主动性也越高。较高的睾酮水平与反社会人格密切相关，那些恐怖分子体内的睾酮水平一般高于正常人。此外，睾酮水平还会影响抑郁症，睾酮水平维持在合理的水平人表现正常，一旦睾酮水平偏离平均值，高了或者低了都可能引起抑郁。睾酮水平还会影响对其他人的看法，性别认同，甚至会影响择偶、婚姻和生育能力。

在上面的研究中，肠道菌群移植明显改变了雌性小鼠的雄性激素水平，而雄性激素具有的生理和心理影响也会跟着改变。雌性小鼠雄性激素水平的升高，会让雌性小鼠在行为上更偏向雄性，在人类社会也就是表现得更"爷们儿"了。设想一下，一个女性，体毛浓密，嗓音低沉，行为粗鲁，攻击性极强，一不高兴就动手，我相信绝大部分正常的男性都不会选择这样的女性作为结婚对象，更不用说跟她生育孩子了。对于这样的女性来说，可能她们的肠道菌群太接近男性了，"女汉子"的出现可能是生活方式太过男性化，大口吃肉、大口喝酒的饮食习惯在默默地影响着肠道微生物，而这些微生物影响了激素的分泌，进而让"女人"有了"汉子"的行为。

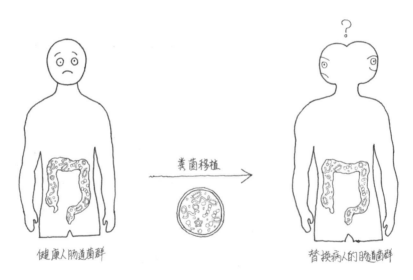

健康人肠道菌群　　　粪菌移植　　　替换病人的肠道菌群

移植粪菌有风险，思想也可能跟着一起移植！

　　一个人的微生物组受到环境和其他人的影响，而微生物会影响人的激素水平，进而影响人的心理和行为。你可能还没有意识到，经常与我们密切接触的人或者他们的生活和饮食习惯都可能影响到我们自身的微生物组。

　　俗话说"物以类聚，人以群分"，这句话的意思不仅体现在人的认知和行为上，在肠道菌群上也是一样的。拥有同样想法的人容易聚在一起，也更容易成为朋友，他们的肠道微生物组成也可能更为接近。

　　在全球范围内，各个国家和民族的肠道微生物组成是不一样的，即使在同一个国家，不同民族不同地域的人的肠道微生物也不一样。而不同民族的人所具有的不同思想或行为很可能是肠道微生物在长期的与人共生过程中逐渐造就的。

　　想起蒙古族人，我们脑海中就会想到"彪形大汉"，身材魁梧、实诚可靠、脾气火爆；想到上海人，我们的印象中则是身材偏瘦、伶俐机警、脾气温和。他们的饮食习惯确实很不一样，蒙古族人爱吃肉，当年的蒙古大军骁勇善战可能就是由于特殊的饮食造就了特殊的肠道微生物，让他们更具攻击性。现在的研究也发现，经常吃肉的人与经常吃素的人的肠道微生物组成明显不同。直接移植他人的肠道菌群，而不是通过饮食改变，可能会像长期饮食影响形成的肠道微生物一样影响人的心理和行为。

　　综上所述，我认为，移植粪菌，思想也可能跟着一起移植！你呢？

　　如果你也认同，那就需要好好考虑一下应该怎么善待你的肠道微生物了。有孩子的父母们也应该考虑一下如何养育孩子肚子里的微生物，也许孩子美好的未来就掌握在如何调整这些微生物上。

⑤　物以类聚，人以菌分，肠道菌群可影响配偶选择

　　前面的研究表明，肠道细菌可以引起宿主食物偏好和觅食行为的微妙变化。不同的微生物引起的变化不一样。众所周知，生命存在的原始使命是生存和繁衍后代。肠道菌群可以影响前者，对于繁衍后代，似乎也参与其中。

2013年,《美国科学院院报》上发表了一项研究,科研工作者们用精妙的实验向人们展示了肠道菌群和交配行为之间的微妙关系。在这项研究中,科研人员先给黑腹果蝇吃不同的食物,一组果蝇吃含有糖蜜的食物,我们把它们称作"西瓜蝇",另一组吃含有淀粉的食物,我们把它们称作"土豆蝇"。一段时间后,把这两组果蝇放在一起饲养,来看看两组果蝇之间的交配偏好。

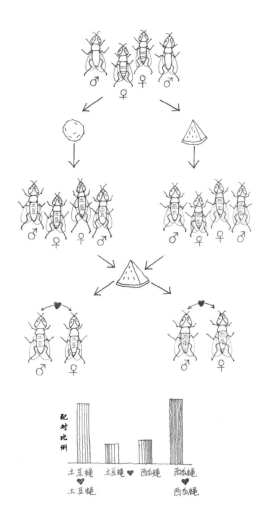

　　糖蜜和淀粉对果蝇来说是不同的食物，所有果蝇都喜欢糖蜜，因为它很甜，热量充足，不需要分解就能被果蝇利用，而淀粉没有甜味，需要消化分解之后才能转化为糖。吃糖的果蝇组，我们可以理解为其食物富营养化，而吃淀粉的果蝇组，则食物营养一般。当把两组果蝇混合时，有意思的一幕出现了，"西瓜蝇"优选与其他"西瓜蝇"交配，而"土豆蝇"优选与其他"土豆蝇"交配！真是不可思议，吃一样的食物，共同生活过一段时间，似乎就成了同类，相互之间彼此欣赏，更容易结成连理。研究人员进一步发现，前面提到的一幕，"西瓜蝇"优选与其他"西瓜蝇"交配，而"土豆蝇"优选与其他"土豆蝇"交配的现象不仅出现在这一代，两组果蝇产生的后代同样也会保留这种交配偏好，即使是传了 37 代之后也依然存在。

爱 TA 就跟 TA 一起吃饭吧

　　在人类社会也有类似的现象，考虑到饮食和生活习惯的不同，南方人结婚时会更喜欢找南方人，北方人结婚时更喜欢找北方人，相比这两种人的结合来说，南、北方人通婚的比例相对来说还是比较少的。放眼全球，也有类似的现象，跨国婚姻的比例一定低于同一民族之内的婚姻。这其中可能不仅仅是食物的差异，还有文化的差异。人类的这种婚姻偏好也已经传递了不知道多少代了，至今依然存在，以后也将继续存在。

　　现代社会，婚姻的融合变得越来越普遍了，我想一个可能的原因就是受全球化和城市化影响。无论生活在哪里的人，其食物种类和饮食习惯都在趋向一致，越来越多的中国人习惯了吃西餐，越来越多的外国人也喜欢上了中餐，很多外国人成了中国媳妇或中国女婿。基于这样的事实，"单身狗"们脱单的秘诀可能是让你喜欢的人跟你吃一样的食物，没事就约他 /

她出来一起吃饭，简单一点，就是一起吃饭，其他的可以少谈，时间久了，吃饭的次数多了，你们俩自然就会彼此欣赏，最终走到一起那就是顺理成章的事了。

抗生素杀死肠道微生物后交配偏好也会消失

动物选择配偶是受信息素控制的。有两种器官参与了这个过程，一种是散发信息素的器官，负责发送信息素，另一种是灵敏的信息素探测器官，分布大量气味受体来接收信息素。果蝇的气味受体位于触角和上颌触须中，这些受体能感受其他个体发出的信息素。以往的研究已经证明，食欲受嗅觉调控，而嗅觉可以受肠道微生物影响，并且肠道微生物还会产生很多气味分子或者影响宿主产生的气味分子，这些气味分子构成了众多的信息素，影响着动物之间的信息交流和行为。

人类感受信息素的器官已经退化了，但也保留了部分功能，至少在选择配偶方面还具有一定的作用。有研究发现，人类更喜欢跟拥有自己喜欢的气味的异性交往。两种人类中的信息素会影响人类的性别判断，雄甾二烯酮和雌甾四烯都可能影响人的性别和性取向，中国科学院心理研究所周雯研究组和蒋毅研究组合作研究发现，闻取雄甾二烯酮使得女性异性恋被试倾向于将模拟小人的性别判断为男性，而对男性异性恋被试则不起作用；相反，闻取雌甾四烯使得男性异性恋被试倾向于将模拟小人判断为女性，而对女性异性恋被试则不起作用。有趣的是，男性同性恋被试的反应模式类似于女性异性恋被试，都更喜欢男性；而女性双性恋及女性同性恋被试的反应模式则介于男性异性恋被试与女性异性恋被试之间。这就证明了，人类的信息素系统仍在工作，影响着人类的性别认同和性别偏好。

研究进一步发现，在果蝇体内有 5 种物质在交配中发挥重要作用，在

"土豆蝇"和"西瓜蝇"之间存在显著差异。然而，当用抗生素杀死这些果蝇的肠道微生物后，这些果蝇的交配偏好消失了。失去了肠道微生物的"西瓜蝇"不再优选与其他"西瓜蝇"交配，而失去了肠道微生物的"土豆蝇"也不再优选与其他"土豆蝇"交配，它们之间的交配变得更加随机了！即使让这些无菌的果蝇传递三代，交配偏好也不会恢复。这个结果说明，肠道微生物参与了交配偏好的过程，参与的机制可能是不同细菌诱导的交配信号不一样，这就导致了交配行为的不同。共生细菌可以影响果蝇性信息素的水平，后来证明这种信息素是角质烃性信息素，并且最终改变了果蝇的交配行为。

当把抗生素处理的果蝇再次接种肠道微生物时，交配偏好也跟着恢复了。他们把第三代果蝇的肠道微生物进行了 16S rRNA 基因测序，结果发现"西瓜蝇"肠道中共生细菌 Wolbachia 较多，而"土豆蝇"肠道中植物乳杆菌属细菌更多，植物乳杆菌的数量可以达到 23 万个，而"西瓜蝇"只有 2.6 万个，差了几乎十倍。虽然已经到了第三代，植物乳杆菌在两组中还是差异最明显，所以，植物乳杆菌可能是诱导交配偏好现象的关键细菌。进一步，他们把果蝇体内的植物乳杆菌分离出来，然后再补给用抗生素杀死肠道菌群的果蝇，结果发现，相比肠道无菌的果蝇，补充植物乳杆菌可以明显增加果蝇的交配偏好行为。同时，他们还做了一些平行实验，使用了其他种类的细菌，如不同的单菌和包含 41 株细菌的混合物饲养果蝇之后，这些细菌对交配偏好都没有影响。这就证明了，一种肠道细菌就可以诱导交配偏好，植物乳杆菌是非常重要的影响果蝇交配行为的细菌。

植物乳杆菌是一种常见的益生菌，一些益生菌产品中也添加了这种菌。虽然如此，我们不能简单地认为所有植物乳杆菌都具有影响交配行为的作用。另外，需要注意的是，这个研究只是在果蝇体内观察到的现象，可能并不适用于人类。人类选择配偶绝对是所有动物中最困难的，选择配偶的过程早就不再是单纯地为了繁衍后代，人类对配偶有了更高的要求，除了能生育，还会要求对方的脾气、长相、家庭背景、工作单位、收入水平、有无房产和汽车。在追求真爱的过程中，当这些外在的非生物学条件不满足时，实际上也可以考虑从生物学的角度来突破。也许在不久的将来，市场上会出现"真爱益生菌"产品，通过给你爱的人和你自己服用一样的益生菌，再加上改变饮食，改变肠道微生物，经过一段时间的肠道微生物整理，你们两人拥有了类似的肠道微生物，说不定就能走到一块儿去了，即使没能结婚，也许能够成为说得来的好朋友。

四

肠脑和大脑，我该听谁的？

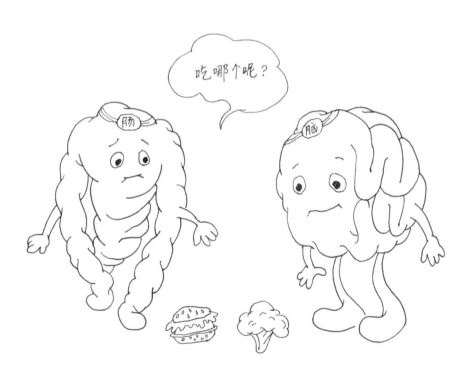

❶ 压力大，导致不停地吃吃吃？

非洲大草原上，一只羚羊正在低头吃草，不时抬头环顾四周，耳朵也转来转去，时刻警惕着捕食者。不远处一头猎豹已经盯上了它，这头豹子已经饿了三天了，饥肠辘辘，它必须拼尽全力抓到这只羚羊。猎豹匍匐前进，不断地接近羚羊，突然，它找准时机起身飞奔，向羚羊发起了攻击，羚羊发现了捕食者，撒腿就跑。一场漫长的追逐后，几乎毫无悬念，羚羊成了猎豹的食物。

有形的压力

这样的场景，在动物世界里无时无刻不在上演。食草动物们每天都面临着两方面的压力，一个是吃，压力来自自身，没有食物吃就得饿死；另一个是被吃，压力来自捕食者，不时刻提防它们就要被吃。食肉动物也面临上述两方面的压力，但是两者的感受完全不同。草很丰富，也不会跑，食草动物主要的担心是被吃；而食肉动物呢？处于食物链更高一级的它们，可能对被吃的担心较食草动物要小一些，它们最担心的应该是吃，因为食物会跑，必须不断地捕食。

无形的压力

作为最高等动物的人类，早已远离了茹毛饮血的年代，压力也远不是吃和被吃这么简单。人类文明的不断发展，使得其动物属性被社会属性所掩盖，这造就了更复杂更多变的压力。想一想，一生之中无忧无虑的时期有多久？可能也就是出生后的那几年。上学之后就要面临学习上的压力，上班了有工作压力，结婚了又要承担生活上的压力，而且现在就连出生后那几年无忧无虑的时光也在缩短，起跑线的说法害得多少孩子要承受与之年龄不相称的压力。

与动物不同，人类面临的压力通常是无形的，而动物的压力不是肉就是草，都是实物，都是有形的。有一种说法是斑马不会得胃溃疡，因为它们从不会胡思乱想，面对食肉动物时，不是战斗就是逃跑，一旦逃脱追捕就又开始悠闲地吃草了。

无形的压力比有形的压力杀伤力更大。人类之所以能够在自然界中脱颖而出，成为万物之灵，完全是因为其发达的大脑。欲戴其冠必承其重，人有七情六欲，会不自觉地胡思乱想，产生无尽的烦恼，这些都是大脑指导人类探索发现和发明创造之余的附赠品，无形的压力就来源于此。

已有研究发现，人类的压力会引发焦虑、抑郁等精神疾病，还会引起胃炎、胃溃疡、肠炎、肠易激综合征等消化道疾病。在患有胃肠道疾病的人中，性格偏内向的人群所占的比例很大。他们不爱积极主动与人交往，很少表达自己的情绪和感受，有什么事都窝在心里，还很要强，总是默默地承受着各种压力。

各位读者，请反观一下自己，如果具备上面的性格特征或正在承受着巨大的压力，你是否也经常出现反酸、胃疼、消化不良、上厕所次数偏多或便秘、晚上睡眠不好的情况呢？

压力使人变胖？

本文一开始描述的猎豹捕食的场景把食物、运动和压力这三者的关系作了形象的说明，食物会转化为压力，引起动物运动行为变化，演变成一场追逐。食物链的良性循环已经向我们展示出适当的压力所产生的运动行为使得动物更加健壮，最近的一项研究则把三者之间的关系作了完美的诠释。

来自瑞典的科学家拿一种鲈鱼做了一个实验，证明了食物、运动和压力三者的关系，以及它们对动物身体的影响。在一个大鱼缸里，有丰美的水草和充足的食物，鲈鱼们活得悠然自得，它们活动不多，慢悠悠地浮上浮下，生活很是惬意。当把捕食者，一种梭子鱼放入鱼缸时，形势陡然变了。捕食者的加入，给鲈鱼们造成了巨大的生存压力，它们需要时刻提防着被梭子鱼吃掉。它们在进食时，速度比原来更快，同时吃得也更多，运动也随之大幅提升，很少再去水面上游戏，而是更多地待在水底，最终，它们的体型发生了巨大变化，相比没有捕食者的时候，鲈鱼的体型至少增大了20%！这种体型的增加，主要是压力和运动引起的。对于鲈鱼来说，面对捕食者，它们不得不靠多运动来逃避追杀，另外，它们又不得不提高生长速率，迅速增大体型，来获得跟捕食者抗衡的能力。

同样，人在面临压力时，在饮食方面也会有所改变，大脑指示人体补充更多能量以应对外界给予的巨大压力。在这个时期，人会吃得更多，同时嗜好更多高糖、高盐、高脂的垃圾食品，可是却不需要像其他动物一样必须增加运动以应对捕食者的袭击。那么，人的能量补充上来了，运动却没有跟上，其结果呢？就是人越来越胖，而不是越来越壮。

在日常生活中，很多压力大的人喜欢运动，而更多的时候是没有机会运动，长此以往，最终，都改变了体型，变成了"大胖子"，就跟鲈鱼一样体型变得更大。不同的是，人家鱼因为必须运动，长出来的都是瘦肉，而人呢，像"养猪"一样，光吃不动，长的是肥肉。这就证明了，并不是没心没肺，能吃能睡的人才胖，那些压力大的人，由于压力导致饮食改变，运动又没跟上，最终，也会改变体型，变成胖子。

在本书的写作过程中，为了能在规定时间把书稿交给出版社，我不得不白天工作，晚上写书，熬夜成了家常便饭。过年放假期间，因为有了难得的大段时间，更是如此。在这期间，我明显感觉到自己的食欲特别好，虽然，每天朋友圈里的运动步数只有几百，但总觉得吃不饱，桌子上摆放的水果、干果等，都会忍不住不停往嘴里放。结果可想而知，仅在过年的几天假期里，我的体重差不多增加了 10 斤，肚子又大了一圈。

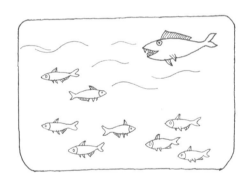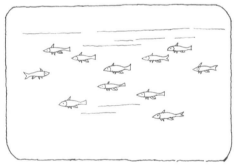

响应压力的肠道菌群

菌 - 肠 - 脑轴的存在会把大脑感受到的压力传递给肠脑，引起肠道微生物的改变。早在 1974 年，美国伊利诺伊大学的研究人员就观察到，如果不给小鼠喂食、喂水，还不让它们睡觉，过不了多久，它们胃里、小肠和大肠中乳酸杆菌的量会明显减少。后来发现，这种现象不光出现在小鼠身上，当有压力源存在时，其他动物体内也会出现类似的变化。

    1999 年，研究人员发现，如果硬生生地把小猕猴从母猴身边分开一周后，小猕猴会出现和人类类似的抑郁症状，肠道中乳酸杆菌的量也明显减少，特别是罗伊氏乳杆菌，并且这种减少与猕猴的精神状态有关。但是，当小猕猴重新回到母猴身边，回归猴群一段时间后，肠道中乳酸杆菌的数量还会恢复回来。类似地，如果在小鼠出生后的 14 天里把它与母鼠分离，小鼠粪便也会出现乳酸杆菌减少。

    还有人尝试了其他的"威胁"方式，他们不停的来回摇动小鼠，等把小鼠摇晕后看它们肠道微生物的变化，结果发现，摇晕后的小鼠肠道中乳酸杆菌的量也减少了。有意思的是，压力造成的乳酸杆菌减少主要发生在肠黏膜上，而对粪便中的乳酸杆菌数量影响不明显。这也说明，受影响的实际上是与肠脑最直接接触的微生物，不直接跟肠道接触的肠腔中的微生物受到的影响较小。这可能是压力通过肠黏膜，把大脑感受到的压力信号传递给了生活在肠黏膜中的乳酸杆菌，从而抑制了它们的生长。

压力应激破坏肠道微生物

    虽然，断食、断水、强制母子分离等做法给动物造成的压力是暂时的，发生得比较突然，持续的时间也比较短，但都能对肠道微生物造成影响。而长时间的、缓慢的压力对肠道微生物的"杀伤力"可能更强。有研究人员对小鼠进行长时间束缚应激刺激，也就是从每天晚上六点钟开始，把小鼠塞进一个比它身体稍大的圆桶里，让它不能动弹，第二天早上八点，再把它们放出来，如此反复，连续一周。小鼠们在夜间本该是最活跃的时候，一下子被圆桶裹住身子，不让动弹，并且持续一整个晚上，周而复始，被连续折磨七天，小鼠们慢慢的心理"崩溃"了。这种缓慢、持续的压力会导致小鼠肠道中兼性厌氧菌过度生长，肠道微生物的丰度和多样性都明显减少，同时，肠道中致病菌的量明显增加，被病菌感染的概率也大幅增加。

在人类社会，压力应激的种类很多，吃不饱、穿不暖、感染疾病、遭遇灾难等突发意外情况时有发生。短时的应激会对肠道微生物造成影响，而长期慢性的应激，比如患得患失的性格、家庭冷暴力、生活拮据、慢性病痛、情感压抑等也都有可能对肠道微生物造成类似影响，特别是乳酸杆菌的减少，致病菌的增加，最终，引起各类身心疾病。

此刻，我突然想到一个人，她的一生很符合这样的情况。多愁善感、敏感而多疑、整日郁郁寡欢的林黛玉，她常年疾病缠身，好不容易熬到贾宝玉结婚之时，更是遭受突然的重大打击，最后泪尽而逝。林黛玉的一生应该都在承受肠道菌群失调的痛苦，一方面是由于其本身的性格特征，焦虑抑郁，并且经常失眠；另一方面，她本身体弱多病，肠道菌群发育不完善，导致身体免疫力低下。有人猜测，她可能最终因为免疫力变差，病菌感染而死于肺结核。而压力和健康的关系已经非常清晰了，很多经历过不幸的人，除了精神上遭受打击，身体也会跟着得病，而这可能源于肠道微生物的改变。在林黛玉17年的生命中，长期慢性应激和短时的突然打击过程之中也许少不了肠道微生物的身影。

然而，压力究竟是如何影响肠道微生物的呢？美国得州理工大学的马克·莱特（Mark Lyte）博士曾经做过一项开拓性的研究。儿茶酚胺（包括甲肾上腺素、肾上腺素和多巴胺）是一类神经递质，当把这种激素放在致病性大肠杆菌培养基上时，大肠杆菌的数量增加了1000倍以上，并且细菌毒素的量也大幅增加。这种激素除了可以增加致病菌，还影响动物口腔和胃肠道中多种微生物的组成。这就说明，人类在紧张焦虑时分泌的激素，本身就能促进肠道有害菌的增长，引起肠道微生物组成的改变。

② 你想吃的，真的是你想吃的吗？

在写书的这段时间里，熬夜成了常态，我明显感觉到自己的食欲特别好，尤其馋甜的和油腻的食物，一到超市就会抑制不住想买这类食物的冲动。我想很多人一定也有类似的经历，在"诱人的美食＋大增的食欲"和"健康的身体＋纤细的身材"之间不断地犹豫、徘徊，很多时候，前者还是占了上风。

很多减肥失败的人，经常抱怨自己没能控制住自己的食欲，他们把减肥失败归结为食欲太强。也许，他们的抱怨是对的，食欲就像一条"狗"，一条生活在我们脑子当中，控制着我们嘴巴的"狗"。当它想吃东西时，会拼命吼叫，告诉我们它饿了，要吃东西；当它吃饱了，会对食物失去兴趣，哪怕你把再好吃的食物放在它眼前，它也不在乎。

食欲这条"狗"的肆意妄为，实际上是受两条"绳子"管控的。一条由大脑中的下丘脑弓状核等室周器官控制，发挥作用的是 γ - 氨基丁酸能神经元和谷氨酸能神经元，受到身体循环系统中的激素调节，我们把它称作"激素调节"；另一条，由大脑中的孤束核等脑神经传入中枢来控制，发挥作用的是胆碱能迷走神经元，接收肠道迷走神经系统发出的信号调节，我们把它称作"肠道调节"。食欲就是靠这两种调节系统控制的。

食欲调节的"自动驾驶"模式

激素调节就像自动驾驶模式一样，不需要主人每天都发出指令，自己会按时按点地调节食欲，操纵的是长期的食欲。一年 365 天，一日三餐都是靠激素调节的，到了饭点，激素就会准时出来提醒"狗狗"，该吃饭了，这是人类进化过程中形成的自动化调节程序。

控制长期食欲的激素一般来自胃肠道和存储能量的组织（如脂肪组织），激素类型也有两种，一种是引起食欲，另一种是抑制食欲。引起食欲的激素有胃饥饿素，它是目前所知的唯一的一种"开胃"激素，由胃产生。从名字上我们就能知道它的来源和作用。肚子饿了，"咕噜咕噜"的叫声就是由它控制的，告诉人类该吃饭了。如果人们在几个小时内不进食，胃饥饿素在血液中的水平就会持续升高。胃饥饿素一旦分泌，"狗狗"就开始乱叫，人就会开始寻找食物并开始进食。

但是，人也不能总是这么吃啊，吃多了胃肠道受不了，所以，当人吃饱了的时候，另一种激素该出场了，它就是脂肪组织产生的瘦素。从名字上看，大家就知道它的作用可能跟减肥有关。实际上它的作用不是减肥，而是调节长期的食欲，是一种厌食信号。在饭前，胃饥饿素引发食欲，饭终，瘦素抑制食欲，这两种激素的交替出现，精确调节着人类的长期进食行为，共同维持着人体的能量摄入平衡。

有一种 *ob/ob* 小鼠模型，就是把能产生瘦素的基因给敲除了，身体不再产生瘦素，也就无法控制食欲，也不能决定身体该保存还是消耗能量。这样的小鼠从一出生，吃起东西来就几乎停不下来，管理身体能量平衡的系统也不能正常工作，它们一直不停地把身体吸收的能量储存起来，于是，越来越胖。因此，这种 *ob/ob* 小鼠常被用作研究肥胖的动物模型。

把能产生瘦素的基因敲除会导致肥胖，要是把胃饥饿素基因敲除之后会怎么样呢？遗憾的是，很少有这样的动物模型出现，不吃也不喝的动物根本没法生存，生下来就得饿死。吃，本身就是动物最重要的生存本能，吃都没兴趣了，活着还有什么意思呢？目前的研究也发现，胃饥饿素除了控制食欲，还可以进行大脑调节，包括学习、记忆、动机、应激反应、焦虑、抑郁和情绪。

激素调节在短期的食欲调控中，除了上面提到的两种激素之外，还有由肠道产生的促进饱足的胆囊收缩素和诱导餐后饱腹感的酪酪肽（PYY）。还有一种称为胰高血糖素样肽 1（GLP1）的激素也发挥了致饱食感激素的作用，这种激素还会刺激胰岛素分泌并降低餐后血糖水平，而胰岛素的产生同时会抑制胃饥饿素的分泌，告诉人们身体已经摄入足够的能量了，可以停止进食了。

食欲，不用我们操心，只要是生物，天生就懂得吃。我们需要操心的是如何控制食欲。人体设置了大量的控制系统，目的更多地是为了抑制食欲，告诉我们不能再进食了。

进食障碍

有一种常见于 13~20 岁之间女性青少年的进食障碍，在所有精神疾病中有着最高的死亡率，这种病被称为神经性厌食症。从名字上可以看出，这是跟神经系统有关的抑制食欲的疾病。这样的患者并不是真正的厌食，人类的大脑还不能控制自主神经系统，保持食欲的胃饥饿素并不受人的控制，到点儿了，它们就会让人有食欲。厌食症患者只是为了"苗条"而忍饥挨饿，一直在跟食欲作斗争。有一些女性对体重和体型极度关注，盲目追求苗条，她们吃得很少，进食后抠吐或呕吐，或者进行过度体育锻炼，或者滥用泻药、减肥药等。这样的患者常有营养不良、代谢和内分泌紊乱问题，很多人早早地出现闭经。严重者可出现极度营养不良，机体衰竭，危及生命，有 5%~15% 的患者最后死于心脏病、多器官功能衰竭或继发感染。还有一些人因为抑郁而自杀。

患有厌食症的孩子，通常会有一些特定的性格特征。如对成功或成就的要求过高，同时还有低自尊、完美主义、刻板固执、敏感多虑、胆怯退缩、多动好胜、不合群、好幻想、无主见等心理特征。此外，在儿童时期没有形成良好的饮食习惯可能也是引起这种疾病的原因。本来，吃饭是一件令人开心的事，但是有的孩子却偏食、挑食、嗜好零食。而对于孩子的这些不良饮食习惯，有些父母表现得过度关注和紧张。他们反复唠叨和抱怨，甚至强迫孩子进食。每天，吃饭这件事对孩子来说就成了一种煎熬。时间长了，孩子对吃饭不再有期望，饮食不再能引起他们的兴趣，他们反而出现了抵触情绪。最终，有可能导致厌食症。与厌食症相对应的一种病是嗜食症，这种病也常发生于儿童，表现为食物上瘾，总是吃不停，身体超重。这种病也跟父母较多的饮食限制和较高的饮食压力有关。

任何事，都不要走极端，过犹不及。孩子的饮食需要控制，但要讲究方式方法。对于食欲，特别是面对好吃的食物时，很多大人们都无法战胜自己，何况还不能很好控制自己身体和情绪的孩子？孩子出现进食障碍时，家长先要反思自身，再看孩子的问题。控制食欲实在不是一件容易的事，孩子需要家长的理解和帮助，而不是抱怨和谩骂。

保护味蕾，控制食欲

最近的研究表明，食欲还受舌头上的味觉细胞控制。肥胖或嗜食症的人总是吃不停是因为它们大脑中奖赏系统的阈值升高了，也就是说，他们需要吃得更多才能获得相同的多巴胺水平，才能出现快感。此外，肥胖者的味觉被大大地削弱了，他们感知的味觉明显减少了，导致他们食欲更强，吃得更多。

研究人员发现，给小鼠吃 8 周的高脂饮食，这些小鼠的体重增加了超过 30%，同时，舌头上的味蕾减少了 25%！味蕾的减少是由于肥胖，导致能引起慢性炎症的肿瘤坏死因子 α（TNF-α）增多，而味蕾细胞对这种炎症因子特别敏感，导致味蕾总体数量迅速下降。动物的味蕾细胞更新速度非常快，平均寿命只有 10 天，正是由于这些细胞的存在，才让我们感知到酸、甜、苦、咸、鲜五种主要的味道。肥胖会减少味蕾细胞，进而影响味觉感知，而这种味觉感知的错乱会使人倾向于选择热量更高的不健康食物，于是陷入了恶性循环：吃高热量食物，体重增加，味蕾减少，吃更多高热量食物，导致体重再增加，味蕾再减少。如此循环反复，要不了多久球形身材就出现了。也许，打破恶性循环的方法只能靠控制食欲，持续吃垃圾食品的时间不要超过 10 天，这样就能尽可能地防止味蕾细胞的减少，从而避免持续地选择高热量的食物。

食欲的错误调控

厌食的过程就是大脑抑制食欲的过程，开始时胃饥饿素照常分泌，时间久了，胃饥饿素的分泌就会减少并持续下去，人体本能的对食物生厌。胃饥饿素分泌出来不容易，分泌出来后，大脑总是对着干，一直不让吃东西，激素总是不能有效的发挥作用，这对人体来说绝对是一种浪费，多次重复之后，人体必将做出相应的调整，开始逐步减少胃饥饿素的分泌。胃饥饿素分泌少了，焦虑抑郁等精神问题就会增多。厌食症患者自杀身亡也是由于胃饥饿素分泌减少，最后导致抑郁。

有趣的是，美国西南医学中心的研究人员发现，当个体被限制热量摄入时（一定程度的节食），胃饥饿素水平会升高，表现出天然的抗抑郁功效。很多人在适当节食后的一段时间，会感觉放松，焦虑抑郁情绪明显好转，实际上是饥饿引起人体分泌了大量的胃饥饿素，激素改善了情绪。近期人们还发现，胃饥饿素显示出促进动物模型海马神经细胞再生的能力，也就是说胃饥饿素有可能影响记忆力。对于人类来说，控制食欲的度一定要把握好，真是"过之砒霜，适之蜜糖"。而胃饥饿素呢？在这些研究的论证下，具有成为抗焦虑抑郁，甚至提高记忆力的新型药物的潜力。

少食更长寿

在过去的几十年中，一系列动物试验证明，每日减少 25% 的能量摄入就可以有效增加啮齿类动物（老鼠）寿命，在线虫、果蝇、鱼类和猴子等多种动物身上也已经观察到了这一现象。有一项研究发现，持续两年减少 15% 的热量摄入，大部分人在 1 年后体重可减少 8 千克，同时，基础代谢率减少 10%，特别是夜间代谢，核心体温也有下降，而白天的代谢率变化并不明显。更重要的是身体的氧化应激反应等一系列与衰老相关的指标也都明显降低，由活性氧导致的氧化应激下降了 20%。限制能量摄入还可以让血液中胆固醇和血糖水平更健康。这些研究似乎在向我们传递一个信号：吃得少，活得久！

中国有些老话，现在看来非常具有科学性："若要身体安，三分饥和寒"，"吃饭七成饱，穿戴适当少，耐点饥和寒，益寿又延年"。这其中的科学道理可能是：限制饮食，胃饥饿素就持续分泌，食欲得到控制，能量摄入合理，就可以延年益寿。

总结一句话：饭吃七成饱，胃饥饿素分泌少不了；胃饥饿素水平高，聪慧长寿心情好！

肠内分泌细胞——肠道环境中的"侦察员"

在肠道中有一类细胞（肠内分泌细胞）发挥着"侦察员"的作用。它们的比例很少，只占肠道上皮细胞的 1% 左右，但工作非常重要，专门监控进入肠道中的能量和营养物质，它们还会精确计算进入的量和人体需要的量。如果进入的量不足以平衡人体需要的量，肠道组织就会分泌激素，把食物短缺和营养缺乏的信息通过血液循环系统传递给大脑，让人食欲大增，继续进食；如果进入的量足够了，肠内分泌细胞就会释放另一类激素，告诉大脑不要再吃了，已经够了。人的食欲就这样被精准地控制着。肠内分泌细胞分泌的肽类激素类型非常多，包括前面提到的胃饥饿素、瘦素，还有胃动素、促胰液素等，它们的功能除了调节食欲，还可以调节胃酸、胰岛素、生长激素的分泌，影响胃肠动力和消化吸收等过程。

肠道中的这些"侦察员"是肠道菌群代谢产物的关键感受器，还可以识别某个微生物是病原体还是共生菌，是朋友还是敌人。当它们识别出敌人时，就会释放细胞因子和上面提到的各种肽类激素，直接影响肠道屏障功能或者调节肠道免疫细胞的活化，最终，将敌人阻挡在体外，使其被免疫系统清除掉。

食欲的精准调控离不开肠道菌群

为什么会有这么多的激素来控制食欲呢？进食过程需要精确控制，长期和短期的协调控制必不可少。每一次吃饭的冲动都是多种激素共同调节的结果，而且还能够根据身体的能量和营养需求对其进行微调。

前面讲到，人体内存在着大量的微生物，它们必须要靠人类吃下去的食物维持生存。人类摄取的营养物质和能量都可以直接或间接地被肠道菌群和人体利用。值得一提的是，除了食物，人类还需要肠道中共生微生物提供的营养物质和能量。而对于肠道菌群来说，它们需要利用自己代谢产生的能量繁衍后代，维持种群数量，同时，还可以提供部分能量和营养物质为人体所用，这种方式甚至比人体直接从营养物质中获取能量的效率更高。所以，在营养和能量方面，人体和微生物达成了密切的合作。微生物利用人吃下去的食物满足了自身生长的需要，同时把多余的提供给人类。人体既可以直接从消化的食物中获得能量，也可以间接地从肠道菌群的代谢中获得能量。

目前，人类已经确定肠道菌群可以合成的 B 族维生素有 8 种，包括烟酸、生物素、核黄素、硫胺素、泛酸、叶酸、吡哆醇和钴胺素。此外，还有维生素 K 和一些人体必需的氨基酸等。肠道菌群还为我们提供能量，它们会利用人体不能消化的食物残渣，把里面的膳食纤维分解为单糖，或者产生三磷酸腺苷、乳酸盐和丁酸盐等满足人体能量需要。也就是说，肠道菌群并不是跟人类争抢食物，它们利用的食物基本上都是人体不能利用的"废物"，被它们二次利用后还会有一部分返还给人类，这些微生物们还挺"讲究"。

另一种情况，当人处于饥饿状态，肠道菌群则只能从人体能量储存中获得能量来维持自己的生存，这时候肠道菌群的组成也会发生相应的改变，调整为能适应低能量供应的菌群为主。对于细菌来说，人体本身就富含蛋白质、脂肪和碳水化合物，如果细菌得不到食物，毫无疑问，人体就会变成细菌的食物，微生物就开始"吃人"了！

在肠道中，本来就有一些微生物是以人体脱落细胞以及细胞裂解物和残渣为食的，如果断了粮，它们就会更加肆无忌惮地大口大口吃肠道黏膜和上皮细胞了。人要活着就得吃饭，理论上只要有人吃的就少不了肠道菌群的，但是，现今社会不好消化的食物大多被人们剔除了，加工食物做得越来越精，精米和精面中的物质绝大部分都能被人体消化，根本就轮不到肠道里的细菌就被人体吸收殆尽了，可怜的肠道菌群也就只有饿肚子的分了。它们要是饿了，生气了，后果可是很严重的。一些菌群会逐渐吞噬肠黏膜，导致肠黏膜变薄，肠壁受损，最终，引起肠漏。平时吃得太精，不吃蔬菜水果等富含膳食纤维食物的人和那些为了减肥经常节食的人，一定要小心不要把肠道菌群给饿坏了，不然"菌群很生气，后果很严重"！

当然，还有一些"吃素"的菌，它们可能不会这么血腥，而是会产生一些激素，告诉人体赶紧吃东西，它们已经饿得不行了！持续的食欲刺激，人可能会饥不择食，平时不爱吃的食物也会控制不住吃一点。所以，对于那些不爱吃素的孩子，饿一饿他们，把他们和肚子的微生物都给饿到一定程度，再不爱吃的食物，他们可能也会去吃。

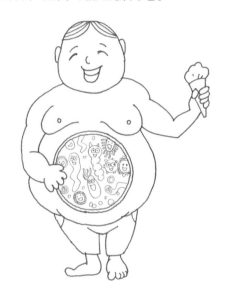

要想心情好，就把肠道微生物喂饱！

正是因为肠道微生物要靠我们人类吃下的食物维持生存，所以，微生物也可以表达自己的诉求，它们也有食欲，也可以发出自己的食欲信号，告诉大脑它们想吃土豆还是玉米。这就要用到另一条控制食欲的通路——"肠道调节"途径。

某种肠道细菌能否在人的肠道内存活和繁殖，很大程度上取决于人类吃了什么食物。有的微生物喜欢吃糖，有些喜欢吃肉，有些喜欢吃脂肪，还有一些喜欢吃膳食纤维。如果你吃很多糖，那些偏好糖的微生物就会大量增殖，而那些不喜欢糖的微生物就会被抑制，最后，可能被挤出肠道应有的位置。

随着偏好糖的微生物的数量暴涨，它们会为了自身的生存和繁殖，而控制宿主的进食倾向和食欲，一方面让宿主更渴望吃糖，另一方面是吃更多的糖。当人的食欲被微生物控制后，就慢慢地形成了一个封闭的死循环，人吃的食物种类越来越有限，越来越单一，肠道微生物的组成也越来越单一，多样性逐步丧失。时间长了，单一的营养就会导致营养不良，人或者消瘦或者肥胖，还可能伴有其他的身体不适。

肠道菌群可以分泌神经递质、激素等活性物质，通过迷走神经影响食欲。肠道菌群产生的信号能够直接与肠道激素信号通路和人体循环系统一起影响人体对食欲的控制，它们的目的不是为了人类，而是为了它们自己。肠道菌群数量和生长的动态改变也必定伴随着菌群所需食物的改变——菌多了，吃得就多，需要的食物也更多。一旦菌群过度生长，就会导致它们的能量需求呈爆发性增加，最终，导致宿主食欲增加。

肠道菌群感受到的能量短缺会使人的食欲增加，从而触发进食行为。同时，与进食有关的大脑奖赏系统开始工作，大脑就产生了快感。一次饱餐之后，整个人都会放松下来，愉悦满足的感觉就是大脑奖赏控制系统的。进食的快感跟谈恋爱时的快感从本质上没有什么区别，都是由大脑中的多巴胺控制的。一旦多巴胺分泌异常，就会导致异常的饮食快感，使得原有的饮食模式遭到破坏，进而导致暴饮暴食或肥胖。

什么情况下多巴胺会分泌异常？刚才提到，多巴胺是一种快乐激素，和相爱的人一起吃饭，多巴胺会分泌增加，快感开始产生，食物也会变得更美味，以后碰到这些食物时会格外地喜爱；相反，和相爱的人吃饭时，吵了一架，多巴胺分泌急剧减少，快感消失，同时，人们对当时吃的食物也会产生不好的记忆，会把这种悲痛与食物画等号，以后不再喜欢这种食物了。在这个过程中，多巴胺只有一种，大脑分辨不出是感情产生的还是食物刺激产生的，所以，相互之间会引起错觉。

人类对食物的喜好和厌恶，可能跟吃饭时的情绪状态有关系，因此，吃饭时少说话，不要在吃饭时批评人，特别是，不要在孩子吃饭时数落他们，这可能会让他们对吃饭，对当时吃的食物产生错位记忆，把当时难过的心情和吃的食物联系在一起，导致厌食或偏食。当然，人们也可以利用这种原理来纠正孩子的偏食和挑食，比如在孩子开心时让他尝试一下不爱吃的食物，或者把某种他特别喜爱的事物与不爱吃的食物捆绑在一起同时出现，这样就能"骗过"大脑奖赏系统，让大脑错误地以为，当时的快感是喜欢的食物引起的，也就会让孩子爱上这种食物。

有意思的是，控制奖赏系统的多巴胺能神经元是受血脑屏障保护的，也就是血液中的激素是很难通过血脑屏障影响大脑中多巴胺的水平的，而肠道菌群则可以不通过多巴胺系统，直接通过迷走神经元传导影响多巴胺能神经元。意思是说，肠道微生物可以直接通过神经系统而不是激素分泌影响人的快感，并且影响的速度赶上光速了。神经系统的传导是电传导，远比分泌激素，进入血液，再透过血脑屏障的曲折过程来得更快、更直接。

无论是人的食欲还是快感，实际上都受肠道菌群影响，肠道菌群"不高兴"，人就没有食欲，更谈不上开心了。所以，要想心情好，就把肠道微生物喂饱！

❸ 人体的营养师——肠道微生物

食物进入肠道后被转换成各种营养成分，不同的食物营养成分也不一样，它们影响着人类自身的健康状况和肠道微生物组成。我们的"肠脑"

实际上是非常聪明的，它自己会兢兢业业、一丝不苟地连续监控着进入肠道内的营养物质，不放过任何可疑分子。为了达到这个目的，肠道内实际上密布了多种感受器，这些感受器与内分泌系统、神经系统、免疫系统和肠道的非免疫防御系统等密切配合形成了严密的监控网络，监控着进入肠道的任何物质。

在这个严密的监控网络中，肠道微生物可能发挥了主要作用。密布在肠道中的大量微生物就像"肠脑"派出的"监视员"一样，时时刻刻监控着进入肠道中的一切物质，监测哪种营养物质缺乏，哪种不该有的物质进入了肠道，并且准确地计算出进入人体的数量和人体需要的数量，一旦有什么异常情况，它们会立即上报"肠脑"，"肠脑"收到信号后就会做出相应的调整，或者让我们赶紧吃点东西，或者让我们在酸奶和烤肉中选择一个，又或者让我们立即呕吐或者腹泻。

肠道菌群知道你缺少什么营养？

2017 年，澳大利亚查尔斯帕金斯中心和生命与环境科学学院的研究人员做了一系列非常有意思的研究，他们发现肠道微生物的改变会改变果蝇对微生物和营养物质的偏好性，从而改变果蝇的行为。

一开始，他们先给 A 组果蝇喂食全营养的食物（含有所有必需氨基酸的糖水），给 B 组果蝇喂食缺乏某一种营养物质的糖水（缺乏某一种果蝇自身无法合成的必需氨基酸），给 C 组果蝇喂食缺乏不同营养物质的糖水（逐个去除不同必需氨基酸）。让这三组果蝇自由采食 72 小时后，把它们放进只含有糖水和富含蛋白质的酵母组成的"营养餐"前，看它们倾向于选择哪种食物。结果发现，缺乏必需氨基酸的 B 组和 C 组果蝇都倾向于吃含有酵母的"营养餐"来弥补自身营养物质的缺失。这就说明，果蝇实际上非常清楚地知道它们体内缺乏什么营养物质。

果蝇们是如何做到的呢？他们又做了一个实验，这次，他们在果蝇的饮食中加入了五种果蝇消化道中常见的细菌（植物乳杆菌、短乳杆菌、番茄醋杆菌、共生肠杆菌和粪肠球菌）。结果发现，补充了肠道微生物后，这些果蝇不再选择吃"营养餐"了。但是，不选择"营养餐"不代表它们体内缺少的必需氨基酸补上来了，实际上，这些果蝇体内缺少的氨基酸含量还是很低，但这丝毫不影响它们的生存和繁衍。理论上，果蝇体内必需氨基酸的缺乏会抑制细胞的生长和分裂，影响它们的生殖。有了这些肠道

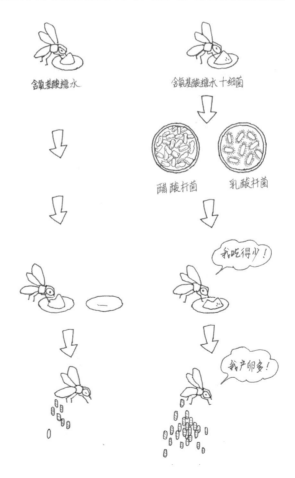

微生物之后，果蝇们似乎不在乎身体是不是缺乏营养。他们猜测，肠道中的微生物并不仅仅简单地通过合成缺失的氨基酸来给果蝇补充营养，它们可能产生了新的营养物质，不用再合成必需氨基酸，而是直接合成果蝇最需要的活性物质，从而帮助果蝇维持正常的生存和繁衍。

他们进一步发现，当把果蝇的肠道微生物全部杀死，然后给它们分别饲喂糖水或加了上述五种肠道细菌的糖水（给果蝇饲喂含有不同成分的液滴，让它们自由地吃 1 小时，然后，测量果蝇食用的液滴的数量）。结果发现，大部分果蝇都选择喝含有肠道细菌的糖水。为了研究究竟哪种细菌对果蝇最有吸引力，他们分别单独把某一个细菌加入到糖水中，再看果蝇的选择，结果发现在五种肠道细菌中有两种细菌对果蝇食欲的影响最为明显：醋酸杆菌和乳酸杆菌。如果单独给果蝇增加这两种细菌，就可以观察到果蝇对"营养餐"的摄入明显减少，同时对糖的摄入量明显增加。

动物生育也依赖肠道菌群？

更有意思的是，5 种肠道细菌的加入不仅维持了果蝇的正常生存，还明显提高了果蝇的产卵数量，改善了果蝇的生殖能力。即使食物中仍然营养不足，缺乏必需氨基酸，添加了肠道细菌的果蝇产卵数量却增加了50%~100%。这个研究也许能够给我们一定的启示，处于孕产期的妇女，即使饮食不正常，孕吐反应强烈，摄入营养物质不足可能也不用担心，只要肠道微生物足够，肠道中有特定的微生物存在就不用担心后代的健康。在对孕妇不同时期肠道微生物组成的研究中，我们也发现，从怀孕开始，孕妇肠道微生物的组成就会发生变化，菌群多样性急剧增加，等到孩子出生后，多样性开始恢复正常。孕妇肠道菌群的动态变化可能就是为了满足"造人"过程中对各种各样的"物料"和能量的需求。所以，只要肠道微生物存在，动物就能顺利完成生育过程，这是微生物与人体共生的完美体现。

当然，这只是动物研究，可能并不适用于人类，但至少存在这种可能。我记得我妈说她怀我时，孕期反应非常强烈，天天吃不下东西，实在饿了就吃个鸡蛋，其他都不吃，而我出生时还是非常健康的。在我国困难时期，食品匮乏，很多人吃不饱饭，更别提吃得营养均衡了，那时候出生的孩子也不少，而且大都挺健康的。肠道和饮食行为之间的关系以及它们之间的信息沟通途径可以为未来人类的疾病治疗，甚至后代繁衍提供新思路。

"专菌专用"，一种营养一种菌？

前面的研究已经发现，醋酸杆菌和乳酸杆菌对果蝇食欲的影响最为明显。但是，这两种菌只对某几种氨基酸有作用，对非必需氨基酸酪氨酸没有影响。有人把果蝇体内一种合成酪氨酸的酶敲除掉，让它不能合成酪氨酸，这就使得果蝇必须从食物中获取酪氨酸。当给这种不能合成酪氨酸的果蝇补充醋酸杆菌和乳酸杆菌后，他们发现这两种菌的加入并没有影响这些果蝇对酪氨酸的摄入。这说明肠道细菌已经演化到与宿主配合得"天衣无缝"的程度，已经做到了"专菌专用"，肠道细菌只能调控某些必需氨基酸的摄入，对非必需氨基酸，它们不负担任何责任。

有一个问题非常值得我们思考，人类为什么或者如何失去了合成这些必需氨基酸的能力？作为最高等的动物，人类只保留了两万多个基因，而肠道微生物编码了数百万个基因，也许正是人类和微生物互惠互利的共同演化和"共生"过程弥补了人体自身营养物质合成的不足。人类的高明之处就是能够以最简单、高效的方式完成自己最重要的使命，通过借力，通过合作能够完美解决的问题就不自己来完成。人类无须再依赖自身产生这些营养物质，借助共生微生物，即使缺乏一些营养物质，人类也能正常生存和繁衍后代。如此看来，人类懂得借力和合作，确实称得上最聪明的动物。

肠道细菌在幼年时就能影响宿主未来的食物偏好

2017 年，研究人员发现，用前面提到的醋酸杆菌和乳酸杆菌这两种菌分别与果蝇的卵密切接触，同时与未加处理和用消毒水冲洗后的无菌果蝇卵对比，来看孵化成幼虫后，这些果蝇的食物偏好。结果发现，接触过醋酸杆菌的卵，孵化的幼虫更喜欢含有醋酸杆菌的食物。同样，接种过乳酸杆菌的卵孵化的幼虫会聚集在掺有该细菌的食物附近。来自正常的没用任何处理的卵的幼虫（含有母体来源的醋酸杆菌和乳酸杆菌）更偏好含有上述两种细菌的食物。相反，无菌处理的果蝇幼虫在孵化后没有表现出食物偏好，对这两种菌并不感兴趣。

这就证明了，孕期或幼年期接触的微生物不同，长大后的食物偏好也会不一样。在人类中也有类似的现象，有研究发现，孕期妈妈的食物选择会影响孩子出生和成年后的食物偏好。这就很容易理解，无论身处何方，人们最怀念的还是小时候妈妈做的饭的味道，小时候形成的食物偏好可能会持续一辈子，这一切可能都是受从小接触的微生物以及肠道微生物组成影响的。

另外的实验表明，果蝇对食物的选择是基于嗅觉的，肠道细菌可能是通过影响果蝇的嗅觉来引导果蝇的食物选择行为，在没有微生物存在的情况下，嗅觉引导的食物选择反应就会被改变。换句话说，就是微生物通过影响嗅觉参与了果蝇的食物选择。

不同肠道微生物偏好不同食物

但是，新的问题来了，果蝇是如何选择自己最需要的食物的，是如何平衡蛋白质、脂肪和碳水化合物等不同营养的需求的？

研究人员进一步发现，肠道中不同的细菌会控制果蝇对不同食物的选择。肠道微生物正常的果蝇，更喜欢蛋白质与碳水化合物比例均衡的饮食。然而，当给果蝇使用醋酸杆菌或乳酸杆菌单独某一菌株时，它们的行为会发生明显的不同。那些定植了醋酸杆菌的果蝇非常厌恶富含蛋白质的饮食，而定植了乳酸杆菌的果蝇则倾向于富含碳水化合物的饮食。当把两份醋酸杆菌和一份乳酸杆菌的混合物喂给果蝇时，果蝇变得跟醋酸杆菌一样，不喜欢富含蛋白质的营养不均衡饮食了。

这个研究表明，不同肠道微生物偏好不同的食物，均衡的肠道微生物组成也应该偏好营养均衡的食物。也许，我们人类的食物选择过程代表了我们体内细菌的代谢和营养需求，我们吃得健康与否，很大程度上与我们体内的肠道微生物的健康和均衡与否，我们吃的食物和我们肚子里的微生物组成存在密切联系。

选择合适的营养物质对于不同物种的健康至关重要，无论是人类自身还是体内的微生物。然而，我们已经很难区分对于食物如何选择的决定是来自我们自身还是体内的肠道微生物了。

不管怎样，饮食中的蛋白质非常重要，它不仅是细菌细胞的主要成分，也是人体细胞合成的主要营养，必需氨基酸和人体共生细菌的协同行动共同控制着人类的食物选择。饮食中缺乏任何单一的必需氨基酸就足以引发人的食欲，让人更多的偏向富含必需氨基酸的食物。虽然，摄入蛋白质和氨基酸对动物是必不可少的，但过量摄入也不利于健康。因此，许多动物会对这些关键营养素的摄入进行精确控制，而有控制权的可能是肠道微生物。

当你控制不住自己想要吃肉时，可能正是你或者你体内的微生物摄入必需氨基酸不足，你需要多吃点肉来弥补必需氨基酸的不足。但是，这种需求也可能是人体或肠道微生物发出的错误信号。当正常的食欲控制过程出现错乱时，就会引起不正常的食欲，肠道微生物的需求和人体的需求有可能不一致。这时候是听肠道微生物的，还是听人体的呢？还真说不好。当我们使用抗生素等药物，压力过大或暴饮暴食后，就可能引起肠道微生物的组成发生巨大变化，原有的微生物平衡被打破，一些喜好吃肉的细菌开始疯涨，告诉人体吃更多肉，然而，实际上人体可能根本不需要这么多的肉。这就造成了错误的信号，人的食物需求也就乱了，时间长了，人体摄入营养不均衡，生病也就在所难免了。

善待"人体的营养师"——肠道微生物会让你更健康，因为它们可能掌管着你身体的营养平衡。

❹ 肠道微生物决定你吃什么？

"肠脑"掌管吃喝大事

饮食是影响人体肠道菌群发育的最关键因素。表面上看，一日三餐，稀松平常，吃饱肚子就达到目的了。然而，健康和不健康饮食的差别可就大了！不同膳食模式可以改变肠道菌群的组成，好的膳食模式可以保持肠道菌群多样性的平衡（共生）；不好的膳食模式则可能引起肠道微生态的失调，也就是引起潜在的病原体增多。需要注意的是菌群失调会导致炎症和肠漏，而肠漏和炎症是多种疾病的根源。

人体可以监控肠道菌群的组成，监控过程是靠肠内分泌细胞实施的。

在监控过程中，激素发挥了重要作用。激素释放是通过激活肠内分泌细胞的营养物质特异受体触发的，这种激活发生在整个胃肠道系统，从胃到大肠，不同部位分布着不同的细胞受体，可以分泌不同的激素。参与食欲调控的分子多达几十种，它们相互之间还会相互影响，环环相扣形成复杂的调控网络。

由于这个调控网络比较复杂，我们通过下图来简单理解一下肠道菌群是如何调控食欲的。食物进入肠道后，该被人体吸收的营养物质已经被吸收了，剩下的食物残渣会被一些肠道菌群利用。肠道菌群并不拒绝"残

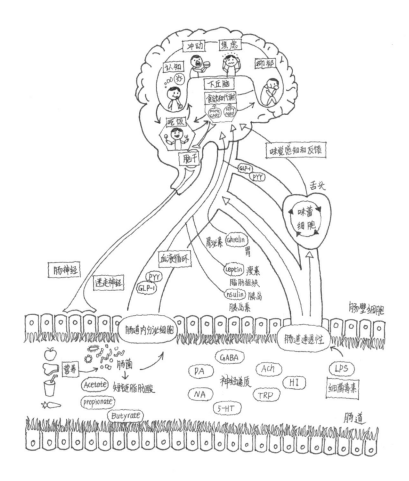

羹剩饭"，它们爱吃的食物就是这些残渣，它们利用里面未消化的膳食纤维产生短链脂肪酸、神经递质和激素等物质，这些物质会直接作用于肠壁上的营养感受、食欲和饱腹感调节的感受器，特别是肠道内分泌细胞，这些细胞产生的激素或神经递质再通过迷走神经系统或者血液系统影响宿主的食欲和进食行为。前面已经多次提到过，肠道中生成了人体95%的五羟色胺和超过一半的多巴胺，很多肠道微生物都参与了这些神经递质的代谢。肠道菌群还可以操纵肠道屏障功能，与胆酸代谢相互作用，调节机体的免疫系统，影响宿主抗原的生产过程，间接影响宿主的进食行为。除了进食行为，人类的其他行为，如认知、冲动、焦虑和抑郁等都会受到类似的调节通路控制。

短链脂肪酸能减肥？

短链脂肪酸，名字里带"脂肪"，实际上跟脂肪没有任何关系，"酸"才是它们的根本。短链脂肪酸不是一种东西，而是一类有机酸，如乙酸、丙酸、丁酸等，乙酸就是醋酸，可以想象，其他短链脂肪酸跟醋酸类似，都是挥发性的，有刺激性的酸酸的气味。在这些有机酸里，乙酸是肠道产生的主要有机酸，而丁酸与肠道微生物的关系最为密切。肠道中的梭菌（*Clostridium* 簇 XIVa）可以产生丁酸，普拉梭菌（*Faecalibacterium prausnitzii*）和毛螺菌科（*Lachnospiraceae*）等细菌也可以产生。在结肠，有95%的丁酸被氧化为胴体给肠壁细胞快速提供能量，因此，丁酸是肠上皮细胞最主要和最快速的能量来源。

肠道中丁酸充足的话，肠道细胞接受的能量信息更多，就会给大脑发出饱腹感信号，告诉大脑"我吃饱了！"，大脑就会抑制食欲，限制饮食。有研究发现，当给高脂饮食小鼠的食物中添加5%丁酸钠，喂食9周后，小鼠的食欲就会明显降低，同时激活了它们的褐色脂肪组织，加速了脂肪的氧化，增强了代谢产热能力。褐色脂肪组织是专门消耗能量产热的，婴幼儿的肩背部含有大量的这种组织，可以帮助他们维持体温，所以，婴幼儿一般都不怕冷，反而怕热。随着年龄增加，褐色脂肪组织会逐渐减少，褐色脂肪组织多的话会消耗更多的能量产热，而不是把能量保存为白色脂肪，也就不容易胖。

口服丁酸盐后，肠道微生物的组成也会发生变化，比如，厚壁菌门丰度明显增加，特别是产芽胞菌升高显著。有意思的是，只有口服的丁酸盐有效，而静脉注射丁酸盐没有效果。丁酸发挥作用是通过激活迷走神经通路的，而迷走神经系统密布消化道上，所以，口服丁酸盐或许可以帮助需要减肥的人来抑制食欲，减少食物摄入，预防饮食引发的肥胖、血脂异常、胰岛素抵抗和脂肪肝等疾病。

另一种与食欲控制有关的细菌代谢产物是乳酸。当肠道中有乙酸时，肠道菌群会产生乳酸，当乙酸比较少时，则会产生丁酸。无论是乳酸还是丁酸都可以作为细胞能量来源，也都可以控制食欲。肠道中的乳酸主要由乳酸杆菌、肠杆菌科和双歧杆菌发酵糖类产生，当我们吃完饭后，血液中就会出现乳酸盐的显著升高，饱腹感也随之出现，食欲被抑制住。有人做过研究，当把乳酸盐注射到血液中，人吃饭时的用餐时间和用餐量就会明显减少。

也许，饭前喝一杯酸奶也能起到同样的效果。乳酸杆菌发酵牛奶的过程就是把乳糖转变为乳酸的过程，因此，酸奶中富含大量乳酸。但是，现在的酸奶饮料和我说的酸奶是两码事，这种酸奶饮料中糖更多，相对来说乳酸的量很少，如果饭前喝这种饮料补充的更多的是糖而不是乳酸，也就起不到抑制食欲的作用，可能反而会由于摄入更多的糖分，最终，都变为热量储存成脂肪，人就越喝越胖了。在饭后喝这种饮料，更不可能助消化，反而是额外摄入了更多能量，更让人发胖。

"心宽体胖"不一定，压力大了食欲增！

无论是肠道菌群还是上面说到的短链脂肪酸和神经递质，都需要通过迷走神经给大脑传达信息。前面已经介绍过，迷走神经系统实际上充当了肠脑和大脑之间信息沟通的高速公路，相比血液系统，通过迷走神经系统进行信息沟通走的是电信号，速度堪比光速。

每日三餐后，迷走神经就开始负责收集和整理信息了，首先，它会收集进入肠道的食物都有什么，有多少蛋白质、碳水化合物或者脂肪，应该派谁来负责消化和吸收这些营养物质。其次，它还要负责计算一下，吃进肚子里的食物是不是足够身体需要，还需不需再进食。最后，它会把这些信息统一反馈给大脑，告诉大脑还要不要继续吃，应该再吃点什么。

美国哈佛大学医学院的研究人员对老鼠迷走神经进行了剖析，发现分布于胃肠道的迷走神经具有两种不同类型的感应神经元：负责感受肠胃张力、传递饱腹信号的胰高血糖素样肽 -1（GLP-1）受体神经元，以及负责监管营养物质摄取的 G 蛋白偶联受体 65（GPR65）神经元。

我们将上述两种神经元分别简称为 G1 和 G65，G1 主要分布于胃部肌壁，几乎不存在于肠道的内表面，并且 G1 主要感受的是胃是不是鼓起来，是不是吃饱了。而 G65 主要分布于肠道，它们会识别穿过小肠到达肠道绒毛的营养物质，监控食物释放的各种化学信号，把糖类、脂肪、蛋白质以及酸碱性都给区分开，并把它们转化为神经信号。最终，这两类感应神经元将信号通过迷走神经系统传递给大脑，告诉大脑："吃饱了，胃鼓鼓的了，并且食物中的营养物质足够了！"

在大脑中，负责接收 G1 和 G65 这两种神经元发送的信息的神经元细胞也分为两类，这两类细胞紧邻排列，但彼此独立。大脑专门设置了两条通路来监控胃和肠道，彼此相对独立，有着明显的分工，一个负责控制数量，一个负责监控质量，靠着这样精准的设计，维持着我们一日三餐的食欲控制和进食行为。目前，这两个通路已为人类所利用，通过调节这两个通路的神经活性就可以达到治疗疾病的目的。比如，2型糖尿病药物作用的主要靶点就是G1通路，这类药物可以减少肠蠕动、控制摄食、减轻体重、控制血糖。

如此严密的系统也会被破坏，其中一个主要的影响就是大脑。大脑接受的信息非常多，这些信息之间也会相互影响。社会压力、焦虑抑郁等都会影响大脑，同时也会影响食欲。有研究人员发现，社会压力会激活大脑中的一些神经元，使人食欲大增。当把小鼠大脑中与压力相关的神经元激活，小鼠对碳水化合物的渴望就异常增加，而对脂类食物的欲望被抑制了。感受到压力的实验小鼠吃的碳水化合物类食物的量是对照小鼠的三倍，而摄入的脂类食物的量是对照小鼠的一半！遗憾的是，由压力导致的神经元的激活，往往靠意志力是不能抵消的。当人面临压力时，更倾向于选择碳水化合物，富含糖的甜食往往也具有消除焦虑、缓解压力的作用。这些高糖的食物会刺激大脑的快感中枢，让我们觉得开心和满足。

近几年，国际上流行一种减肥方式，就是低碳水化合物饮食。这种饮食方式只吃肉类、蔬菜，不吃碳水化合物。逻辑是人体消耗热量是从最容易分解的糖类开始的，然后才是脂肪和蛋白质，并且身体里面多余的糖分会转换成脂肪存储起来。所以，当不给人体提供碳水化合物的时候，身体就转向燃烧脂肪来提供能量。对于由压力引起的肥胖人士来说，这种减肥方式可能具有一定的效果，因为压力会让人更爱吃碳水化合物。杜绝碳水化合物可以从根本上解决食欲失控，能量摄入超标的问题。但是，对于其他类型的人来说，可能需要注意了。因为，前面的果蝇实验提到过，乳酸杆菌倾向于富含碳水化合物的饮食，而乳酸杆菌是肠道中的有益菌，如果长时间的不给它们吃喜爱的食物，不知道它们会不会起来造反或者被饿死? 短时间实施一下低碳水化合物饮食是可以的，长时间不给自己和肠道微生物吃主食，可能引起人体能量代谢和肠道微生物紊乱，两者中的一些成员可能会引发其他身体不适。

有时候，我们摄入的食物并不是迷走神经系统测算给出的需求，而是大脑直接下的指令，各种加工食品和人造美味等让人无法抗拒的美食会诱导大脑直接发出指令，最终的结果是你可能吃得太多了，远远超过了身体需要的数量，久而久之身体必定"发福"。

所以，压力大引起的肥胖就是控制食欲的神经系统出现了错乱，而这种错乱是很难通过意志力加以控制的。很多人一结婚，身体就开始变胖，我想其中有些人就是因为婚后承担了更多的责任，房子、车子和孩子都要养，无形中压力突然变大，导致无法抑制的食欲增强，吃得越来越多。对此，我有切身体会，刚结婚时，不仅压力变大，每天还自己做饭，想吃多少管够，没过多久我的体重就长了至少10千克，至今也没有再瘦下去。老话说"心宽体胖"，实际上压力大也会胖，外人看起来"心宽"的人，其大脑感受的压力是无法掩饰的，所以，一部分"心宽体胖"的人也不是真的心宽，而是压力太大。

⑤ 失控的欲望，怪谁?

食物成瘾

食物成瘾（food addiction）是对食物的迫切需要到了上瘾的程度，像有的人爱吃辣椒、爱喝可乐，已经到了非吃非喝不可的地步。食物成瘾和食欲可不是一个概念，食欲每个人每天都有，食物成瘾则是一种病态。一项针对美国人食物成瘾的大规模流行病学研究显示，在参与调查的12

万名护士中，超过 11% 的女性存在食物成瘾，其中，身体的肥胖指数 BMI ≥ 35 的人食物成瘾的比例更高。此外，研究还发现吸烟者食物成瘾的比例更高，而喜欢运动的人食物成瘾的比例偏低，那些抑郁的女性也更容易发生食物成瘾。

食物成瘾与现代社会食品加工业的发展密切相关。人类在漫长的进化过程中，身体已经形成了严密的调控网络，就像上面提到的肠脑和大脑，它们严格地掌控着进食。然而，现在这种调控机制失控了，人们不再听从大脑和肠脑的指挥，或者人类在想尽一切办法迷惑我们的肠脑和大脑。

身不由己

很多人可能并不认同这个说法，人类怎么会想方设法迷惑自己的肠脑和大脑呢？但事实就是如此，即使我们的初衷并不是这样，可结果却出乎意料。

随着社会经济水平的提高，人类可获得的物质也在极大丰富，只要有钱，我们可以买到几乎世界上任何地方出产的各种类型的食物。面对饭桌上各种各样的美食，每一种尝一口就基本上吃饱了，但是面对好吃的食物时，还是想多吃几口，这就造成，明明吃了很多，却没有感到满足，大脑会无视饱腹感信号，继续吃啊吃，最后造成过度进食。

还有，前面提到的压力问题，现代社会竞争激烈，劳动强度很大，压力也很大，午饭经常是一边工作，一边凑合着快速地扒拉两口，还没等肠脑的信号传递到大脑，"战斗"已经结束了。还有些人，一边吃饭，一边思考着项目，思考着客户，根本就没有注意自己在吃什么，吃了多少，吃饭成了机械的活动，在不知不觉中就吃下去很多食物，餐后还会再喝点甜得发腻的饮料，即使如此，他们也根本感觉不到饱腹感，当直起身子时，已经撑得走不动了。

有些人，经常加班，超强度工作，一天工作十几个小时，三餐之间不得不加餐。尤其是在大城市工作，加班几乎成了家常便饭，肠脑和大脑自然都不能休息。我们吃完饭就没事了，我们的胃肠道还要持续工作四五个小时才能干完自己的活儿。但是，在这中间，我们又吃下去了大量食物，胃肠道就更没机会休息了，特别是在晚上，再吃点宵夜，我们睡着了，可怜的胃肠道整个晚上都得持续不断地工作，到第二天起床时，它们可能还没有消化完昨晚的食物，却又要开始消化早餐了。

如果我是管控身体食欲和进食的人，早就已经辞职不干了！我会想：发出的信息你们不回，给你们打电话也不接，还持续不断、一刻不停地给我派任务，最后还要留下一堆烂摊子让我收拾，一次两次还可以忍，总是这样，哪里吃得消！

值得庆幸的是，我们的肠脑和大脑都不会辞职不干，只是它们再也无法按照原来的工作节奏和流程工作了。食欲仍然会有，人不会把自己饿死，只是抑制食欲的系统慢慢会迟钝失灵，食欲甚至会变成对食物的极度渴求，让我们不停地进食。胃肠道的监控和反馈系统也不正常工作了，这就成为肥胖和其他多种慢性疾病出现的原因。

食物成瘾与肠道微生物

某些食物成瘾跟肠道微生物关系密切，一项研究表明，肠道菌群在酒精成瘾和戒断后复发中发挥着重要作用，酒精成瘾不仅是大脑的问题，而且是肠道菌群紊乱引起的。研究人员检测了 60 位酗酒者的肠道菌群构成，发现其中 26 人存在肠漏，肠道菌群较少，变形菌等有害菌增多，而拟杆菌会减少，特别是具有抗炎作用的柔嫩梭菌。即使停止喝酒 19 天后，这

些人焦虑和抑郁症状仍比较明显，并且嗜酒的欲望也没有改善。而其余 34
人肠道菌群较正常，停止饮酒后焦虑抑郁症状和对酒精的渴望也明显降
低。肠道菌群中有害菌增加，产生较多的内毒素，通过肠漏进而破坏血脑
屏障，毒素进入大脑引起炎症，而炎症会扰乱大脑的正常工作，导致焦虑
和抑郁，还会进一步加剧成瘾。

酒精破坏肠道菌群平衡，肠道菌群反过来影响大脑，让人更渴望酒精，
如此一来，形成了恶性循环。对于酒精成瘾的人来说，戒酒是一个非常痛
苦的过程，其难度可能不亚于戒毒，很多人无法控制自己的欲望，导致戒
酒失败，甚至适得其反。

对于酒精成瘾的人，实际上可以转变一下思路，不要把目标只盯在酒
上，而是把干预靶点放在肠道菌群上。如果依靠大脑的意志力行不通的话，
将希望放在肠脑上可能是行之有效的。想方设法地恢复肠道菌群平衡，就
能从根本上阻断恶性循环，最终，戒掉酒瘾。这个过程可能会比较漫长和
曲折，但一定是值得尝试的方法。其他的各种"瘾"也可以考虑通过这种
方式来戒除，说不定会有意想不到的效果。

好骗的大脑

前面提到，现今的人类正在不知不觉中使用了很多方法迷惑肠脑和大
脑。除了用高强度的压力和超时的工作把肠脑和大脑给累迷糊之外，人类
还在有意无意地生产各种加工食品。

食品工业无论是在国内还是国际均是第一大产业，在国民经济工业各
门类中位列第一。食品企业投入了大量的时间和金钱，聘请了许多高水平
的科研人员来研究如何制作出好吃、人们都愿意吃和吃得起的食品。这些
人已经把大脑研究得很清楚了，他们已经将人的进食过程和食欲控制系统

分析得明明白白，并且已经掌握了各种各样"驯服"大脑的方法。普通消费者根本无从得知食品厂家在产品研发时的初衷和策略，只是尝试着买回家，吃掉，觉得很好吃，然后，再买再吃。

在长期的进化过程中，大脑积累了很多经验。不同颜色的食物和不同气味的食材中含有不同的营养物质，有些颜色和气味与人体需要的营养物质有对应关系。比如人类潜意识中认为橘色、黄色或红色的食物是甜美而富含营养的，这些颜色是果实成熟后的颜色，代表里面的青涩味、苦味或酸味较少，糖分更高，并且富含胡萝卜素、花青素以及铁元素等营养物质。口感清脆的食物则预示着水分充足，新鲜多汁。

食品生产厂家正是利用了大脑的这些判断准则，研发了各种各样的加工食物。但实际上，很多加工食品并不存在天然食材所具备的特性。很多加工食品颜色非常漂亮，人们一看到它们，大脑就会兴奋，食欲也会大增。大脑想不到的是，这些食物中加的是色素，只是颜色跟天然食材一样，并不含有大脑所期望的营养物质。黄色和红色是最能刺激人食欲的颜色，留意观察一下快餐厅的主色调，再看一下"金拱门"标志的配色，你就知道商家在这方面花费了多少心思。

香精的加入，可以让原本风马牛不相及的两种食材被大脑误以为是一种东西，一瓶核桃露中可能就没有一颗核桃，只需要一滴香精、一点乳化剂和水就能模拟出核桃乳天然的香味，但大脑根本分辨不出哪个是真核桃乳哪个是假的，甚至还可能更喜欢假的核桃乳的味道。

薯片清脆的口感，只是源于油炸过程让淀粉脱水，与大脑认为的鲜嫩多汁没有任何关系，只是口感一模一样。咬下食物发出"咔嚓"的一声，就能刺激大脑分泌大量的快乐激素，让人的愉悦感大增，如果再加上大脑无法抗拒的色、香、味，薯片称得上是完美的食物了。薯片不仅酥脆，还有焦黄色，富含油脂和盐，真的堪称完美！这也是为什么薯片可以畅销全球几十年，获得几乎所有人的喜爱的原因。

人工甜味剂，只有甜味没有热量，它会欺骗我们的嘴巴，让大脑以为我们摄入了大量的热量，实际上这些热量并不能被人体吸收和利用。精制糖也是自然界中不存在的美味。除了水果，其他食材中的糖都是需要人体把长长的由单糖形成的糖链给分解开才能被人体利用。这个分解过程会产生一系列不同长度的糖，给人体提供不同的营养，并且肠道微生物还可以利用不同长度的糖来满足自己的能量需求。而精制糖只有两种单糖，几乎不需要复杂的分解就能被人体吸收和利用，一小点就能满足人体一整天的能量需求。虽然精制糖富含能量，但是几乎没有其他任何营养物质，只会欺骗大脑，告诉大脑已经摄入了足够的能量，实际上并没有告诉大脑，对营养物质的摄入还不够。已有研究证明，糖类的摄入会抑制食欲，导致孩子厌食和挑食，营养不良或者肥胖。

还有味精，我们的祖先从没有吃过它，当我们在菜肴中尝到味精的味道时，我的大脑以为是吃到了富含营养的食物（尤其是氨基酸），于是食欲大增，吃下更多的饭菜，而实际上可能食材本身营养并不丰富，质量也算不上上乘，只是味精提高了大脑对它们的认可度罢了。

是不是感觉我们的大脑很容易欺骗？它们只会通过"经验"来判断食物是不是人体需要的物质，但分不清里面的成分都有哪些，也分不清各种成分的数量，这些工作都是靠肠脑来完成的。

高盐、高糖、高脂和高蛋白的食物是所有动物都喜欢的，除了前面提到的薯片，我认为冰激凌几乎是这类食物的完美代表，冰激凌富含糖、奶油和牛奶，我想再也没有什么比它更符合大脑喜欢的食物标准了。

食物中富含的上述物质是生物体维持生存所必需的，所以，大脑会特别钟爱这类食物，大脑的"奖赏中枢"碰到这类自然界中少有的美味必定欣喜若狂，持续的分泌快乐激素，给大脑造成快感，人也就不停地吃啊吃，不知不觉就会超量。

然而，在自然界中并不存在这样完美的食物，天然食材中各类营养物质都是相伴存在的。由细胞组成的动物、植物和真菌总归还是生物，在营养组成上差别不会很大，所以，当吃到天然食材时，人体会自动分泌多种分解酶，按照预设好的比例和数量来分解和吸收食物中的各种营养物质。

而加工食品中，只强调了人类喜好的物质，比如食物中含有30份的糖，而人体分泌的用于吸收糖的酶只准备了20份，但食物中其他营养物质只有10份，人体却分泌了30份的酶，每一种酶的产生都需要消耗人体大量的能量，调动大量的营养物质，当投入和回报总是不成比例时就会导致代谢系统的紊乱。这些人造美食，能量超级浓缩，营养单一，人吃的量又多，自然会供过于求，最终一定会引起代谢紊乱，引发糖尿病、肥胖和营养不均衡等问题。

当然，并不是所有加工食品都不好。很多加工方法可以大大提高食材本身的营养。比如，豆腐和酸奶。我所说的加工食品，实际上更多的是指垃圾食品，它们好吃，但缺乏营养。有条件的情况下，还是建议大家自己动手制作食品，多用天然食材，尽可能地对食材进行简单加工，不要人为地添加欺骗大脑的调味品，比如味精和糖。另外，需要注意的是，不是说美味的食物都不能再吃了，偶尔吃一点也是可以的，毕竟人活着除了只是活着，还是需要快感的，只是需要你在快感和健康之间做出合理的选择和安排。

欺骗肠脑，后果很严重

大脑好骗，但肠脑可不是那么容易骗的。肠脑更务实一些，它负责着胃肠道的整体运行，一方面，它严格监控着进入肠道的任何物质，查看进入胃肠道的营养物质质量和数量是不是符合人体需要，有没有有毒有害的物质进入。一旦发现异常，肠脑会立即采取行动，如碰到毒物时赶紧让人呕吐或者腹泻；另一方面，肠脑还肩负着收集信息、反馈信息的职责。它们收集的信息除了来自胃肠道，还来自肠道微生物。

食物骗过了大脑，进入胃肠道后，肠道微生物还会做一次检验，它们可不是好骗的，再色香味俱全的食物，经过了胃也都成了一团"糨糊"，那么，能够欺骗大脑的色素、各种代糖、各类添加剂统统没有用，肠道菌群只认里面的营养物质。可以被吸收利用的营养，微生物会加以利用，不能被吸收的就继续让它们往下游走，经过小肠、大肠中各种各样微生物的挑挑拣拣后，形成的残渣才会被制作成粪便排出体外。

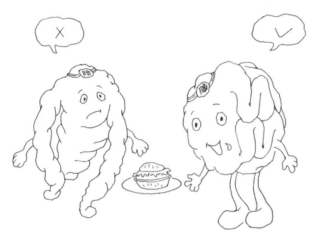

一些食物骗过了大脑，看似营养丰富，微生物却没有发现任何可以利用的成分，大大小小的微生物，在凑到食物前面看过之后，纷纷失望地摇着头走开了，饥肠辘辘的微生物们不得不饿着肚子，等待下一次食物的到来。可是，我们人类呢？仍受着食物的蒙骗，认为自己已经吃饱了，这下可苦了肚子里的微生物们。如果人类经常吃这样的食物，时间长了那些不抗饿的微生物就只能被活活饿死或者被逼无奈开始"起义"，义无反顾地"吃"起人的肠黏膜了。

还有一些食物，里面的成分对微生物来说不仅没有营养价值，可能还有毒害作用。比如，为了防止食物腐败添加的防腐剂，本来是为了杀灭食物中的微生物，防止食物的腐败，没想到进了肚子里碰到的也是微生物。防腐剂可是六亲不认的，它们哪儿管微生物是体外的还是体内的，一律统统杀死。碰到这样的食物，肠道里的微生物们可就遭殃了，本想上前看看是不是可以吃两口，结果刚走到食物跟前儿就遇难了，你说冤不冤！

不管是哪种类型的食物，只要不符合人体和微生物的需求，都不是好的食物，微生物也都不会买账。垃圾食品的摄入，会饿死或毒死肚子里的微生物，导致肠道中微生物的数量和多样性降低，而微生物的尸体、死亡的细菌产生的脂多糖（LPS）等物质还会成为人体的毒素，破坏肠黏膜的完整性，它们进入人体之后还会随着血液循环进入全身各个器官，引起器官炎症，甚至，还能进入大脑，引发帕金森或老年痴呆。

肠道菌群可以产生激素和神经递质，通过迷走神经系统直接与大脑沟通。当它们吃不到自己爱吃的食物时，就会向大脑发出信息，告诉大脑："我还没吃饱，你还得吃点东西！"大脑接收到了信号，就得继续吃东西。就在这时，一则食品广告出现了，介绍了一种好看又美味的食物，大脑在选择食物时受到了太多的诱惑，最终，吃进嘴巴里的食物仍然不是肠道微生物喜欢的。这个过程不停地循环，吃—错误—再吃—还错误—再吃……

一旦进入死循环，就像电脑一样，最后只能"死机"，人得病了。实际上，目前发现的几十种疾病都跟肠道微生物的紊乱有关，这些疾病的发生正是由于肠道微生物长期得不到合理的食物，从而导致其比例和种类发生了改变，也就不能为人体提供相应的营养物质和其他服务了。它们不健康，我们人体的健康也就无从谈起了。

我们在选择食物时，要练就足够的定力，可以抵制食品广告的诱惑，要学会识别什么样的食品是有营养的，什么样的食品是垃圾食品。在选择食物时不要光想着自己，只顾及嘴巴的享受而不顾及肠道里那些数不清的微生物。记住：你是你肚子里这些微生物的"衣食父母"，你吃下去的每一口食物都是它们唯一的食物来源，它们的生死存亡全部掌握在你的嘴中。

所以，好好吃饭，不要欺骗肠脑，否则，后果真的很严重。

⑥ 如何调控自己的食欲？

掌握进食时间

肠道菌群和人已经共进化五千多万年了，在漫长的进化过程中，肠道菌群与人类在很多方面形成了一致的步调，毕竟肠道微生物的食物都是来自人类吃进去的食物。

已有研究发现，肠道菌群的生长动态过程与人类进食行为、饥饿感和饱腹感的产生是同步的。人类吃饭后 20 分钟左右开始有饱腹感，但是在这段时间里，食物中的营养物质还没有来得及被消化和吸收。这个过程是受肠道饱腹激素（GLP1 和 PYY）控制的，它们在餐后 15~30 分钟内明显增加，随后逐渐降低。有意思的是，在体外实验中，营养物质诱导的微生物的生长动态曲线与饱腹感的产生以及激素的分泌时间节点是相重叠的，在 20 分钟左右达到一个高峰期，随后，开始进入稳定期。

这种重叠表明，微生物的动态生长可能与餐后饱腹信号存在因果关系。虽然，食物还没有到达肠道，但是已经在胃里十几分钟了，胃里的微生物是可以感受到的。

因此，食欲控制可能是基于肠道菌群稳态的改变，菌群生长的动态变化造成了宿主饥饿感和饱腹感的改变。在我们吃下食物后，食物中的成分会诱导肠道中菌群的快速生长，在大约 20 分钟后终止，与此同时，饱腹感通路被激活，我们感受到饱腹感，我们也就停止了进食。

5~6 小时后，肠道菌群已经过了对数生长期（细菌快速繁殖期或青壮年时期），开始走向衰老和死亡，死亡的细菌自然裂解或被机体清除，导致细菌数量减少，菌群出现衰退，这时候饱腹感下降到了极点，饥饿感重新开始出现，于是，我们开始吃下一顿饭了。

我们新吃到肚子里的食物会重置这些细菌的生长周期，重新开始进入快速生长期、衰退期，然后再经过下一轮的循环，肠道菌群和人体就是这样密切配合完成了进食过程和食欲的长期维持。

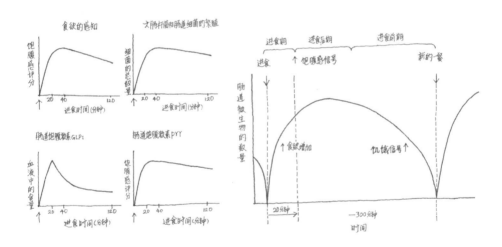

所以，为了健康，为了肚子里的微生物，我们应该听从身体和菌群的召唤，规律饮食，当身体出现饥饿信号时，最好尽快吃饭，时间不要超过半个小时，这时候不光我们人体准备好了，肠道里的微生物也准备好了，它们已经开始了快速生长。如果这时，我们并没有吃饭，微生物也不会停止生长，得不到营养的微生物们一部分会被饿死，另一部分则会被迫过上节衣缩食的生活，失去了原有的活力。

按时吃饭，不仅为了我们，也是为了肚子里的微生物，如果我们把它们当作我们的孩子，那么是不是没有比喂饿哭了的孩子还重要的理由来拒绝吃饭呢？可是，实际上很多人由于各种原因，并不能按时吃饭，时间长了就会影响到肠道微生物的平衡，不抗饿的微生物都被饿死了，剩下的都是比较耐活的微生物，这些微生物可能是靠消耗肠黏膜活着的，它们可能并不是对人体有益的。

如果不能及时吃饭，我建议身边常备一点小零食，实在饿得不行了，一定要吃点东西，平复一下食欲，安慰一下这些微生物们。

还有一点需要注意，要尽可能地掌握进食的总时间，从开始吃饭起，总的吃饭时间不要超过 20 分钟，时间过短和过长都不合适。时间过短，囫囵吞枣似的吃饭，食物咀嚼不充分，会给胃造成较大压力，胃肠道的监控系统也不能充分地分析食物中的成分，造成能量和营养成分的错误估计，导致摄入食物过多，引发肥胖。时间过长也不好，食欲的产生伴随着消化液的分泌，时间久了，消化液分泌减少，如果还有食物进入，会对食物的分解不利，并且过了 20 分钟，肠道微生物也进入了平稳期，对食物的分解和利用也开始变慢，这时候再有食物进入就会扰乱它们的正常生长和繁殖。

所以，无论是哪一顿饭，在 20 分钟内解决都是最好的。如果吃饭时跟朋友聊天，也要尽量在前 20 分钟里迅速吃饱，剩下的时间可以继续跟朋友聊天。

吃点黑巧克力或可改善代谢降低食欲

肠脑出现紊乱的人是很痛苦的，他们的食欲有时候不受控制。前面提到的食物成瘾就是食欲失控的行为。对于这些人以及一些需要减肥的人来说，他们迫切需要能够抑制失控的食欲的方法。

2017 年的一项研究给这些人带来了希望，研究人员通过 4 周随机交叉干预实验发现，吃黑巧克力对健康中年受试者的食欲和葡萄糖耐受性有积极影响。他们选取了 20 位健康的中年人（4 男 16 女），把他们分成两组，一组吃与巧克力热量相似的食物，另一组吃黑巧克力，4 周后分析他们的餐后血糖、胰岛素水平和食欲。结果发现，食用黑巧克力可以增加他们的葡萄糖和胰岛素反应，餐后的饥饿感也明显降低，并且短链脂肪酸，乙酸和丙酸含量也明显升高。这就证实了黑巧克力在食欲调节中发挥着作用。

巧克力中富含多酚，但其对葡萄糖代谢和食欲调节的机制和作用可能是通过调节肠道菌群实现的。有研究已经证明，多酚（槲皮黄酮及儿茶酸）能够通过调节肠道菌群而限制能量摄取。在给高脂饮食的大鼠服用上述两种多酚后，服用儿茶酸大鼠的体重最低，并且肠道菌群的组成改变最明显，肠道菌群的多样性明显增加，但厚壁菌门 / 拟杆菌门的比例并没有多大变化。而槲皮黄酮并没有这样减轻体重的效果，但对血清生化指标改善明显。这个研究证明了多酚和肠道菌群共同作用可以影响食欲，改善机体代谢，最终影响体重。

苗条的身材，美味的食物，两者只能选其一？

除了黑巧克力，其他富含多酚的食物，以及一些蔬菜、水果等植物和蘑菇（如灵芝）等富含抗氧化物、纤维和其他植物活性物质的食物也都具有调节食欲，调节脂质吸收和代谢，增强胰岛素敏感性，生热作用和改变肠道菌群等作用，也都有助于减少肥胖和糖尿病的发生。

一般来说，具有调节肠道菌群，抑制食欲功能的食物有个共同的特点，就是都不怎么好吃。比如前面提到的黑巧克力，里面的多酚味道很苦，一般人都不会喜欢那个味道的，还有那些富含纤维的蔬菜和水果，吃起来无论是口感还是味道都不会太好。

所以，要苗条的身材还是美味的食物，可能两者只能选其一，又想控制食欲，又想吃好吃的，最终的结果我想只能是失败，因为，靠我们自己战胜食欲基本上是不可能的。

还是乖乖地依靠肠道微生物吧，只要喂好它们，减肥也没有那么难。

当然，如果不愿意放弃美食，又想获得美妙的身材，聪明的科研人员还是能够想到一些办法来控制食欲和治疗肥胖的。食欲的形成受到多种激素、肠脑和大脑的多重控制，只要在控制的信号上"做点手脚"，还是可以人为调控食欲的。通过不同的营养物质组合，可以模拟进入肠道中的食物成分，这样就可以骗过肠道内负责监控营养成分和能量的细胞，进而调节肠道内分泌细胞分泌的食欲调节激素，从而可以抑制食欲，治疗肥胖。

整个调控网络中的关键激素，都可以成为控制食欲、治疗肥胖的靶点。现有的肥胖治疗药物，如苯丁胺、奥利司他、苯丁胺 / 托吡酯缓释剂、氯卡色林、纳曲酮 / 安非他酮缓释片、利拉鲁肽等都离不开食欲调控网络。苯丁胺是一种拟交感神经胺，能够抑制食欲；奥利司他是一种胰腺及胃脂肪酶抑制剂，能够抑制脂肪的吸收与利用；苯丁胺 / 托吡酯缓释剂是一种拟交感神经胺，具有抑制食欲的作用，同时也是缓释性抗癫痫药物；氯卡色林为五羟色胺受体激动剂；纳曲酮 / 安非他酮缓释片为阿片类拮抗剂，同时也是氨基酮类抗抑郁药；利拉鲁肽为 GLP-1 受体激动剂，具有抑制食欲作用。

上述药物并不完美，因为食欲的调控网络除了控制食欲，还影响着其他的功能，比如调动身体分泌消化液，分泌激素，引发快感等。减肥药的副作用可能涉及消化系统和神经系统。通过药物减肥，效果可能只是暂时的，控制食欲的调控网络已经在人体内稳定运行了数万年，药物靶点只有少数的一两个，这些靶点被抑制之后，调控网络可能会及时采取补救措施，会有新的途径来弥补靶点的缺失，这就使得很多减肥药刚开始吃的时候有效果，时间长了就没有效果了。

这就是为什么减肥药越来越多，老药没用了，新的药物也就不断被研发出来，人类与肥胖的"战争"恐怕要一直打下去。

调控食欲和饮食行为离不开肠道菌群

肠道微生物是自私的，它们一定会优先考虑自身的利益，竭尽所能地获得能量和营养来维持自己生存和繁殖。当其利益与宿主的利益发生冲突时，它们一定不会顾及宿主。当我们摄入糖或加工食品时，喜好这些物质的细菌会大量繁殖，它们会很乐意吃糖，一直不停地让人继续吃糖。但是，对人类来说，吃糖对人体的健康并不利，吃糖多了会让人发胖、生病，甚至影响性欲和生殖功能。所以，肠道微生物是调节宿主食欲的一个关键因素。想方设法满足肠道微生物的需求，才能最终控制住人类自身的食欲。

有研究表明，肠道微生物产生的一些化合物与人自身产生的食欲激素完全相同或极为相似。肠道细菌也可以直接或间接刺激迷走神经、影响胰岛素信号或参与调节瘦素产生和敏感性，最终，影响大脑，调节食欲和饮食行为。

现在已经清楚了，肠道菌群的失调是异常饮食行为和不良食物渴求的源头。自闭症和多动症等精神疾病患者往往饮食习惯也有问题，偏食挑食的比例非常高，并且伴随肠道菌群的失衡。肠道中白色念珠菌多的人，对碳水化合物和甜食的渴望更明显；肠道中爱好脂肪的微生物多的话，人们会更喜欢油腻的食物。所以，要想控制好食欲和体重，最好的办法就是调节肠道菌群。

那要如何调节肠道菌群呢？首先，要保持肠道菌群的多样性。如果一个人的肠道菌群多样性丧失，那么他的饮食和健康问题将尤为严重。多样化的微生物可以行使多样性的功能，"人多好办事，众人拾柴火焰高"就是这个道理。微生物的种类少，能够为人体提供的营养物质的种类也就有限，人体得不到足够的能量和营养，一定会持续的保持良好的食欲，以帮助人体补充缺乏的能量和营养。

其次，要坚持较长时间的健康饮食，才能对肠道微生物的组成做出持续影响。"三天打渔，两天晒网"的做法是不能有效改善肠道微生物组成的。仅仅是简单的一两天的饮食改变，还不足以重塑多年形成的肠道微生物组成。一个稳定状态的打破，不是一朝一夕的，朝代的更替过程是需要经过长期的革命才能完成的。只要能坚持，肠道菌群一定可以改变，但是这个过程可能需要人们付出相当大的意志力和相当长的时间。

最后，有没有快速的或者辅助的方式来改变肠道微生物的组成呢？目前，除了日常饮食之外，还可以直接口服益生元或益生菌，实在不行，可以进行粪菌移植，直接把他人健康的肠道菌群移植给需要的人。这种快速改变肠道菌群的方式适合一些肠道菌群严重紊乱、意志力严重不足的人。

除了饮食、益生菌和益生元等改变肠道菌群组成的方法以外，压力水平、睡眠质量和身体活动水平等也都能够影响食欲和肠道菌群。如果能够综合上述几种方法共同控制食欲和体重，必将收到意想不到的效果，不过还是那句老话：贵在坚持！

五

失衡的菌群，人体的灾难

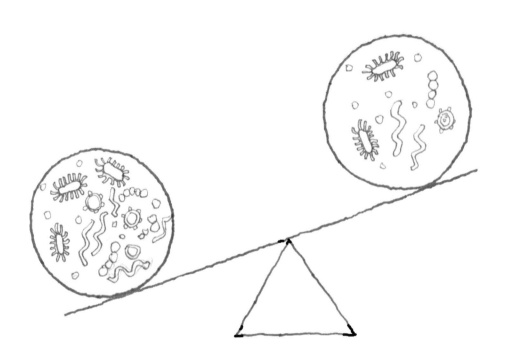

① 自闭症与肠道微生物有关系吗？

自闭症（Autism 或 Autistic disorder），一些学者也称为孤独症，南方和沿海地区受我国香港、澳门、台湾地区以及日本、新加坡、马来西亚等使用汉语的国家影响较多，多称"自闭症"，北方的医学以及特殊教育界多称"孤独症"。这两个名字使用的比例差不多，自闭症相对来说更普及一些。

自闭症是一种有生物基础的严重的广泛性发育障碍类疾病，包括一系列复杂的神经发育障碍，统称为自闭症谱系障碍（Autism spectrum disorder，ASD）。自闭症一般在 3 岁前发病，有的患者在 6~24 个月时就表现症状，但也有患者前期发育正常，在 2~3 岁时出现退行性变化，原来已有的语言和社交机能逐渐丧失。

最新版的美国精神疾病诊断标准（*American Psychiatric Association Diagnostic and Statistical Manual of Mental Disorders Fifth Edition*（DSM-V））已将自闭症的核心症状合并为两大类：

A. 社会沟通和社会交往的缺陷；

B. 局限的、重复的行为、兴趣或活动。

这两类症状又分别分为三级，三级最严重，一级最轻。只要孩子在三岁左右出现社交障碍、重复和刻板行为或发育早期就出现过类似苗头，都可能被诊断为自闭症。

人们把这样的孩子叫做"星星的孩子"，他们犹如天上的星星，一人一个世界，独自闪烁。2007年12月联合国大会通过决议，从2008年起，将每年的4月2日定为"世界自闭症关注日"，以提高人们对自闭症患者及自闭症相关研究与诊断的关注。

自闭症患病率逐年增加

大多数人对自闭症应该并不陌生，电视上也经常出现关于自闭症的公益广告。近些年自闭症患者人数在逐年增加，发病率越来越高。据估计，全球约有3500万人患有这种神经系统疾病。中国自闭症患者数量已超过1000万，其中14岁以下的儿童超过200万。在美国，每个自闭症儿童一生的护理费用超过320万美元，所有自闭症儿童每年的花费超过350亿美元。目前，我国还缺乏此类官方的统计数据。

如今，自闭症每年以20多万新发病例的速度在飞速增长，要知道在几十年前，其发病率只有万分之一，而现在已经达到1%~2%，有些国家的发病率甚至接近3%。越是发达国家，发病率越高。据美国疾控中心统计，截至2010年，美国8岁的儿童中每68人中就有一人患有ASD，而2013年的报告显示，在6~17岁的孩子中每50个孩子中就有1个患有自闭症，增长趋势十分明显。

自闭症更偏爱男孩，男性患病比例约1/42，是女性的4~5倍。另外不可理解的是，越是生活条件好，父母文化水平高，收入高，偏理工科背景的家庭，孩子患自闭症的概率也越高。

我的亲戚中就有两家有自闭症孩子，他们或者在家中由专人负责照料，或者被送到干预学校，基本上无法正常上学和融入社会，也无法独立生存，终身都需要人照顾。

自闭症已经成为儿童精神类致残的重要疾病，随着发病率的持续升高，已经并将持续给家庭和社会带来巨大的经济负担。

遗憾的是，对于自闭症的病因，人们至今没有确定。目前认为，自闭症是一类多因素导致的综合征，很多遗传因素和各种环境因素都可能引起病症的发生，如病毒感染、免疫异常、营养缺乏、重金属代谢异常、出生时父母年龄、父母疾病等。

自闭症原因未知，环境因素为主

早期，人们认为自闭症是一种性格缺陷，属于极端内向的性格，还把发病原因归结到父母的性格上，特别是母亲。随着研究的深入，人们逐渐认识到自闭症实际上是神经发育的问题，跟父母的性格和教育方式没关系。再后来，通过对自闭症双生子的研究，人们发现自闭症在同卵双生子中共患病率高达 61%~90%，而异卵双生子则未见明显的共患病情况，并且其兄弟姊妹之间的再患病率在 4.5% 左右，表明自闭症存在遗传倾向性。

然而，遗憾的是至今也没有发现自闭症的致病基因，只是发现了某些染色体异常，如 7q、22q13、2q37、18q 等染色体相关基因的突变可能与自闭症有关。但其中一些突变跟自闭症没有直接关系，较常见的容易与自闭症混淆的，也常表现为自闭症症状的染色体病有 4 种：脆性 X 染色体综合征、结节性硬化症、15q 双倍体和苯丙酮尿症。目前，已发现的可能与自闭症相关的基因多达两百多个，如 PRKCB1、CNTN4、CNTCAP2、STK39、MAOA、CSMD3、DRD1、NRP2、neurexin1、SLC25A12、JARD1C、Pax6 等。

如此多的候选基因，只能说明自闭症是一种多基因遗传病，同时，逐年增加的患病率也说明，自闭症并不是一种单纯的遗传病，否则发病率不会逐年增加，而是保持相对稳定。自闭症更可能是一种在遗传易感性基础上，由环境因素诱发的神经系统发育障碍类疾病。

环境污染、毒素

杀虫剂、农药、添加剂和防腐剂等这些并非在正常人体内存在的生物异源物质（xenobiotics）进入体内后会对人体造成伤害。如重金属会对人体神经系统产生毒害。有研究使用一种致畸剂，如抗痉挛药：丙戊酸钠（Sodium valproate）处理怀孕的母鼠，发现丙戊酸钠在母鼠体内生成丙戊酸（valproic acid，VPA），VPA 会导致它们的后代出现类似自闭症症状，大脑发育和行为异常，并持续到成年。

孕期影响

自闭症的发病时间通常是三岁以内，关键时期是出生之前、期间或出生后不久，这正是孩子生长发育的关键时期，极易受到外界环境的影响。研究发现，怀孕期间的各种影响因素都有可能影响孩子的神经发育，如怀孕期子宫感染和孕期并发症、接触化学物质、环境污染、围产期和产后健康状况等都在一定程度上提高了孩子患自闭症的风险。

孕妇生活的环境也会影响胎儿，严重的环境污染增加了自闭症的发生率，研究发现，怀孕期间以及在孩子出生后的第一年暴露于交通空气污染中高浓度的二氧化氮、$PM_{2.5}$ 和 PM_{10} 会增加孩子患自闭症的风险。

孕期用药要尤其小心。在怀孕期间服用药物可能增加自闭症风险，如孕期服用处方药丙戊酸和萨力多胺等。母亲孕期接触可卡因和酒精，病毒感染以及甲状腺功能减退等都可能提高孩子患自闭症的风险。

若母亲在怀孕时患有自身免疫病，孩子的自闭症风险将会增加
34%~197%。母亲产生的一些自身免疫抗体会通过胎盘，流经胎儿的大脑，
可能会对胎儿大脑发育产生长久的影响。因此，建议女性在准备怀孕之前
要根据自己的健康状况咨询医生，把可能影响生育的疾病先治好了再怀孕。

高龄产子

研究发现，自闭症儿童母亲的年龄显著高于对照组，且约有50%的
患者曾经有过产前并发症。父母生育孩子时的年龄越大孩子患自闭症的风
险越高，并且祖父母晚育也会增加第三代孩子患自闭症的风险。

自闭症受菌-肠-脑轴影响

前面讲过，肠道微生物和肠道构成的"肠脑"与大脑是双向互通的，
形成了菌-肠-脑轴（Microbiota-Gut-Brain-axis）进行连接。肠脑能够影
响中枢神经系统，进而影响人的情感、认知和行为，并且肠道微生物可能
在其中具有重要作用。大脑的疾病，如阿尔茨海默病、帕金森症以及癫痫
等都与肠道有着一定程度的关联。自闭症也不例外，也受菌-肠-脑轴的
影响。早在20世纪60年代，科学家们就发现肠道细菌组成与自闭症行为
之间具有关联。

患有自闭症的儿童通常存在多种饮食问题，他们对味道、质地和气味
等感官刺激极端敏感，并对吃的东西极其挑剔。与此同时，自闭症儿童的
肠道症状也很明显。2006—2010年，美国3~17岁的自闭症儿童患有腹泻
或结肠炎的比例是正常人的7倍。61%的自闭症儿童同时伴有至少一种胃

肠道症状，并且所有伴有消化道症状的儿童，情感问题都比较严重。具体来说，患有自闭症的儿童中有 25% 伴有腹泻，25% 伴有便秘，并且胃肠道炎症影响了他们对营养物质的吸收，再加上普遍挑食、厌食，他们营养不良的比例也很高。

自闭症患者肠道出现炎症时，会引起肠道细胞肿胀，细胞间隙变大，引起肠漏（gut leakage），导致大分子物质能够穿透肠壁进入人体，此外，严重的肠道问题可能伴随肠道的破损和溃疡，大分子物质就更容易进入肠道，进入血液循环系统，一些分子透过血脑屏障进入大脑，影响到大脑的正常运行。

肠道微生物能够帮助人体消化和吸收营养物质，它们通过分泌各种酶类，合成某些维生素和生物活性物质影响人体代谢、控制体重、塑造人体免疫系统以及帮助抵御病源微生物的侵入。血液中大约 70% 的物质来自于肠道，其中 36% 的小分子物质是由肠道微生物产生的。

肠道微生物的平衡对人体健康至关重要，这种平衡一旦被打破将可能导致多种疾病。目前，越来越多的研究指出，肠道微生物与自闭症关系密切。有研究表明，胃肠道感染亚急性破伤风梭菌可增加患自闭症的风险，可能是这种菌释放的神经毒素通过迷走神经传入中枢神经系统，抑制了神经递质的释放，从而引起了自闭症的各种行为表现，而抗肠道梭菌的治疗可减轻孤独症的症状。

自闭症孩子肠道微生物发育异常

其实，肠道微生物的发育和儿童的脑发育过程是同步的。婴儿的肠道菌群有自己的生长发育规律，婴儿出生后微生物逐渐定植，1 岁左右，肠道微生物趋于稳定，3 岁左右与成人类似或一致。人类大脑也有类似的发育阶段。3 岁左右既是肠道微生物发育的关键节点，也是大脑发育的关键阶段，3 岁时正是大脑中神经元数量最多的时候，总数可达成年人的两倍。

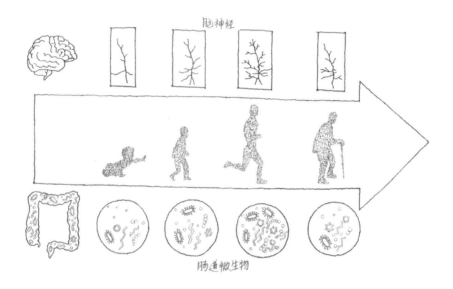

早期研究认为，婴儿在母体子宫中是完全无菌的，随着测序技术的发展，胎盘中也可检测到微生物，这些微生物有可能很早就定植在孩子肠道中了。除此之外，出生方式的不同会导致婴儿体内定植的微生物不同，剖腹产和顺产的婴儿其肠道菌群差异显著。不同出生方式使婴儿接触微生物的时机和部位不同，导致肠道中定植的微生物存在差异。不同的喂养方式也会导致微生物的差异，出生后采用母乳喂养与吃配方奶的婴儿的肠道微生物构成也存在显著差异。婴儿吃母乳时，能够通过乳头和乳汁获得母亲的细菌，而吃配方奶时天天咬着奶嘴，根本接触不到母亲的乳头，这就使婴儿无法从母亲体内获取特定的有益微生物。所以，微生物从母亲传递给婴儿的过程被阻断后，可能导致婴儿健康和大脑发育异常等一系列问题。

　　自闭症儿童的消化道症状也许就是由特定的肠道微生物引起的，而肠道早期定植的微生物出现异常很有可能会干扰大脑发育，引起或促进后代出现自闭症症状。自闭症儿童在 1 岁以前开始出现症状，大多数发病都是在 3 岁以内，这与婴儿肠道菌群发育过程的时间节点具有相似性，可能婴儿的大脑发育需要伴随肠道微生物的发育而完成。

自闭症患者独特的肠道微生物

　　目前，研究人员已经鉴定出了几种与自闭症相关的肠道微生物，包括梭菌属（*Clostridium*），普氏菌属（*Prevotella*），粪球菌属（*Coprococcus*），脱硫弧菌属（*Desulfovibrio*）和萨特菌属（*Sutterella*）细菌和白色念球菌（*Candida albicans*）属。这些菌在自闭症患者体内与正常对照组都存在显著差异，并且，在整体上厚壁菌门（*Firmicutes*）和拟杆菌门（*Bacteroidetes*）的比例也与正常对照不一样。所以，我们有充足的理由怀疑自闭症是婴儿早期肠道微生物发育异常导致的。

　　2017 年，一项来自意大利农业生物和生物技术研究所的研究发现，自闭症患者肠道微生物中的细菌和真菌与健康对照组存在差异。研究人员招募了 40 名临床诊断为自闭症的受试者（31 名男性，9 名女性，平均年龄 11.1 岁），依据儿童自闭症评定量表（Childhood Autism Rating Scale，CARS）得分，在这 40 名自闭症儿童中有 36 人属于严重自闭症（CARS 值 > 37），有 4 人属于中度自闭症（CARS 值从 30 到 36）。此外，他们还找来了与之年龄和性别匹配的 40 名健康受试者（28 名男性，12 名女性，平均年龄 9.2 岁）作为对照组。通过提取粪便 DNA 并进行高通量测序，检测肠道细菌和真菌，结果发现，自闭症患者肠道中拟杆菌门（*Bacteroidetes*）比对照组显著降低，而厚壁菌门（*Firmicutes*）与拟杆菌门的比值明显增加。以往研究发现，厚壁菌门与拟杆菌门的比值增加预示着其体内炎症水平比较高，比如患有炎症性肠病（IBD）和肥胖的人肠道中这两种菌的比值都比较高。在属水平上，无论是自闭症患者还是健康对照组，肠道中双歧杆菌（*Bifidobacterium*）、拟杆菌（*Bacteroides*）、粪杆菌（*Faecalibacterium*）等细菌的比例都较高。而普氏菌（*Prevotella*）在自闭症患者肠道中的比例非常低。

在肠道菌群多样性方面，自闭症组和对照组细菌多样性差别不大，但自闭症组与健康对照组在肠道微生物整体构成上差别显著。自闭症患者肠道中有几种菌的比例明显降低了，如 *Alistipes*、嗜胆菌属、*Dialister*、小杆菌属、帕拉杆菌属、韦荣球菌等，而肠道中的 *Collinsella*、棒状杆菌属、*Dorea* 和乳酸杆菌属显著增加。不可思议的是，乳酸杆菌属这种常见的有益菌在自闭症患者肠道菌群中的比例反而更高。

便秘是 ASD 患者常见的胃肠道问题，研究人员比较了便秘和非便秘患者肠道微生物群。发现肠道中的 *Gemmiger* 和瘤胃球菌（*Ruminococcus*）越多，便秘症状越轻，相反，这两种菌越少，便秘症状也越重，所以，这两种菌可能具有保护作用。另外，大肠埃希氏杆菌属／志贺氏杆菌属和梭状芽孢杆菌 XVIII 群的细菌越多，肠道症状越严重，便秘的个体肠道中上述菌的比例也更高，说明这两类菌可能是"破坏分子"。特别是梭状芽孢杆菌，已经有多个研究证实，这种菌在自闭症患者的体内更多，其中，梭状芽孢杆菌 XVIII 群是可以产生外毒素并促进炎症发生的菌，所以，它们可能促进了炎症和自闭症的发生。

上面提到的都是细菌，在肠道真菌上，两组之间也存在差异。与细菌类似，自闭症组和对照组在整体真菌构成上存在显著差异。假丝酵母属在自闭症患者肠道中要比正常人高出不止两倍。已有研究发现，肠道真菌生态失调会影响自闭症的发生，肠道中白色念珠菌在自闭症患者体内明显升高。目前，比较流行的一种干预自闭症的饮食的主要理论基础就是通过控制饮食，试图抑制肠道酵母菌的增殖，进而缓解自闭症的症状。

除此之外，有研究发现，肠道微生物特别是某些种类的乳酸杆菌，可以提供色氨酸衍生的芳烃受体配体，刺激免疫系统产生 IL-22 和 IL-17 等免疫因子，从而抑制肠道真菌的过度增殖。因此，未来，或许可以通过改变自闭症患者的肠道微生物，恢复微生物群落结构来缓解或治疗自闭症。

❷ 坏情绪来源于坏细菌？

近年来的研究发现，肠道微生物的改变会通过菌 - 肠 - 脑轴影响到大脑的正常工作，引起压力、焦虑或抑郁。2017 年，重庆医科大学谢鹏团队做了一个有意思的研究，他们把无菌小鼠及 SPF 级（无特定病原菌）的有菌小鼠分为 4 组，其中 2 组接受慢性束缚应激处理，这一组的小鼠每天被束缚 4 小时，持续 21 天。结果发现，相比于 SPF 小鼠，无菌小鼠的焦虑样行为较轻，且下丘脑 - 垂体 - 肾上腺（HPA）轴中的促肾上腺皮质激素释放激素、促肾上腺皮质激素、皮质醇等激素水平明显升高。这个研究证明了肠道微生物可以影响大脑。谢鹏团队还曾对比过严重抑郁症患者和健康人肠道微生物的差异，发现他们之间肠道微生物并不相同，严重抑郁症患者有其独特的微生物构成。

肠道菌群的失衡，可以通过影响激素水平和脑中的神经内分泌系统，最终导致宿主出现焦虑样行为。肠道微生物和大脑沟通的物质除了上面提到的激素之外，还有消化道中不同位置和类型的肠内分泌细胞，这些细胞可分泌多种受肠道菌群调节的肠肽（如神经肽 Y 家族、缩胆囊素、胰高血糖素样肽、促皮质素释放因子、催产素、饥饿素等）。

通过抗生素、益生菌或者特别的手段引起的肠道菌群的改变，或许和机体的焦虑及抑郁行为直接相关。连续给 10 周龄的大鼠吃抗生素，把肠道菌群都慢慢杀死后，研究人员发现，这些成年大鼠的空间记忆力明显减弱，内脏的敏感性和抑郁行为都明显增强，同时，还伴随着五羟色胺和其他激素受体的变化。这就证实了，压力相关行为和肠道微生物的关系是相互的，它们之间可以通过神经递质、激素和菌 - 肠 - 脑轴相互影响。

无论是激素还是肠肽，这些信号分子就像肠道微生物和人体之间的信使一样，将微生物发出的信息传达给了肠道，并通过迷走神经、血液循环和免疫系统直接或间接的影响大脑的正常运转。

因压力而产生变化的肠道微生物本身也具备了"致病性"。有研究把长时间暴露在压力源下的小鼠结肠菌群移植给无菌小鼠，结果发现，在移植一天后，移植了压力源小鼠肠道菌群的小鼠结肠感染了致病菌，6 天后，体内促炎症因子及趋化因子都显著上升，并且肠道中的有益菌——双歧杆菌属已经完全消失。这个研究似乎证明了，压力通过肠道微生物是可以"传染"的！

好在，人与人之间并不共享肠道微生物，但也不排除身体上的微生物不发生交换。然而，跨物种的微生物转移也是同样的结果。有一项研究发现，将严重抑郁症患者机体的肠道菌群样本，移植给无菌大鼠，这些大鼠就会表现出和抑郁症相关的行为改变。

如果这种"传染"真的可以在人类中发生，也许我们需要考虑选择什么样的人做朋友了。对于一些压力大，甚至，患有焦虑抑郁的人，如果我们的菌群不够强大，可以考虑暂时远离他们吧，免得你也被传染。从另一方面来说，对于这些人，我们也可以主动接近他们，把我们身体中充满正能量的菌群反向"传染"给他们，帮助他们恢复失衡的菌群，也许真的可以挽救一个朋友，使你们成为更好的朋友。

抗抑郁药物也要通过肠道微生物起作用

肠道微生物要想影响大脑，有两个屏障必须攻破，一个是肠道屏障，一个是血脑屏障。"肠漏假说"认为，精神疾病的发生是由于肠道屏障破损，肠道微生物通过调节五羟色胺、γ氨基丁酸、去甲肾上腺素等神经递质，影响机体的免疫系统，从而导致炎症的发生，体内促炎因子明显升高，进而影响焦虑、抑郁等精神疾病的产生和发展。所以，靶向肠道菌群的精神疾病药物可能是未来的研究方向。

在目前应用的一些药物中，有一些药物发挥药效离不开肠道微生物的参与。2000年，有研究发现，一定剂量的氯胺酮可以起到抗抑郁的效果，但副作用也很明显，常令患者产生幻觉。而氯胺酮包含R型和S型，两种类型的药物效果不同，R型氯胺酮抗抑郁效果更好，有效力更强，更持久，且副作用更小。

同样的药品，构型不同为什么会有这么大差距？为了解答这个问题，研究人员设计了一个非常有意思的实验。他们让一种脾气比较暴躁的老鼠，每天暴打模型鼠10分钟，总共打10天。当模型鼠满怀期待，热情地想要跟其他老鼠交朋友时，回应它的却是一顿暴揍，这就给模型鼠造成了慢性社交失败压力（chronic social defeat stress，CSDS）。

连续十天的暴揍，这些模型鼠就都变得抑郁了，表现为社交回避，它们变得再也不相信"友情"了，也不愿意再见任何"人"了，具体表现为性动机减少，快感缺失，行为绝望，体重减轻。等模型鼠备好后，研究人员分别给它们服用R型和S型氯胺酮，来看看药物的抗抑郁效果。结果发现，药物可以明显改善小鼠的抑郁症状，并且模型小鼠肠道中柔膜菌门及放线菌门的微生物水平发生了明显变化，但仅有R型可显著抑制柔膜菌纲的水平，并且引起肠道中丁酸亚胺（Butyricimonas）的水平降低，说明R型氯胺酮对那些与抑郁密切相关的肠道微生物影响最明显，这个结果就解释了之所以 R 型氯胺酮抗抑郁效果更好，是因为它对肠道微生物的影响更显著。

冥想调节菌群，降压力，抗焦虑抑郁？

既然，压力会引起肠道菌群的改变，那缓解压力是不是肠道菌群也会跟着变好呢？2016 年的一项研究证明了这一点，研究人员先给焦虑患者进行减压训练，通过持续的正念训练来帮助他们缓解压力，随后，再给患者进行综合认知心理治疗和饮食干预，最终，患者的焦虑症状明显好转，并且肠道微生物也恢复了正常。这样看来，那些因压力引起的肠道菌群紊乱，确实是可以通过心理咨询、瑜伽、冥想、正念训练等减压方式得以修复的。最近，加拿大滑铁卢大学的一项随机对照研究显示，10 分钟的冥想就可有效预防焦虑。只是不知道这十分钟的冥想是不是也会对肠道微生物造成影响。

除了通过缓解大脑压力之外，菌 - 肠 - 脑轴作为肠脑和大脑之间上下沟通的渠道，单纯调节这个渠道中的信号分子也可以发挥同样的作用。褪黑素（Melatonin）是一种内源性激素，由另一种神经递质五羟色胺衍生而来，是一类具有保护幼体或抗衰老作用的物质。以往的研究证明，褪黑素还具有调整动物昼夜节律、提高睡眠质量、改善睡眠障碍、调节内分泌等作用，常被用作治疗失眠。有一种著名的保健品"脑白金"，其主要成分就是褪黑素。

肠道菌群，褪黑素起效的媒介

褪黑素不仅对睡眠有作用，还有助于缓解压力，调节肠道菌群。以往的研究已经证明，睡眠时间少于 8 个小时会导致焦虑症以及抑郁症发生风险的上升。肠道菌群能够影响睡眠的质量和机体的昼夜节律，而昼夜节律的失调能够导致肠道菌群的失衡。在一项针对慢性疲劳综合征患者的研究中，人们发现，女性肠道中有害梭状芽胞杆菌水平的增加，往往和她们的睡眠障碍及疲惫度增加直接相关。

肠道菌群的失衡或许会突然间或永久性地影响机体的睡眠，这种效应可以通过补充褪黑素来缓解。有研究发现，给断奶小鼠补充褪黑素后，它们的体重明显增加，且肠道健康状况也显著改善。褪黑素还会增加肠道菌群的丰度，并且可以显著增加乳酸杆菌属的丰度达三倍以上。补充褪黑素还可以显著影响肠道微生物的代谢，如对氨基酸和药物的代谢，帮助断奶小鼠抵抗 60% 的病原菌感染。更重要的是，在抗生素处理的断奶小鼠和无菌的断奶小鼠中，缺乏了肠道微生物，褪黑素就不能发挥原有的效果了。所以，在动物体内，褪黑素的作用可能是由肠道菌群介导的。

人类也能使用植物激素？

有个题外话非常有必要提一下。很少有激素是动植物共用的，但褪黑素是个例外。原本人们认为，只有动物才有褪黑素，直到 1991 年，有人发现植物也产生，并且还是一种非常重要的植物激素。在农业上，褪黑素已经作为一种新的植物生长调节剂和生物刺激剂使用多年，它在促进植物生长，增加产量，促进种子萌发，调节光周期，调控根系发育，延迟叶片衰老，影响果实成熟和贮藏，提高植物抗逆性等方面都有重要作用。

由于其具有抗逆性，那些生存条件不好的植物具有更多的褪黑素，那么我们可以推断在大田中生长的植物中，褪黑素的含量要明显高于大棚中的，野生的要高于人工栽培的。研究已经证明，植物幼嫩组织的褪黑素含量高于衰老组织；种子里含量最高，而果实中含量最低，人们常吃的葵花籽、甜杏仁和芥菜籽中的褪黑素含量非常高。而加工食品中，褪黑素含量非常低，如樱桃果汁和樱桃果干中完全不含褪黑素，但冷冻樱桃和冻干樱桃粉中褪黑素含量则较高。

如果有人想通过饮食来改善睡眠，除了服用含有褪黑素的保健品之外，还可以通过食用上面提到的这些食物，不仅省钱还可以补充天然褪黑素，同时也给肠道微生物提供了它们喜欢的食物，可谓一举多得。

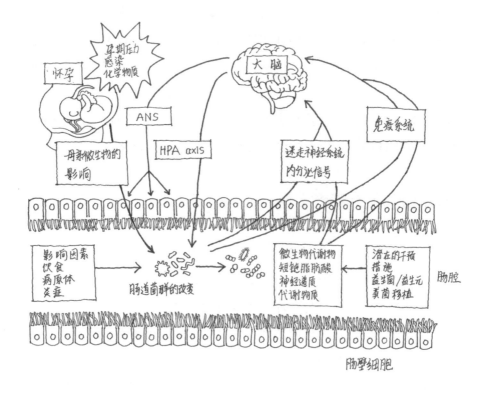

"脑病肠治，肠病脑治"

通过上面这些研究，我们已经基本上摸清了肠道微生物和大脑之间的相互关系。压力会导致大脑中分泌的神经递质发生紊乱，还会引起肾上腺素等激素分泌异常，影响免疫系统的正常工作，使免疫系统不能很好地识别肠道微生物，一些原本与人共生的微生物，如上面提到的乳酸杆菌，可能会被识别为病原微生物，从而被免疫细胞清除掉，而那些病原菌则有可能被误认为是"良民"，给它们靠近人体的机会，而它们则趁机侵入人体，引发疾病。同样的，服用抗生素、药物或不健康的食物会引起肠道微生物的改变，一些病原菌大量出现后，会破坏肠道的屏障功能，通过上面提到的血液系统、免疫系统和神经系统，最终，影响大脑的正常工作，引发应激反应，甚至出现焦虑和抑郁。

根据肠道微生物和精神疾病的相互因果关系，在未来，"脑病肠治，肠病脑治"或许可以成为更好的身心疾病治疗措施。

❸ 太干净导致老年痴呆？

2017 年，英国《每日电讯报》发布报告称，老年痴呆症已经超越癌症和心脑血管疾病成为英国死亡人数最高的疾病，是 80 岁以上女性和 85 岁以上男性最常见的死亡原因。2016 年，有 7 万多名英国人死于阿尔茨海默病（Alzheimer's disease, AD）和痴呆症，而死于心脏病的人数只有 6.6 万。然而，就在 2015 年，心脏病还是老年人的头号杀手。据统计，从 2002 年到 2015 年的十几年里，英国男性和女性患中老年痴呆症的患者数分别增长了 2.5 倍和 1.75 倍。目前，英国大约有 85 万人罹患老年痴呆症，其中大部分是阿尔茨海默病患者，预计到 2040 年，这一数据将达到 120 万。美国的情况也不乐观，据老年痴呆协会 2013 年的报告，美国约有 520 万老年痴呆症患者，到 2050 年，患老年痴呆症的美国人将是这个数字的三倍。

中国会不会好一点呢？不会！有数据显示，中国老年痴呆症患者人数已居世界第一。由于中国人口基数大，65 岁以上老人发病率达 6.6%，截至 2015 年，患者数在 950 万以上，85 岁以上老人中每四个人就有一人。预计到 2050 年，患老年痴呆的中国人可达 3000 万。

放眼全球，情况也不容乐观。据估计，截至 2015 年，全球有 4680 万老年痴呆症患者，每年新增病例可达 990 万，平均每 3.2 秒就有一个不幸的老人变成痴呆，预计到 2050 年将达到 13 150 万。而且此病呈现年轻化趋势，从原来的 65 岁以上开始发病，逐渐年轻化到 55 岁就开始出现了。

得不起，没法治的 AD！

阿尔茨海默病的主要表现为渐进性记忆障碍、认知功能障碍、人格改变及语言障碍等神经精神症状，导致患者的日常活动严重受损。简单来说，得了 AD 后，老人的认知会退化到跟孩子一样，很多原来认识的人，包括自己，自己的孩子，原来会做的事统统都不知道了，只能记得一些很早以前的人和事。

这种病有个特点，年龄越大，越容易患病。过了 65 岁，患 AD 的比例可达 5%，到 75~85 岁时，患病率很快飙升到 20%，到 85 岁以上时，患病率可达 30%，等到过了 90 岁，发病率更高达 40%！随着社会老龄化的发展，将会有越来越多的家庭，不得不眼睁睁地看着他们的亲人认知能力逐渐减退，从亲人变成"陌生人"，然后，慢慢地离开人世，无论是谁都无力回天，束手无策。

家庭中一旦有人患上 AD，将会给家庭和社会医疗系统造成沉重负担，不只是情感上的负担，更多的是经济上的负担。作为孩子，令人感到难以承担的除了老人不再认识我们的痛苦，还有高昂的护理费用，并且需要连续多年，持续不断的高成本护理。据统计，患 AD 的老人，每年在医疗项目上的花费是其他疾病的 5 倍。根据美国阿尔茨海默病协会提供的数据，

2017 年，美国人花费了 2590 亿美元在看护那些 AD 患者身上。在未来几年或几十年里，这些花费还将继续扩大，持续吞噬医疗保险和财政预算。

对于发达国家来说，花费在 AD 的钱已经成为增长最快的医疗负担之一，令各国财政苦不堪言。像中国这样的发展中国家以及那些欠发达国家所面临的问题其实和美国一样，AD 问题已经成为世界上所有国家都需要考虑的问题，况且 AD 的患者数仍在全球范围内不断增加！遗憾的是，到目前为止，全球对这种病都无可奈何！

尽管全球的科学家们已经对这种病研究了超过一百年，可是到现在还是没能搞清楚到底是什么原因导致了 AD，更不知道如何才能阻止这种疾病对大脑的破坏。人都有老去的那一天，即使是那些名人和达官显贵们也不能幸免。美国前总统里根在 1994 年被确诊患上 AD，同时，他向社会公开了自己的病情，以自己的知名度唤起了全世界对这种病的关注。英国前首相，拥有"铁娘子"之称的撒切尔夫人患上的也是 AD，她患病后就再也不能很好的读书看报了，即使看了一小段，很快就忘记上一段写的什么，甚至是一段话还没有看完就忘了前面写的什么。2003 年，华裔物理科学家，诺贝尔物理学奖获得者，被誉为"光纤之父"的高锟，因患 AD 变得连自己研究了一辈子的"光纤"都不认识了。世界首富比尔·盖茨可能担心自己老了之后患上 AD，2017 年，他以个人名义向一个致力于增加临床药物种类和发现新治疗目标的私募基金——痴呆症发现基金（Dementia Discovery Fund）投资了 5000 万美元，用于寻找更多的有可能治愈 AD 的治疗方法。

不要觉得这个病与你无关，每个人都终将老去，活的时间越长，患这种病的概率越高。如果你在五六十岁得了这种病，那么你和你的家庭将会在接下来的几十年中承受高昂的护理费用，而在此期间，你可能连每天照顾自己的亲生子女都不认识了，这种精神和经济上的双重打击实在让人于心不忍。

大脑萎缩，智力如儿童

AD 患者大脑的主要表现是皮层萎缩，神经元坏死。人们发现有两种蛋白参与了这个过程，一种是位于神经细胞外的 β- 淀粉样蛋白（amyloid protein β, Aβ），这种蛋白聚集在一起就会在大脑上形成"老年斑"；另一种是位于神经细胞内的过度磷酸化的 tau 蛋白，它们会在大脑中形成神经原纤维缠结。在这两种蛋白的内外夹击下，导致神经细胞不能正常工作，出现神经突营养不良、神经元丢失和突触功能紊乱。紧接着，整个大脑，特别是海马区萎缩，体积缩小约 5%，最终，导致 AD 的发生。

上述这两种蛋白就像一对"蚕"一样，慢慢地"吞食"着我们的大脑，这个过程可能非常缓慢，它们的产生和积聚通常始于 40 岁左右，可能需要超过 20 年才能使人表现出认知障碍。然而，一旦出现明显症状，再去治疗就已然太晚了。目前，全球的多个大型制药公司都在寻找针对上述两种蛋白的治疗方法，遗憾的是至今未果。大家普遍认为的发病机理是，遗传因素与环境因素共同作用导致了 AD。然而，人们仍没有搞清楚大脑中为什么会形成这两种蛋白。现实情况是，我们不知道致病机理，也没有药物可以治疗，唯一比较靠谱的方法只能是通过改善生活方式或饮食来预防 AD 的发生。

在过去的几十年中，人们找到过一些与 AD 发病有关的易感基因，主要涉及免疫反应、炎症、细胞迁移以及脂类运输等代谢通路。其中，载脂蛋白 E（Apolipoprotein E, ApoE）被认为是最常见的一个易感基因，其中，ApoE4 基因变异被认为是 AD 的主要危险信号，携带该基因变异的人出现神经退行性疾病的风险比普通人高 12 倍。基因表达检测显示，ApoE4 开启了脑部炎症细胞内的一组炎症反应基因，ApoE4 蛋白的存在会导致大脑累积 β 淀粉样蛋白团块和 tau 蛋白的毒性缠结。其他 ApoE 基因突变则没有危害，甚至还有保护作用，如 ApoE2 具有预防 AD 作用，ApoE3 是大多数人携带的类型。

另外，也有一些环境因素，如农药、化学制剂、电磁场等环境污染，吸烟、酗酒等不良生活方式以及心脑血管疾病、高血压、高血脂、糖尿病、慢性炎症、感染、甲状腺病、免疫系统疾病、癫痫、外伤性脑损伤、焦虑、抑郁、精神分裂症等疾病都可能增加患 AD 的风险。

自测一下：

你是否具有如下早期症状：

（1）记忆力减退，影响日常生活起居。如记不住人名地名，炒菜放两次盐。

（2）难以处理以前熟悉的事务。如不知道穿衣服的次序，做饭的步骤。

（3）语言表达出现困难。如说的话或写的句子让人无法理解。

（4）对时间、地点及人物日渐混淆。如不记得今天是几号，不记得自己住在哪儿。

（5）判断力日渐衰退。如烈日下穿着棉袄，买东西时付的钱不对。

（6）理解力和合理安排事务的能力下降。如不能根据规则下棋打牌，跟不上他人交谈的思路。

（7）经常把东西放在不适当的地方。如把熨斗放进冰箱，把手表放进糖罐。

（8）情绪表现不稳及行为较前出现异常。如情绪快速涨落，变得喜怒无常。

（9）性格出现转变。如变得多疑冷漠、焦虑或者粗暴。

（10）做事失去主动性。如终日消磨时日，对以前的爱好没了兴趣。

阿尔茨海默病的临床表现：

主要表现为认知功能下降，精神症状和行为障碍，日常生活能力逐渐下降。根据认知能力和身体机能的恶化程度分成三个阶段：

轻度阶段：患者会显示出记忆力减退，判读能力下降。

中度阶段：患者虽可以独立完成任务，但是复杂任务需要旁人帮助，他们难以辨别物体、家庭成员、朋友，读写困难，买东西忘记付款等。

重度阶段：生活难以自理，难以与人交流，大小便失控，基本丧失行走、坐、微笑、咀嚼、吞咽等能力，长年卧床不起。

照料建议：

如果你的父母是阿尔茨海默病患者，请以最大的耐心照顾他们：

（1）使用大的明显的标记，帮助患者辨认地方和时间；

（2）保持环境的稳定，减少不必要的改变，注意家居安全，尤其是卫生间、阳台、厨房等高风险地带；

（3）提供足够的照明，防止半夜起床时跌倒；

（4）选择适合患者能力的方法和用具，如选择一些宽阔易穿，少纽扣的衣物，物品要有标志，方便取用；

（5）佩戴上写有个人信息的腕带和 GPS 定位的手环，防止他们走失；

（6）将钥匙钱包挂在脖子上，防止丢失遗忘；

（7）培养他们写便笺和录音的习惯，将便笺和录音笔带在身上时刻提醒要做的事情。

远离公路，保护大脑，避免痴呆

几年前，有一位来自墨西哥的女科学家发现了一个有意思的现象，她注意到那些生活在城市中空气污染比较严重的区域的狗，等老了以后会变得越来越傻，经常搞不清方向，找不到回家的路，甚至，连自己的主人都不认识了。等到这些狗去世后，她从狗的主人那里要来尸体并解剖开大脑，发现这些狗的脑子里沉积了大量的跟 AD 患者一样的 β- 淀粉样蛋白，并且，越是生活在污染严重的地方，斑块的数量也越多。这个结果引起了她的注意，后来，她在当地意外死亡的人脑中也观察到了类似规律，即空气污染严重的地区生活的人，大脑中与 AD 相关的蛋白含量更高。

2012 年，来自波士顿大学的流行病学家做了一项大规模的调查。他们对美国各地的近两万名退休护士做了调查，结果发现，这些护士住所附近的 $PM_{2.5}$ 浓度越高，认知测验的得分就下降得越多，并且，污染物浓度每增加 10 μg /m^3，记忆力和注意力测试中的得分就会有相当于衰老两岁的下降。

在 2015 年的一项来自哈佛大学医学院的研究中，研究人员采用核磁共振成像（MRI）的方法扫描了一些患者的脑部，发现患者居住地离主机动车道越近，大脑的脑容量就越小。并且脑容量的缩小与受教育程度、吸烟与否、肥胖程度以及心血管疾病等因素都没有关系，只是与空气污染程度有关。

2016 年，有研究统计了来自中国、瑞典、德国、英国、美国等国家的流行病学资料，发现暴露在重空气污染环境中会增加患老年痴呆的风险。

2017 年 1 月，著名的医学杂志《柳叶刀》（*The Lancet*）上发表了一项加拿大多伦多大学的研究结果：在接受调查的 660 万安大略省居民中，居住在距离主路 50 米以内（污染物浓度较高）的居民，患老年痴呆的风险比生活在距主路 200 米以外的居民要高出 12%。

同一年，来自美国的一项长达 11 年之久的流行病学研究显示，如果长期暴露在高于美国环境保护署规定的 12 μg /m^3 的 $PM_{2.5}$ 浓度下，那么女性老人患 AD 的概率会增加一倍。

这些研究似乎告诉人们，空气污染可以增加人们患老年痴呆的风险。污染的空气究竟是如何与老年痴呆扯上关系呢？美国南加州大学的研究人员曾做过一个有意思的动物实验，他们把污染的空气通入实验小鼠的笼子，对照小鼠组则呼吸经过过滤的纯净空气，数周后，他们发现，呼吸污染空气的小鼠大脑炎症水平明显升高，并且含有更多的可导致 AD 的 β- 淀粉样蛋白。

这些研究表明，空气污染可能真的会影响老人的认知能力，增加他们患 AD 的风险。居住在交通主干道周边的人们，由于汽车尾气排放较多，汽车经过时引起的气流也可能引起扬尘，空气污染相应地更严重，他们患 AD 的风险更高。所以，还没有买房子的朋友需要注意一下，尽量不要购买靠近公路的房子，并且也尽可能远离垃圾遍地、尘土飞扬的脏乱差的环境。对于老年人来说，选择养老的地方就比较关键了，建议有条件的老人，在退休之后选择那些山清水秀、远离空气污染的地方，这样不仅心情好，对大脑健康也有好处，最主要的是可以避免或者延缓患上老年痴呆症。

2014 年，清华大学生命学院的朱听研究员课题组曾发表过一篇文章，他们发现北京市雾霾中 $PM_{2.5}$ 与 PM_{10} 污染物存在大量微生物，经过高通量基因测序鉴定到了 1300 多种微生物，其中，细菌占八成以上。另外，雾霾中还有少量的古细菌和病毒，虽然，绝大部分为非致病性的，但也含有极少量可能致病或致过敏的微生物。

会不会是雾霾中的微生物参与了污染物引起的认知损伤呢？

脏点更健康，太干净会增加患 AD 的风险

流行病学调查发现，AD 的发病率有一些特别有意思的规律。在遗传背景一致的人群中，生活在卫生条件较差的环境下的人要比卫生条件好的

人患 AD 的风险更低。与贫困落后的发展中国家相比，生活在发达国家的人群 AD 发病率更高，特别是北美和欧洲，80 岁以上的老人患病率要明显高于其他国家；拉丁美洲国家、中国和印度的发病率明显低于欧洲国家，并且农村地区低于城市地区。

还有研究对比了不同卫生条件的国家之间移民的人患 AD 的风险。结果发现，患 AD 的风险随着两个国家之间环境卫生条件的差异而变化。整体来看，移民人群的发病率处于其出生国和移民国之间。如果从卫生条件差的国家移民到卫生条件好的国家，AD 的患病风险会升高，相反，如果从卫生条件好的国家移民到卫生条件差的国家，则可以降低患病风险。基于这个研究，我呼吁那些发达国家的老人们，等到退休之后，可以考虑组团到经济落后、卫生条件较差的国家去养老！一方面，可以带动当地落后的经济发展，另一方面，最主要的还是能避免患上 AD，真可谓两全其美！

为什么会有这样的差异呢？卫生环境竟然可以影响 AD 的发病风险？这应该和环境微生物有关。在发展中国家和农村地区，微生物多样性更高，生活在这里的人们暴露于微生物的机会更多，而在发达国家和城市地区，由于环境和卫生条件的改善，微生物多样性明显降低，人们暴露于微生物的机会明显减少。

各位读者可以环顾一下四周，你现在所处的环境是不是都铺了地板或地毯，刷了墙或贴了壁纸，整个屋子是不是都很整洁干净？再仔细回忆一下，你有多少天没有接触过泥土了？拿起自己的鞋，看一下鞋底子上有没有沾上泥土。生活在城市中的人们，大多数人的生活实际上都已经长期远离泥土，远离了微生物。如今，生活在农村的人们也一样，他们中的一些人也都住上了楼房，国家也在全国各地推广"农民上楼"。在不久的将来，随着城市化进程的加快，会有越来越多的人远离祖祖辈辈养育我们的土壤，而土壤中含有的大量微生物已经没有机会再跟我们亲密接触了。

1989 年，大卫·P. 斯特罗恩（David P. Strachan）发现儿童常见感染的发病率较高和过敏性疾病的发病率较低之间具有相关性，从而提出了"卫生假说"（Hygiene hypothesis）。他认为，生命早期的卫生改善与较低的微生物接触，可导致未来患过敏性疾病的概率增加。2003 年，格雷厄姆·罗克（Graham Rook）提出了"老朋友假说"（Old friends hypothesis），他认为在人类漫长的进化过程中，对人体无害的微生物因长期与人类接触而共同进化，人体的免疫系统已经把这些微生物当作是无害的，并且由它们刺激免疫系统，维持了免疫系统的正常，它们就像人类的"老朋友"。现代社会，缺乏了微生物和寄生虫等这些与人类共进化的"老朋友"，人类的免疫系统就不能正常发育，人类患过敏性疾病的风险就会增加。

无论是"卫生假说"还是"老朋友假说"，都告诉我们别小看了这些微生物，因为暴露于微生物对人体免疫系统的发育至关重要，微生物暴露不足将会引起免疫功能障碍。现代人的生活与我们的祖辈发生了巨大变化，滥用抗生素，使用消毒剂、杀菌剂、杀虫剂和防腐剂，消过毒的饮用水，良好的卫生条件等都会导致微生物暴露不够，过敏、哮喘等免疫系统疾病的发生就在所难免了。越讲卫生，患 AD 的风险越高，而接触自然界中的微生物（例如没有化学污染的土壤中就含有大量的有益菌）有可能降低患老年痴呆的风险。需要注意的是，污染和脏是两个不同的概念，前面提到的污染的空气和农村的脏及不卫生不同，前者含有明确的有毒有害物质，而后者只是脏一些，里面的微生物多一些，但并不含有明确的有毒有害物质。

为什么太干净会增加 AD 呢？在前面的章节中，我已经详细说明了肠道微生物与大脑之间的关系，大脑的健康是受肠道微生物的平衡决定的，理论上肠道微生物越平衡，有益菌的种类和数量越多，大脑就越健康，大脑的功能就越正常。人体的微生物大多来自环境中，太干净的环境减少了微生物的种类和数量，进而降低了体内微生物的多样性，有益菌的种类和数量越来越少，而致病菌的种类和数量越来越多，体内微生物的平衡被破坏，失衡的微生物通过菌 - 肠 - 脑轴影响到大脑的正常工作。

因此，要想保证大脑的健康，避免患上 AD，你需要做的其实很简单。首先，要立即停止或减少一切杀灭人体微生物的活动，尽量避免使用含有抗菌消毒成分的日用品，少洗点澡，少用抗生素。2016 年，美国食品药品监督管理局（Food and Drug Administration，FDA）已经明确规定，在日常洗漱用品中不再允许添加三氯生和三氯卡班等 19 种杀菌成分，并于 2017 年 9 月开始正式实施。中国还没有相关规定，含有杀菌成分的日用品仍在不停的做广告。如果实在需要杀菌时，可以偶尔用用，或者用普通的洗涤剂就可以了，一般的清洁只需要用清水冲一冲就可以了。其次，要尽可能地增加肠道微生物的多样性，多到户外活动，接触自然，接触土壤。同时，还要保持好的生活和饮食习惯，选择可以增加肠道有益菌的食品，增加肠道微生物爱吃的食品。

肠道中有什么样的菌，你就有什么样的大脑，善待它们，不要太干净了！

细菌入侵大脑引发 AD？

前面提到，环境微生物和肠道微生物可能影响 AD 的发病率，但是缺乏直接有效的证据。2016 年，美国加州大学戴维斯分校神经和大脑研究所的一项研究为此提供了一些直接证据。研究人员首次发现，在所有 18 个晚发性 AD 患者大脑样本中都存在较高水平的革兰阴性菌的抗原：脂多糖（LPS）和大肠杆菌 K99 菌毛蛋白。上述两种物质都是细菌产生的毒性物质，研究进一步确认，K99 在患者的大脑灰质样本中明显增加，而脂多糖更多

地聚集在 β 淀粉样斑块上以及患者大脑的血管中。

2017 年的一项研究，首次对比了健康人和 AD 患者大脑中的脂多糖含量和聚集位置，结果发现在 AD 患者的脑中，肠道革兰阴性杆菌产生的脂多糖大量富集在新皮质及海马体区域。在健康人的脑中，LPS 在脑中只是聚集成块，而在 AD 患者脑中，75% 的 LPS 聚集在活性较差的细胞核周围。这个结果说明,AD 患者的脑中存在大量来源于胃肠道菌群的促炎分子，随着衰老、血管缺陷及退行性疾病的发展，这些毒素分子可能透过胃肠道"漏"进全身循环，最终进入大脑，引起大脑病变。这个研究也证明了我在本书中提到的精神疾病的通用致病机理，肠漏与血脑屏障打开是 AD 发生的关键。

这样看来，大脑中的细菌成分可能是肠道微生物产生的毒性物质经过肠漏进入血液系统，再透过血脑屏障进入大脑，引起大脑病变并引发 AD。

在 AD 患者大脑中发现细菌分子还是让人非常惊讶的，也就是说 AD 患者大脑中细菌成分的存在可能是引起 AD 的原因。更形象的说法可能是细菌侵入了 AD 患者的大脑！当然，还有可能这些细菌成分是在患了 AD 之后才进入大脑的，所以，目前的结果还不足以确定细菌就是引起 AD 的直接原因。

无论谁是因，谁是果，至少目前的结果都指向了微生物，也许微生物才是引发 AD 的关键！

④ 肠道菌群是引发老年痴呆的罪魁祸首吗？

近年来，越来越多的研究表明，肠道菌群通过菌 - 肠 - 脑轴参与调控脑发育、应激反应、焦虑、抑郁、认知功能等中枢神经系统活动，调节宿主的脑功能和行为。肠道菌群的平衡一旦破坏，就容易造成肠道及血脑屏障的通透性增加，肠道菌群的代谢产物及病原体感染等就可能影响到宿主的神经系统，从而增加 AD 的发病风险。

缺乏细菌，AD 症状更严重

2017 年，瑞典隆德大学的一项研究发现，AD 模型小鼠肠道细菌的组成与健康小鼠存在明显不同。通过构建无菌的 AD 模型小鼠，研究人员发现，完全没有细菌的小鼠其大脑中 β 淀粉样蛋白斑块数量明显减少，说明肠道菌群可能参与了斑块的形成。随后，他们又将普通 AD 模型小鼠的肠道菌群移植给无菌小鼠，结果它们大脑内斑块数量明显增多。这就证明了肠道细菌和 AD 之间的直接因果关系，肠道细菌有可能是引发 AD 的直接原因。

AD 患者肠道菌群失调

2017 年的一项研究，对比了 AD 患者和健康人之间肠道微生物组成的差异。他们收集了 25 名 AD 患者和 25 名年龄、性别匹配的健康人的粪便样品，通过对比发现，AD 患者的肠道菌群多样性明显降低，并且在组成上与健康对照组也不一样了，主要是厚壁菌门减少、拟杆菌门增加、双歧杆菌属减少，并且这些差异最明显的细菌在肠道中的含量与患者脑脊液中与 AD 相关的生物标志物的浓度显著相关。与此同时，另一项研究进一步证明，AD 患者肠道菌群失调使那些能产生淀粉样蛋白和内毒素（LPS）的大肠杆菌属和志贺氏菌属丰度上升，而具有抗炎作用的直肠真杆菌和脆弱拟杆菌丰度降低。这就说明，菌群的改变促使了 AD 患者血液和大脑中的炎症因子水平升高，引发大脑炎症，进而导致神经退行性病变。

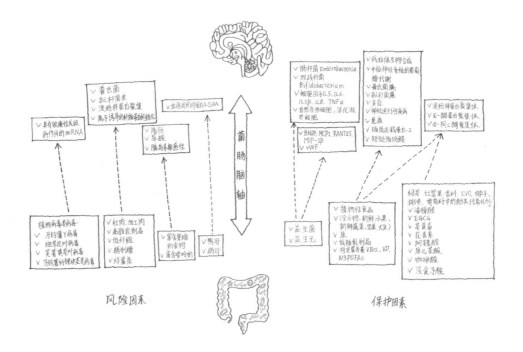

衰老引起肠道菌群变化，增加 AD 风险

年龄越大，患 AD 的风险越高，所以，衰老本身就是 AD 等神经退行性疾病的高风险因素。在人的一生中，肠道微生物一直是变化的，伴随衰老，肠道菌群组成也发生着相应改变，肠道中不同菌比例会出现波动，与此同时，菌群的多样性会逐渐下降，那些引起慢性炎症的肠道致病菌则会逐渐增加，而常见的益生菌乳杆菌属的减少与老年人的虚弱密切相关。

随着衰老，人体自身免疫力也逐渐降低，运动能力逐步衰退，表现为淋巴结减少、局部 T/B 细胞功能及巨噬细胞活性的改变，这些改变都可能影响到肠道黏膜的免疫水平以及肠道的蠕动，进而影响到肠道菌群的组成。除此之外，人老了，牙口变得也不好，牙齿脱落导致很多食物都不能吃了。食物和牙齿的改变都会造成口腔菌群的变化，要知道口腔的菌群是可以通过嗅觉神经、三叉神经等神经通路直接影响大脑的。

有研究对比了年老和年轻小鼠在肠道菌群组成、大脑代谢产物、脑血管功能和认知行为方面的差异，结果发现，老年小鼠肠道菌群构成发生了改变：菌群的多样性增加、厚壁菌门/拟杆菌门的比例上升。此外，脑中与炎症和 AD 相关的多种氨基酸和脂肪酸等代谢产物含量都出现了明显增加，与此同时，血脑屏障的功能也出现损伤，脑血流量明显下降，转运淀粉样蛋白的 P- 糖蛋白水平也下降了。在认知行为方面，老年小鼠的学习记忆能力明显下降，焦虑现象则明显增加。这一系列的变化，都是由衰老引发的系统性炎症反应，最终，增加了 AD 风险。

通过上面的介绍，我们基本上能够捋清楚肠道微生物与 AD 的关系了。肠道微生物紊乱导致的肠道通透性和血脑屏障通透性增加会加大 AD 的风险。肠道微生物的代谢产物或病原微生物透过肠道和血脑屏障进而对宿主神经系统的影响会增加或降低 AD 的风险。同时，AD 的发病规律也支持了"卫生假说"和"老朋友假说"。这些结果都提示我们，AD 可能起源于肠道，与肠道微生物的紊乱密切相关。

小心血液中的 β- 淀粉样蛋白

最近的一项研究表明，血液中可能存在引起 AD 的物质。这个研究还是两个中国人共同完成的，一位是来自加拿大不列颠哥伦比亚大学的精神病学的教授宋宏伟，另一位是来自中国第三军医大学的神经学教授王延江。他们共同发现，引起 AD 的 β- 淀粉样蛋白会伴随血液在全身内转移。他们做了一个非常巧妙的实验，把两个老鼠的血管接在一起，让两个老鼠之间的血液可以互通。其中一只老鼠是 AD 模型小鼠，另一只是健康小鼠。经过一年的"共生"，结果发现那只正常的小鼠也表现出了典型的 AD 症状，并且控制学习、记忆等相关功能的信号通路也受到损伤。

难道是突变小鼠体内的 β- 淀粉样蛋白转移至正常小鼠的大脑中了吗？随后，他们确实在正常小鼠大脑内检测到了 β- 淀粉样蛋白的堆积，并且，在身体其他组织，如血小板、血管和肌肉中也检测到了 β- 淀粉样蛋白。实际上，除了大脑，β- 淀粉样蛋白的沉积还会损害许多其他器官组织，包括心脏、肝脏、肾脏等。

这是人类首次发现 β- 淀粉样蛋白会通过血液转移引发 AD。β- 淀粉样蛋白通过血液循环从一只小鼠体内进入另一只小鼠的血液和大脑，引发健康小鼠 AD 症状。基于这个研究，我们以后再输血时要小心了，据我所知，目前血站中并没有把 β- 淀粉样蛋白作为必检项目，这就意味着志愿者捐献的血液中如果存在 β- 淀粉样蛋白，这些 β- 淀粉样蛋白很可能在输血时进入患者的身体，时间久了会不会进而引发 AD？这还真不好说。如果这个结果被更多的研究机构证实的话，我想会有大量的诊断企业和药企开发相关的检测和干预方式，如果能够提早检测到血液中的 β- 淀粉样蛋白，然后用特异的药物消除它们，那么预防或延缓 AD 的发生就会成为可能。

可喜的是，2018 年初，日本国家老年医学中心报告了一种通过检测血浆中 β- 淀粉样蛋白相关肽段的水平来预测大脑中 β- 淀粉样蛋白沉积物的方法，可以方便经济地评估 AD 的病情。原来都是通过 PET 成像或测量脑脊液中 β- 淀粉样蛋白水平来进行评估，创伤比较大，费用也较高。

遗憾的是，国际著名药企礼来公司针对 AD 患者 β- 淀粉样蛋白的单抗新药 solanezumab 的 Ⅲ 期临床试验宣告失败，实验组与安慰剂组之间并没有显著差异。看来，要想消除 β- 淀粉样蛋白并不容易。

由于阿尔茨海默病的发病是缓慢的，从大脑和中枢神经系统发生变化到临床发病至少需要 15~20 年的时间。如果在这个过程中我们能够通过检测肠道微生物的组成，提前预知或评估中枢神经系统的健康状况，就有可能在患者还没有出现临床症状时进行提早干预，这或许是未来预防这类神经退行性疾病的有效手段。在将来，如果我们了解肠道细菌变化如何影响发病或进展，或者知道它们产生的物质与中枢神经系统的相互作用，掌握肠道微生物与人体健康的规律，我们就可以建立一种新的个性化的精准医学干预方法。

任重而道远，需要大家一起努力！

❺ 治疗老年痴呆的药物迟迟未见，方向错误还是时间不够？

2018 初，全球最大制药公司辉瑞（Pfizer）发表声明，宣布他们将放弃继续资助针对 AD 及帕金森症的潜伏期、Ⅰ 期、Ⅱ 期的早期临床试验。2016 年，另一制药巨头礼来（Eli Lilly）公司在经历了数年的临床试验后，处于 Ⅲ 期临床试验的阿尔茨海默病药物——solanezumab 宣布失败。

为什么这些药企都跌倒在 AD 上？也许得从他们研发药物的靶点和 AD 致病机制上找找原因。

关于 AD 的致病机理，目前最主流的推断是：β- 淀粉样蛋白积累引发神经元突触功能障碍、tau 蛋白过度磷酸化和继发炎性反应，导致神经元变性死亡，从而吞噬记忆，导致认知功能障碍。随着年龄增长，一部分人的大脑中会先出现 β- 淀粉样蛋白斑块的积累，特别是在控制学习及记忆功能的海马区。理所当然的，分解或阻止 β- 淀粉样蛋白就成了大多数药企研发的最主要药物靶向。除此之外，tau 蛋白、神经免疫和神经传递这几个大方向也都有药企在努力。遗憾的是，到目前为止最有希望的两个药品都宣告失败，强生、罗氏、葛兰素史克等全球知名的药企参与的超过 60 个研发项目已经夭折。

大量以 β- 淀粉样蛋白沉淀假说为靶向的药物研发纷纷失败，不得不促使各大药企转换思路，β- 淀粉样蛋白沉淀也许并非 AD 的主要致病诱因。过度磷酸化的 tau 蛋白会在大脑中传播，感染和破坏神经细胞，神经胶质细胞的神经炎症也很常见，牛磺酸也会参与神经细胞纤维纠结，这些都可以是 AD 的靶标。

然而，我认为现在的这些靶标可能都有偏差。从近几年肠道微生物与 AD 之间关系的研究中，我们不难发现，在 AD 发生前的数年或者数十年前，肠道微生物已经出现了异常，这种异常伴随着肠道和血脑屏障的打开，肠道微生物及其代谢产物持续作用于大脑，引发大脑炎症。大脑中出现的淀粉样沉淀，大脑萎缩和认知障碍可能源于肠道微生物。因此，将来药物研发的靶点应该在肠道，或者在血液，大脑只是终点。

在我接触到的案例中，有一位在北京某军区大院里生活的老太太给我印象特别深刻。她被诊断为 AD 已经有十年左右的时间，她的女儿曾经服用过我们开发的益生菌产品，感觉效果不错，然后，就给她服用了大概半年左右的时间。她女儿发现，母亲服用完益生菌后开始出现好转，可以时不时地认出自己，也开始提各种要求了，比如要求女儿买她爱吃的食物，买从电视上看到的别人穿的衣服。又过了半年，她女儿兴奋地跑来跟我们说，母亲已经基本恢复正常，还邀请朋友去她家里做客，还邀请客人吃好吃的，并且专门买了新衣服，梳妆打扮了一番。

很多人可能不相信仅仅通过服用益生菌就能有这样的改变，认为这是偶然现象。的确，一两个病例并不能说明问题，但是这个现象值得引起人们的关注。也许，对于 AD 的治疗和药物研发，我们应该换换思路了。大脑的病变可能只是最终的结果，真正的病因可能在肠脑，在肠道微生物，在菌 - 肠 - 脑轴上。巨头药企的失败不代表没有希望了，还是有人在继续努力开发新药，毕竟新药的成功意味着上万亿市值的巨大市场，并且这个市场还没有竞争者。据估计，仅在美国，2018 年一年，AD 相关的治疗花费可能会高达 1 万亿美元，到 2030 年，预计将高达 2 万亿美元。也许是意识到问题的严重性，2018 年 3 月，特普朗总统给美国国立卫生研究院（NIH）批准了 371 亿美元的年度预算，其中，有 18 亿美元是专门用于 AD 研究的。大的药企放弃了，正是创新型创业小公司的机会，也许剑走偏锋能够一举成名，成为真正的"独角兽"，我想这只是时间问题！

药物的研发离不开基础研究，未来全球还需要将更多的资源投入到 AD 的基础研究上，特别是在有关肠道微生物和 AD 的关系方面。药物的研发是需要时间的，我们要做的只有等待。不过，留给大家的时间可能不多了。当今，全球各个国家几乎都步入了老龄化社会，各国的医疗条件在逐步改善，人类的平均寿命都在极大的延长，AD 和 PD 这些神经退行性疾病一定会变得越来越常见。

每个人都有老去的一天，每个人都担心自己和自己的长辈身患神经退行性疾病，如果药物研发的步伐跟不上我们老去的速度，等过了 65 岁，我们或者我们的亲人可能会痴呆或者颤抖着活过后半生。

我不想有这一天！

⑥ 嗅觉异常，便秘和体味改变？当心患上帕金森

帕金森症（Parkinson's Disease，PD）是一种慢性神经退行性疾病，主要影响中老年人，多在 60 岁以后发病。帕金森的症状比较明显，如果在街上看见有老人的手、头或嘴不由自主地抖个不停，肌肉僵直、行动缓慢以及身体没法平衡，十有八九就是帕金森患者。得了这种病，患者在生活上基本都不能自理。目前，全球帕金森患者人数越来越多，遗憾的是，自 1817 年发现至今的 200 多年中，人们始终没有搞清楚为什么人老了会

患上帕金森症。为了纪念发现者——英国内科医生詹姆斯·帕金森（James Parkinson）博士的生日，欧洲帕金森症联合会从 1997 年开始，将每年的 4 月 11 日确定为"世界帕金森症日"（World Parkinson's Disease Day）。

全球一半以上的 PD 患者在中国，呈年轻化，高增长趋势

PD 已经成为困扰中老年人的重要疾病，是继老年痴呆症后的第二大常见神经退行性疾病。流行病学调查显示，65 岁老人中大约一百个人里就有两个人患 PD，75 岁以上患病率更是高达 3.4%，已经成为继肿瘤、心脑血管病之后，中老年人的"第三杀手"。据估计，全球 400 万患者中，有 170 万~220 万人在中国，还呈现出年轻化趋势，每一百个 PD 患者中就有 10 个属于"青少年型帕金森症"，三四十岁发病的帕金森症患者也并不罕见。世界卫生组织专家预测，到 2030 年，中国的帕金森症患者将达到 500 万！中国 PD 人数多，可能并不是中国特色，而是由于中国人口基数大。

在国外，PD 的人数也不少。据统计，在澳大利亚有超过 7 万人患有PD，平均每 340 人中就有 1 人患病。55 岁以上的成年人是 PD 的主要人群，大约 20% 的人会在 50 岁以下被诊断为帕金森疾病，而 10% 的人则会在40 岁以下被诊断为该病。据估计，每年澳大利亚会花费大约 1.1 亿澳元在PD 治疗上，是十年前疾病开支总和的两倍，推测到 2030 年，PD 的发病率也会翻倍，达到跟中国类似的情况。

到 2030 年，我的年纪也差不多到了该发病的时候。我绝对不想颤颤巍巍，抖个不停地活过后半生。我想大多数和我同龄或者比我还小的读者们应该都有相同的想法。治疗疾病最好的方式其实是不得病。这是大实话，

我始终认为人体一旦得了病，不管是大病小病，身体一定很难恢复到原来的样子，就像破镜难圆一样。所以，我们老祖宗提出来的"治未病"是我们努力的方向。要做到这一点，有几个问题需要弄清楚，究竟 PD 有什么征兆？有什么方法可以预防或者治疗？

PD 的临床症状

如果已经确诊为 PD，临床症状会非常明显，主要表现为肢体震颤、动作迟缓、强直、浑身僵硬，甚至完全无法行动等运动症状。除了可以明显看出来的运动功能障碍外，患者还有嗅觉减退、便秘、睡眠行为异常和抑郁等不易明显看出来的非运动症状。

非运动症状要比运动症状出现的更早。也就是说，上面提到的这些症状，如果在年轻时持续出现，非常有可能在多年之后表现为 PD。有研究表明，72% 的 PD 患者在运动症状出现前 10 年之内就曾出现抑郁，并且 PD 患者平均患抑郁的时间为 7.9 年。提前 10 年出现症状，那时候有谁会意识到 10 年后会发展为 PD 呢？嗅觉异常、便秘和失眠这种司空见惯的症状，我相信绝大多数人并不会很在意，尤其是在青壮年时期。

这样看来，在年轻时，还真不能小看身体出现的各种不适，小毛病不注意，日后很有可能发展为大毛病。为了帮助人们更早的识别和预防 PD，2003 年，布拉克（Braak）等人按照发病阶段的先后顺序对 PD 进行了病理分期，总共分为 6 期：

Ⅰ期：表现为嗅觉障碍及便秘，累及嗅球、嗅核前部、迷走神经背侧运动核；

Ⅱ期：表现为便秘、抑郁、失眠、胃肠道功能失调及疲劳，累及下位脑干，包括蓝斑、脊核等核团；

Ⅲ、Ⅳ期：表现为运动症状，累及中脑黑质、其他深部核团和端脑；

Ⅴ、Ⅵ期：表现为认知障碍及精神症状等，累及边缘系统、新皮质。

由于非运动症状属于 PD 的早期阶段，即使当时表现不明显，仍具有非常好的早期诊断价值。把非运动症状作为 PD 早期诊断指标，在做疾病筛查时把非运动症状评估加上，就有可能提前十年甚至更长时间发现 PD，进而可以早干预，早治疗。

在这里，我也提醒大家，密切注意自己的嗅觉变化和便秘症状，发现问题尽早就医。

嗅觉异常是最早的 PD 症状

嗅觉的变化不是很容易察觉，但也有专门的测嗅方式，几分钟内就能评估老人的嗅觉能力。这种方法是评估老人的鼻子还灵不灵，是不是能分辨不同的气味，是不是能闻到非常少量的气味。测嗅的方式其实很简单，就是把日常生活中经常闻到的气味按不同的浓度放在专门的容器中。评测时，打开容器口，放在老人鼻子下面让老人闻一闻，询问老人是不是能闻到气味，闻到的是什么气味？根据老人的回答，通过能闻到的气味的最低浓度和能分辨的不同气味的正确率来评估老人的嗅觉水平。在一些医院和体检机构已经有了这样的测试了。

也有比较简单的方式自己来评估，比如，可以回忆一下近期自己是不是胃口不好，不爱吃饭。因为，食物的味道 80% 来自嗅觉，胃口不好通常是因为嗅觉变差，感冒时食欲不好就是因为鼻涕把鼻腔堵住，鼻子感受不到气味了。另外，家人也可以回忆一下，近期，家里的老人做菜时是不是放错过调料，尤其是醋、酱油、香油等有气味的调料。如果出现过这些情况，就要引起警惕了，必要时去医院进行详细的排查。

便秘：PD 最常见的非运动症状

前面提到过，病情发展到 Ⅱ 期时，70%~80% 的帕金森患者身体已经开始表现出不同程度的肠道运动障碍，其中，便秘的比例最高。这可能是由于帕金森患者内脏，特别是控制胃肠道蠕动的平滑肌的运动受到了影响。前面提到过，肠脑和大脑拥有类似的信号分子和运行模式，大脑出现病变时，肠脑也会出现类似病变。PD 患者如此高比例的便秘，可能是他们的大脑和肠脑都出现了病变，只是肠神经系统异常表现得更早，肠道运动异常表现得更明显。

记得在医院收集样本时，碰到过一对老人，老爷子已经出现了明显的 PD 症状，当问到他的便秘情况时，老太太抢先回答："他便秘太严重了，一周都出不来一次，每次上厕所，全楼的人都能知道，那个难受劲儿，厕所的门都快被他敲散了，上一次厕所，马桶都快给坐穿了！"老爷子补充道："确实是，恨不得用手掏出来！吃了各种药都不管用，开塞露用了不知道多少瓶！"在我碰到的 PD 老人中，便秘的比例确实非常高，一周以上便一次的人真不在少数。

除了自身因素，因自主神经功能损害引起便秘之外，患者服用的某些治疗帕金森的药物也会引起便秘，如安坦等抗胆碱能药物。原理实际上跟前面提到的一样，都是因为肠脑和大脑拥有类似的信号分子和运行模式，药物起效时，大脑受影响的同时，肠脑也会跟着受影响。

体味有可能"出卖"了你

2015 年，来自苏格兰的一名 65 岁退休护士乔伊·米尔恩（Joy Milne）告诉研究人员，她有一项神奇的本领，能够闻到"帕金森的味道"。

早在多年以前，她就注意到她已故的、患有帕金森症的丈夫莱斯（Les）先生在患病前后有非常明显的体味变化。

莱斯先生曾是一名麻醉师，45时被诊断为帕金森症。然而，在莱斯先生35岁时，米尔恩女士说就能从丈夫身上闻到一种不寻常的"麝香味"，但当时她并没有将这种气味与帕金森症联系起来。直到多年以后，她和丈夫一起参加帕金森症患者的聚会，她闻到了来聚会的患者身上都有相同的特殊气味。这时候，她才意识到这种气味可能跟帕金森症存在关联。

在一次有关帕金森症的专业会议上，米尔恩把她的经历告诉了英国爱丁堡大学的一位专家，随后，她被邀请去参加一个测试，看看她是不是真的能够正确闻出帕金森症患者穿过的T恤。研究人员一共收集了12件T恤，其中6件来自帕金森症患者，另6件来自健康志愿者。

令人难以置信的是，米尔恩准确无误地找出了6件帕金森症患者的T恤，但是错误的把一位志愿者的T恤也给挑了出来。令人意外的是，3个月后，那件错误的来自志愿者的T恤的主人不幸被诊断出患有帕金森症。这时，爱丁堡大学的专家们彻底相信了米尔恩的"超能力"。

在曼彻斯特大学化学分析专家的帮助，米尔恩和爱丁堡大学的专家一起利用质谱仪分析出了米尔恩闻到的帕金森患者身体上的特殊气味分子。初步结果显示，帕金森症患者身上有10种特殊的分子，它们可能就是"麝香味"的原因。

人体哪里可以产生气味呢？实际上，人体的气味大多来自人体微生物的代谢。比如脚臭，汗臭和口臭等体味都是人体微生物代谢产生的。在确诊为帕金森症几年前就已经出现了气味的变化，并且帕金森的其他非运动症状也是明显早于运动症状的，特别是嗅觉异常和便秘，可能早于发病十年以上。

我想这不是巧合，而是相互之间存在某种联系。帕金森症患者身上有

10 种特殊的分子可能就是由于他们肠道异常导致的，因便秘排不出去的粪便堆积在大肠中，里面丰富的肠道微生物就可以大快朵颐地享受这些残留的食物了。与此同时，它们也会把吃下去的食物转化为各种各样的化学物质，其中一些微生物产生的化学物质很可能就属于目前发现的那 10 种特殊分子。

整体的逻辑是肠道微生物的变化引起代谢产物的异常，这些异常的代谢产物导致在出现帕金森症几年之前身体就出现异常的气味。

所以，通过检测气味分子，或者产生这些气味分子的微生物，理论上都能够快速、准确，并且提前数十年来评估帕金森的风险。通过这种简单、便捷的早期诊断方法，希望在不久的将来可以提早预防和治疗这种疾病，也希望到我五六十岁时，这种检测方法能够上市并服务大众。到时候我一定会去检测，我可不想后半生颤颤巍巍地一直抖到死。

❼ 帕金森症可能起始于肠道

帕金森症病因未明

目前，人们认为与 PD 有关的因素有很多，但是没有一个因素是可以直接导致 PD 的。随着年龄增加，人体正常衰老，大脑的老化在所难免，可能是引起 PD 的原因。但是衰老解释不了为什么 PD 的发病率在逐步上升。另外，也有人认为 PD 和基因有关，但是真正家族遗传性的 PD 只占到发病总人数的 10%~15%，绝大多数 PD 都是散发性的。所以，PD 应该是由遗传、环境和衰老等因素共同作用导致的，环境因素可能是主要原因。

在过去的几十年里，农药、杀虫剂、工业化学产品和一些重金属等给我们生活的环境和每天吃的食品造成了污染。有研究发现，百草枯和鱼藤酮等农药可引起大脑多巴胺能神经元缺失，这种神经元的缺失是引起帕金森的关键。很有可能是我们生活环境中的有毒有害物质，加上我们每天吃下肚子里的各种添加剂、农药和激素残留等物质，慢慢积累在体内，逐渐侵蚀我们的大脑，持续几十年的伤害，最终，在五六十岁时表现为 PD。当然，现在还只能是猜测，具体的病因还有待进一步确认。

帕金森症可能起始于消化道

最近的研究发现，帕金森症的发生可能开始于胃肠道，并通过迷走神经传播到大脑。来自丹麦奥尔胡斯大学医院的研究人员调查了约 1.5 万名在 1977—1995 年之间接受了胃部迷走神经切断术的患者，结果发现，20年后，进行了迷走神经切断手术的患者发生帕金森症的比例很低，全部切除迷走神经的患者甚至比对照人群患帕金森症的风险几乎降低了一半，而那些部分切断迷走神经的患者与对照组差别不大。2017 年，来自瑞典斯德哥尔摩卡罗林斯卡研究所的科研人员比较了 9430 名 40 岁以上的进行迷走神经切断术的患者和 37.72 万名正常人，他们发现进行过迷走神经切断术的患者患帕金森的比例为 0.78%，而未进行手术的人比例为 1.15%。这些研究证明，帕金森症的发生可能始于胃肠道，迷走神经是传递病变信号给大脑的关键通路。前面也提到过，帕金森症患者在被诊断为帕金森之前，确实有很多人曾饱受胃肠道疾病的困扰，最主要的就是便秘。

胃部迷走神经切断术是一种在国内外应用广泛的手术，是治疗十二指肠溃疡的推荐治疗方法之一。迷走神经系统可能充当了肠道和大脑连接的通路，胃肠道出现病症，大脑也会出现类似的病症。切断迷走神经，溃疡好了，创伤面不再形成，肠道微生物及其代谢产物就不会进入人体，进而避免了它们进入大脑引发帕金森。

杜克大学的研究人员在人和鼠的小肠内分泌细胞中发现了一种名为α-突触核蛋白的物质，这种物质本不该出现在肠道而是主要分布在大脑神经细胞的突触前膜，是一种与帕金森症发生密切相关的蛋白质。这种蛋白本来是可溶的，但是在帕金森症患者脑中出现了错误的折叠，沉淀下来形成路易小体，从而导致脑细胞损伤，引起多巴胺能神经元死亡，最终引发帕金森。肠道中α-突触核蛋白的错误折叠可能早于大脑，这就说明，帕金森症可能起源于肠道异常，迷走神经只是"帮凶"。但是，需要注意的是迷走神经切断术并不能治疗PD，已经得了PD再进行手术是没有效果的。

肠道异常情况有很多种，比如，腹泻、便秘、腹胀、腹痛、溃疡、炎症、功能紊乱等，目前，除了便秘之外，还不能确定哪些肠道症状跟PD关系密切。前面提到，帕金森症呈现年轻化趋势，这可能与消化道系统疾病呈现年轻化有关系。现在的年轻人由于工作压力大，经常熬夜、加班、喝酒、进食不规律，并且大部分时间吃外卖、垃圾食品、油炸食品、方便食品和各种加工食品，这些食品摄入太多，难免会影响消化系统的正常工作，引起各种胃肠道疾病，影响神经系统的正常工作也就在所难免了。

⑧ 肠道微生物是帕金森症的元凶吗？

2015年，一项来自芬兰的研究显示PD患者肠道微生物与对照组存在明显不同，PD患者肠道微生物中普雷沃氏菌科的细菌丰度明显下降。研究人员找来72例PD患者，平均年龄65.3岁，男女比例差不多，另外还找了72例年龄和性别相匹配的健康对照。通过检测他们粪便中的微生物，发现相比于对照，PD患者粪便中的普雷沃氏菌丰度平均下降了77.6%。而且肠道中另一种细菌——肠杆菌科的丰度与姿势不稳和步态困难的严重程度存在相关性，肠杆菌科的丰度越高，症状就越严重。

2016 年，美国加州理工学院的研究者们构建了一种帕金森症小鼠模型。这些小鼠脑中都存在错误折叠的 α- 突触核蛋白。随后，他们将这些小鼠分别饲养在正常或无菌的环境中。结果发现，在无菌环境中成长起来的小鼠，帕金森症状要比在正常环境中饲养的小鼠轻很多，脑内具有毒性的 α- 突触核蛋白含量也明显降低。难道肠道微生物参与了 α- 突触核蛋白的错误折叠，导致了帕金森吗？为了验证这个想法，他们又给正常饲养的小鼠喝抗生素水，结果发现，抗生素杀死肠道微生物后，这些小鼠的症状也明显减轻。紧接着，他们又把帕金森症患者的肠道菌群移植给无菌小鼠，发现这些小鼠很快都出现了帕金森症状。而那些移植了正常人肠道菌群的小鼠则没有出现症状。这就再次证明了研究人员的想法，肠道微生物确实参与了帕金森的发病。但是具体的机制不清楚，肠道微生物可能释放了一些毒性物质，通过迷走神经系统传递到大脑，引起大脑损伤，进而引起帕金森。

2017 年，我参与的一项关于帕金森患者和健康者肠道菌群差异的研究论文发表了。通过对比，我们发现 PD 组肠道中 *Blautia* 属、粪杆菌属和瘤胃球菌属等具有纤维素降解能力的细菌丰度显著降低，而大肠 - 志贺杆菌属、链球菌属、变形杆菌属和肠球菌属等潜在致病菌丰度明显增加。此外，研究还发现 PD 症状越严重，上述纤维素降解菌丰度越低，而潜在致病菌丰度越高。推测，致病菌的增加产生了更多神经毒素，而纤维素降解菌的减少降低了短链脂肪酸含量，最终，引起 PD 的病理发展。

来自美国加州理工学院的研究人员也做了一个有意思的实验，他们对比了无菌鼠和有菌鼠在运动机能测试中的表现，发现无菌鼠比有菌鼠在运动测试方面表现更好。当分别给两组喂食肠道微生物产生的短链脂肪酸（short-chain fatty acids，SCFA）时，两组老鼠都出现了帕金森症状。这个研究表明，肠道微生物或其代谢产物的改变可能是 PD 的重要推手。

虽然，上述研究是在老鼠体内做的，但这个结果也足以引起人们的重视。短链脂肪酸主要包括乙酸、丙酸、丁酸、戊酸等，一向被认为是维持肠道正常功能和健康的重要物质。一直以来的研究表明，肠道微生物，特别是肠道有益微生物可通过产生短链脂肪酸对人体健康产生有利影响。然而，上述研究结果似乎颠覆了我们对短链脂肪酸的认识，肠道微生物产生的短链脂肪酸在某些情况下并不是好东西，有可能与 PD 的发病相关。

未来，还需要再确定一下，是不是在人类身上也有类似的结果。

PD 患者体内有益菌比例反而高？

2017 年，又有一项关于 PD 患者肠道微生物的研究可能再次颠覆我们对肠道有益菌的认知。来自美国阿拉巴马大学伯明翰分校的研究人员分别采集了 197 位帕金森症人和 130 位健康人的粪便样本进行测序分析，同时收集他们药物使用、饮食习惯、胃肠道症状等 39 项潜在的对肠道微生物造成影响的混杂因素。经过分析，研究人员意外地发现 PD 患者肠道微生物中一些有益菌的比例要高于健康对照。肠道双歧杆菌科、乳酸杆菌科、巴斯德氏菌科和疣微菌科的微生物的丰度在 PD 组显著升高，而可以产短链脂肪酸的毛螺菌科在 PD 组显著降低。

目前，人们普遍把双歧杆菌、乳酸杆菌等当作有益菌。婴儿体内的双歧杆菌，占到肠道菌的绝大部分，随着年龄增加，双歧杆菌的比例很快会下降，其他菌开始增多，但这种变化是人体菌群的正常发育过程，并不表明人类必须依靠高比例的双歧杆菌来维持健康，也不是说成年人必须补充双歧杆菌才能维持健康。

相反，在老年时期，双歧杆菌的比例升高也许并不是好事。成年人体内，肠道中最主要的两个门是拟杆菌门和厚壁菌门，两者的总和甚至可以占到肠道菌的超过90%。正常成年人体内放线菌门（双歧杆菌所在的门）的比例并不会很高。如果双歧杆菌的比例增多，势必引起占主导的拟杆菌门和厚壁菌门的比例降低，也许这并不是什么好事。

除了双歧杆菌，另一个常见的益生菌——乳酸杆菌，在PD患者肠道中的比例也要高于健康对照组。功能预测结果揭示植物衍生化合物的代谢和异生素降解能力在PD组明显升高。

肠道菌群可能远比我们认为的复杂

肠道菌群与帕金森症关系密切，可能其中一些肠道菌群和其代谢产物导致了帕金森症的发生，但是，我们现在还不知道具体是哪些菌起了决定作用。原本我们认为对人体有益的菌，如常见的双歧杆菌和乳杆菌等，反而在帕金森患者体内更多。这就给我们提出了新的问题，有益菌和有害菌的标准该如何界定？是否存在有益菌和有害菌的安全范围？是不是超过或者低于一定比例，有益菌就有可能变成有害菌？为什么各个国家发现的与PD相关的肠道菌群的研究结果并不一致？这些问题目前还都没有答案，还有待我们进一步研究。

随着高通量测序技术的发展，我们能够了解更多肠道菌群的构成信息，然而，随之而来也会产生许多新的问题。实际上，肠道菌群远比我们想象的要复杂得多，目前的发现也许只是冰山一角，更多的肠道微生物与人体健康之间的关系还有待于我们去探索、去发现。

虽然，我们对人体微生物的认识不足，但至少现在的研究已经将我们的视线转移到了肠道微生物上，在传统的治疗方法对许多神经退行性疾病基本束手无策时，这些新的发现也许能指引研究人员将视线转移到肠道微生物上，从这个角度研究如何干预和治疗帕金森症，说不定就能够取得突破性的进展。

肠漏与血脑屏障打开是 PD 发生的关键

2018 年初，一篇新发表的文章系统总结了帕金森症的发生原因，认为肠道微生物通过菌 - 肠 - 脑轴影响了大脑活动是 PD 发病的重要机制。脑内多巴胺的合成是受酶控制的，而这些酶的产生则由肠道微生物通过菌 - 肠 - 脑轴控制。大脑中 α- 突触核蛋白的沉积是伴随肠神经系统中肠通透性、氧化应激和局部炎症的增加等相关神经病变而发生的，这也是引起帕金森症患者便秘的重要因素。

具体的机制包括：肠道慢性低度炎症引起肠道通透性的增加，肠道微生物产生的物质进入菌 - 肠 - 脑轴后，到达血脑屏障，进一步引起血脑屏障的渗漏，引发大脑免疫细胞活化和炎症，最终，导致大脑发炎。这就能够解释，为什么在运动症状出现之前几年，非运动症状，特别是肠道症状最早出现。肠道出现慢性炎症后的数年，甚至数十年后，大脑才会出现运动症状。

目前，越来越多的证据显示，PD 的发生始于肠道，由肠道微生物的紊乱引起肠道慢性炎症，逐渐引起肠道屏障功能破损，引发"肠漏"。与此同时，肠神经系统也出现了紊乱，影响了肠道运动，这时候便秘发生了。随着肠道状态的进一步恶化（这个过程可能持续的时间非常长），肠漏进一步加剧，肠道微生物或其代谢产物通过菌 - 肠 - 脑轴进入大脑，引起大脑炎症，最终影响到了大脑的正常工作，帕金森的运动症状开始出现。所以，肠道微生物的改变可能是 PD 可靠的早期生物标志物。

上述整个过程中的任何一个地方出现异常都能增加 PD 的风险。所以，在未来，防治 PD 的方向应该集中于探索新的检测技术，以确定这些可靠的早期生物标志物的有无和数量，鉴定导致帕金森症的特定肠道微生物和其代谢产物。

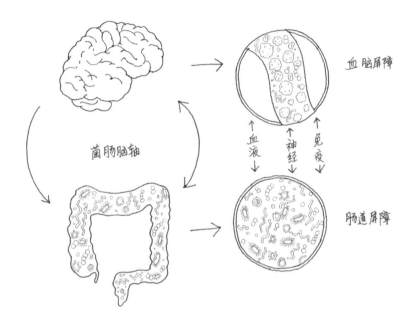

精神疾病的"一二三"原则

为了方便理解，我曾将上述 PD 的致病机理概括为：精神疾病的"一二三"原则。

一是指的一个轴：菌 - 肠 - 脑轴，是致病的关键渠道。关于菌 - 肠 - 脑轴，前面已经有详细的介绍，这里不再赘述。

二是指的两个屏障：肠道屏障和血脑屏障，只有两个屏障都出现泄漏才能发病。肠道微生物导致精神疾病有两个重要的因素。第一个是肠漏，第二个是血脑屏障通透性增加。

所谓的肠漏，字面的意思就是"肠子漏了"，肠道其实是分为很多层的，最外层和粪便直接接触，上面有很多微生物以及松散肠黏膜层，再往里是致密黏膜层和免疫细胞层，最后才是肠壁细胞，它们共同组成了一道屏障 - 肠屏障。在一些因素的影响下，最外侧的肠道微生物首先受到了影响，进而使得肠道黏膜层被破坏，让免疫细胞和肠壁细胞直接裸露在外，肠道中的毒性物质乘机增加肠壁细胞的通透性，引起炎症反应，引发肠漏。

这些毒性物质透过肠道进入血液系统后就能引起全身免疫反应。不过这些进入血液的毒性物质要想影响大脑，还需要通过血脑屏障这一关。研究发现，完全无菌的老鼠，其体内的血脑屏障一直处于打开的状态。因此肠道微生物也能影响血脑屏障的完整性。

三是指的三个代谢通道：肠脑和大脑之间沟通的三个主要通道：神经系统，血液系统和免疫系统，肠道微生物要影响大脑必须通过上述通道。神经系统更多的可能是靠迷走神经系统，血液系统就是血液循环系统，免疫系统包括体液和淋巴系统。原来认为大脑中不存在淋巴系统，近年来的研究发现，大脑中也存在大量的淋巴系统。

需要说明的是，这个原则并不仅仅是 PD 的致病机理，应该说绝大多数精神疾病都存在这个共同的机理。虽然，目前还没有特别充分的证据完全支持这个理论，但我相信这个理论是真实存在的。

⑨ 不停颤抖的手，源于年轻时喝下的酒？

在做调查过程中，我们注意到那些患有 PD 的老人，在年轻时大多爱喝酒。有些人是出于工作应酬需要，有些人则是本身就好喝两口，每顿饭都得就着酒才能算吃饭。以往的研究表明，无论是针对 PD 或 AD 等神经退行性疾病的 MIND 饮食（Mediterranean-DASH Intervention for

Neurodegenerative Delay，MIND），还是经典的地中海模式都推荐在日常饮食中喝点葡萄酒。一些研究发现，少量和适度饮酒能预防 AD，而另一些研究发现酗酒会增加 AD 的风险。这就奇怪了，研究人员也太不靠谱了，专家们一会儿说喝酒好，一会儿又说喝酒不好，到底喝酒好不好呢？

规律、适度饮酒有利健康？

2017 年 12 月，一项来自美国的研究显示喝酒更长寿，而且患 AD 的概率更低。这项研究规模可不小，加州大学圣地亚哥分校医学院的研究人员统计了长达 29 年的数据，他们根据参与调查的人能不能活到 85 岁，是不是做过认知健康测试两条标准筛选出了 1344 个样本，其中 157 人不喝酒，其他的人都多少会喝一些酒。29 年中，有 546 人没能活到 85 岁就去世了；剩下活到 85 岁的人中，有 353 人出现 AD 症状，另外 546 人则很健康。通过分析这些人的饮酒情况，结果发现，与不饮酒的中老年人相比，每天有规律、适度饮酒的人活到 85 岁的比例更高一些，且到 85 岁后认知能力受损的人比例更低。

这样看来，似乎规律、适度饮酒确实有利于老人健康。然而，这项研究也存在偏差，他们统计的人基本上都是中产以上水平，有钱的白人，学历还很高，大部分人是大学以上学历。在美国，中产阶层生活品质相当高了，喝的酒不会差，相比穷人，他们喝的酒档次要高不少。另外，参与调查的人中爱喝酒的人生活还更有规律，自制力强，他们可能同时还具有良好的生活和锻炼习惯，不排除这些人除了小酌两口之外，还每天游泳半小时，并且在医疗保险方面的花费也更多。所以，这个研究的结论应该是高学历、高收入的美国人，每天生活规律，心情舒畅，经常喝两口好酒的人可以活得更久、更健康。

所以，这个研究结果可能并不适用于喝白酒的一般工薪阶层，不要认为没事整两杯二锅头也能和他们一样。喝酒本身只是生活方式的一种体现，影响人的健康的因素除了饮酒，还有经济状况、生活习惯、饮食习惯和生活环境。一个天天生活不如意，发愁喝闷酒的人，无论如何健康状况也不会好，况且更多的研究显示喝酒一定伤身。酒精本身已经被列为与黄曲霉毒素、砒霜、烟草和槟榔一样的一级致癌物质。

喝酒可导致基因突变，影响造血干细胞

就在美国的这项调查公布后不久，英国剑桥大学的研究人员在国际顶尖杂志《自然》上发表了一篇绝对具有震撼力的研究，他们通过动物模型研究发现，酒精和其代谢产物乙醛会对造血干细胞造成显著影响。酒精本身不会引起基因突变，真正危险的是它的代谢产物乙醛。乙醛存在于多种水果中，香味很诱人。喝酒脸红的人就是体内缺乏乙醛脱氢酶，不能把酒精代谢的乙醛进一步代谢为乙酸，于是，过量的乙醛积累在体内引起血管扩张，血液聚集，最终，表现为脸和皮肤发红。在亚洲人中，有一半以上的人缺乏这个酶，所以，亚洲人喝酒脸红的比较多，外国人也把这种喝酒上脸的人称作"亚洲红脸"。

我就属于典型的缺乏乙醛脱氢酶的人，一喝酒就脸红，并且胸口、后背、手掌都是红的。以前，经常有人劝酒时说：喝酒脸红的人最能喝，来干了这杯！我这人嘴笨，不会讨价还价，人家稍微客气几句，我就毫不犹豫地"干了"。在上大学时，我参加同学聚会，吃饭时没少喝醉。后来才知道，实际上这种情况对我的身体伤害很大。乙醛对身体很危险，它们能直接结合 DNA，诱发基因突变，引发癌症。所以，现在我已经基本上不再饮酒，知道的朋友也不再劝我喝酒了，因为，我抵不住劝！

我的几个朋友特别爱喝酒，每到一个地方就想尝尝当地的特色美酒，自己家里也是摆满了各式各样、世界各地的美酒。每次喝酒，他们一定得喝到伶仃大醉才算喝好。我也多次劝阻他们少喝点，实际上根本没有用，只要开喝了，到了一定程度根本就控制不住自己，不由得就喝多了。然后，第二天清醒了，又开始后悔自责。到下次喝酒时，还是记不住，周而复始，直到身体出现严重问题。

喝酒引发癌症，老年痴呆

酒精对人体伤害是累积性的，基因的突变也不是短时间造成的。癌症和其他疾病的发生原因是可以追溯到几年甚至几十年前的。有研究调查了2008—2013年，3160万人的住院记录，其中超过110万人被诊断为AD并被纳入研究。结果发现，这些人中有86%的人存在酗酒，其中，大约3%的AD患者是由于酒精引起的大脑损伤，近5%的AD患者存在其他酒精使用障碍。在5.7万例65岁以下早发性痴呆患者中，则有高达39%的病例归因于酒精相关的脑损伤。此外，研究还发现，有6.2%的男性有酒精成瘾，而在患有AD的男性中，这一比例高达16.5%。在女性中，也观察到了类似结果。总体而言，酗酒者患AD的风险是其他人的三倍左右。这一数据分别为1.5%和4%。

2018年初，北京大学的吕筠教授主导了一项囊括了45万人的研究显示，对于那些没有喝烫茶习惯的人而言，如果同时有抽烟、喝酒的习惯，他们患食管癌风险是不抽烟喝酒人的2.47倍，然而，对于那些同时有吸烟、饮酒、喝烫茶习惯的人而言，他们患食管癌的风险，是没有这三个习惯的人的5倍！试想一下，一口烫茶，一口烟，烫茶会烫伤食管，导致消化道黏膜和表皮细胞受损，烟里的致癌物质正好碰到受损的细胞，那还不赶紧干点坏事啊。聊完了天，喝完了茶，吃饭时再喝点酒，受损的食管还没有来得及修复呢，酒精又来了一波致癌伤害，长此以往，得食管癌的概率不大才怪。

所以，同时有吸烟、饮酒、喝烫茶习惯的人需要特别注意了，小心得食管癌！如果实在改不了前两种习惯，至少应该向于谦老师学习一下，不如把喝烫茶改为烫头。

虽然，大多数人都理解喝大酒会导致记忆问题和痴呆症，少量饮酒的影响较小，甚至还能保护大脑。但是，英国牛津大学和伦敦大学学院的研究人员推翻了少量饮酒对大脑有益的观点。即使每天少量饮酒，随着时间推移，日积月累，最终都会损伤大脑并削弱认知功能。

他们跟踪调查了550名健康受试者。自1985年开始，在长达30年里，他们详细记录了这些人的酒精摄入和认知表现，并对他们的大脑进行了核磁共振成像检测，评估了脑白质结构和与记忆相关的海马体的状态。他们发现，参与调查的所有人都没有酒精依赖，但大多数都不同程度饮酒。饮酒量更大的受测者通常海马体缩小更多，而右侧大脑受影响更严重。

一般认为右侧大脑控制人对物体空间关系的认知，控制情绪以及对音乐和艺术的欣赏等，海马体主要影响人的记忆力。长期饮酒的人脾气变差，情绪容易失控可能就是由于右侧大脑受酒精影响的原因。

随着年龄增长，有35%不饮酒的人右侧海马体也缩小了，但是相比喝酒的人来说，他们右侧海马体缩小还是比较正常的。对于那些每周酒精摄入140~210毫升的人来说，他们中有65%的人明显缩小，而每周喝300毫升以上的人缩小的比例是77%！也就是说喝酒越多，右侧海马体缩小越多。

为了评估酒精摄入量与大脑认知和记忆能力的关系，他们对受试者进行了词汇流畅度测试，他们让每个人在一分钟内说出尽可能多的以特定字母开头的单词，通过说出的单词数量来评估他们的认知和记忆能力。结果发现，每周喝140毫升的人与每周只喝10毫升以下酒精的人相比，喝酒多的人说出的单词数量减少了 14%。也就是说，喝酒越多，认知和记忆能力也越差，即使喝酒的量较少也是一样。

肠道菌群爱喝酒？

乙醇实际上是一种能源物质，可以被生物分解为能量，供生物直接利用。有研究发现，酒精摄入会改变肠道菌群的组成。他们分别把没喝过酒的小鼠和喝了酒的小鼠的小肠内容物放在不同培养基上进行培养，结果发现喝酒的小鼠肠道中细菌的数量明显增加，有趣的是，两组之间差异最大的是一种肠杆菌（*Enterobacteria*），喝酒的小鼠肠道中这种菌的数量几乎是不喝酒小鼠的十倍。

肠杆菌是一种条件致病菌，类似的菌还有大肠杆菌、沙门氏菌和志贺氏菌。除了肠杆菌，肠道中其他菌的数量也随着酒精摄入明显增加，比如肠球菌（*Enterococcus*）和乳酸杆菌（*Lactobacillus*）等。

整体上看，肠道中好氧菌和厌氧菌的数量都能被酒精增殖。这个结果说明，对于肠道微生物来说，它们大部分具有分解酒精的酶，我们喝下的每一口酒有 80% 会进入肠道，在这里酒精就成了微生物的能源，充足的能源能够帮助它们繁殖。

酒精改变肠道菌群构成

酒精对于肠道微生物来说是能源，但并不是所有肠道微生物都能利用酒精。整体上来说，酒精的摄入会减少肠道有益菌，增加致病菌。有研究发现，酒精肝病患者长期摄入酒精导致肠道内乳酸杆菌、双歧杆菌属、拟杆菌门和厚壁菌门的数量都明显减少，而普氏菌科、变形菌门和放线菌门的数量明显增加。酒精的摄入会导致肠道 pH 升高，间接促进了变形菌门等肠道病原微生物的过度生长。无论是哪种情况，酒精对健康的影响都是负面的。

有一项实验证实，体内完全无菌的小鼠，大量喝酒后没有观察到肝损伤。但是，当把大量饮酒后的正常小鼠的肠道菌群移植给无菌小鼠后，无菌小鼠的肝脏及肠道就会出现明显的炎症反应。表明肠道菌群是酒精伤肝的主要因素。但是，每个人体内的微生物组成不同，因此，对酒精的反应也不一样。

相同的酒精浓度，不同的初始微生物组成，最终引起的肠道微生物的组成也会不一样。也就是说，可能每个人饮酒之后肠道微生物的反应会不一样，因此，酒精对人体的伤害可能跟肠道微生物的组成有关系。

有些人一辈子饮酒，身体还很健康，这样的人可能本身肠道微生物比较均衡，体内爱喝酒的微生物比较多，能够迅速把酒精转化为能量被它们吸收，这就减少了酒精对人体的损伤。一些看似非常能喝的人，可能本身具有很强的分解酒精的能力，但是由于体内微生物不平衡，有害菌比例较高，并且这些菌也很爱喝酒，时间长了，异常的菌群构成也会对他们的身体造成不良影响。

酒精引发肠漏

酒精是一种可以自由穿梭于细胞之间的物质，同时它又是一种既能溶于水又能溶于脂类的物质。因此，酒精非常容易破坏肠道黏膜屏障的完整性，引起肠漏。

在正常情况下，肠黏膜很完整，能够充当很好的肠道屏障。但在过多或长期饮酒时，酒精会溶解一部分肠黏膜，并且酒精代谢产生的乙醛会聚集于肠道，破坏肠壁细胞之间的黏连蛋白，导致肠道通透性增加。

此外，酒精还促进了肠道革兰阴性菌的生长，导致肠道里的坏菌大量增加，肠道内脂多糖等毒素浓度升高，促使毒素随着肠道通透性增加逐渐进入人体，这些毒素进入血液系统，沿着人体血流循环，激活肝脏及其他器官的炎症反应。

肠漏是多种疾病的病因，也是 AD 和 PD 等神经退行性疾病的高风险因素。酒精长期破坏肠黏膜必定侵害到血脑屏障，并且酒精本身就能自由出入血脑屏障，因此，年轻时持续地、大量地饮酒非常有可能到老年时患上这些疾病。

调节肠道菌群，可以改善酒瘾？

上述研究已经表明，酒精能够影响肠道微生物的组成，导致肠道有益菌乳酸杆菌和双歧杆菌等有益菌的减少。是不是恢复肠道菌群平衡，补充有益菌的缺失就能改善酒精相关疾病呢？有研究发现，给实验动物服用益生菌或益生元，可以调节肠道菌群构成，减少肠漏、内毒素血症、炎症和改善肝脏功能。

在人体研究中也发现了类似的现象，每天给酒精肝患者补充干酪乳杆菌，连续吃四周可以明显改善中性粒细胞的吞噬能力，减少机体的炎症水平。神奇的是，即使短期补充益生菌可能也会有用。

有研究发现，给酒精肝患者每天补充两歧双歧杆菌和植物乳杆菌组成的复合益生菌，仅仅连续补充 5 天就能观察到肠道菌群明显恢复，肝损伤的情况也可以明显好转。目前，还没有明确某种益生菌能消除酒瘾，但是益生菌确实有良好的前景。

益生元是有益菌的食物，肠道中常见的乳酸杆菌和双歧杆菌比较喜欢吃它们，所以，服用益生元后，肠道有益菌会被选择性地刺激生长，数量增加，活性增强，而肠道有害菌则被抑制，最终，益生元调节了肠道菌群的平衡，对宿主产生有益的影响，改善宿主健康。常见的益生元包括低聚半乳糖、低聚果糖、低聚木糖、菊粉、抗性糊精、抗性淀粉和低聚异麦芽糖等。

益生元被肠道微生物代谢后可以产生短链脂肪酸等有益代谢产物，肠道 pH 值也会随之降低，肠道中革兰阴性菌、变形菌门等病原菌的生长会被抑制，肠道的屏障功能会被增强，同时抗炎能力也被提升。

前面已经介绍过，酒精的摄入会减少肠道有益菌，增加致病菌。因此，补充益生元对酒精引起的肠道微生物损失具有修复作用。有研究表明，补充低聚半乳糖或低聚果糖等益生元后，肠道中具有抗炎作用的柔嫩梭杆菌和双歧杆菌的丰度会增加，而这两种菌在酒精成瘾者肠道中是明显减少的。因此，通过口服益生元的方式，非常有可能能够纠正酗酒者肠道菌群，避免酗酒对身体的伤害，甚至，还有可能从此戒掉酒瘾。

参考文献

[1] Schloss P D, Girard R A, Thomas M, et al. Status of the archaeal and bacterial census: An update [J]. Mbio, 2016, 7(3): e00201-16.

[2] Amann R, Rossellómóra R. After all, only millions?[J]. Mbio,2016,7(4): e00999-16.

[3] Soler J J, Martín-Vivaldi M, Peralta-Sánchez J M, et al. Hoopoes color their eggs with antimicrobial uropygial secretions[J]. Die Naturwissenschaften, 2014, 101(9):697-705.

[4] Martínvivaldi M, Soler J J, Peraltasánchez J M, et al. Special structures of hoopoe eggshells enhance the adhesion of syMbiont-carrying uropygial secretion that increase hatching success[J]. Journal of Animal Ecology, 2015, 83(6):1289-1301.

[5] Soler J J, Martínvivaldi M, Ruizrodríguez M, et al. SyMbiotic association between hoopoes and antibiotic-producing bacteria that live in their uropygial gland[J]. Functional Ecology, 2008, 22(5):864-871.

[6] Soler J J, Martínez - García Á, Rodríguez - Ruano S M, et al. Nestedness of hoopoes' bacterial communities: SyMbionts from the uropygial gland to the eggshell[J]. Biological Journal of the Linnean Society, 2016, 118(4):763-773.

[7] Ruizrodríguez M, Valdivia E, Soler J J, et al. SyMbiotic bacteria living in the hoopoe's uropygial gland prevent feather degradation[J]. Journal of Experimental Biology, 2009, 212(Pt 22):3621.

[8] Younes J A, Lievens E, Hummelen R, et al. Women and their microbes: The unexpected friendship[J]. Trends in Microbiology, 2018,26(1):16-32.

[9] Collado M C, Rautava S, Aakko J, et al. Human gut colonisation may be initiated in utero by distinct microbial communities in the placenta and amniotic fluid[J]. Scientific Reports, 2016, 6: 23129.

[10] Stinson L F, Payne M S, Keelan J A. Planting the seed: Origins, composition, and postnatal health significance of the fetal gastrointestinal microbiota[J]. Critical Reviews in

Microbiology, 2016, 43(3):1-18.

[11] Hornef M, Penders J. Does a prenatal bacterial microbiota exist [J]. Mucosal Immunology, 2017,10(3):598-601.

[12] Rosenblum R.Oral hygiene can reduce the incidence of and death resulting from pneumonia and respiratory tract infection[J]. The Journal of the American Dental Association, 2010, 141(9): 1117-1118.

[13] Teng F, Yang F, Huang S, et al. Prediction of early childhood caries via spatial-temporal variations of oral microbiota[J]. Cell Host & Microbe, 2015, 18(3):296-306.

[14] Saito M, Shimazaki Y, Nonoyama T, et al. Association between dental visits for periodontal treatment and type 2 diabetes mellitus in an elderly Japanese cohort[J]. Journal of Clinical Periodontology, 2017,44(11):1133-1139.

[15] Eriksson L, Holgerson P L, Johansson I. Saliva and tooth biofilm bacterial microbiota in adolescents in a low caries community[J]. Scientific Reports, 2017, 7(1):5861.

[16] Xiao E, Mattos M, Gha V, et al. Diabetes enhances IL-17 expression and alters the oral microbiome to increase its pathogenicity [J]. Cell Host & Microbe, 2017, 22(1):120-128.

[17] Stone V N, Xu P. Targeted antimicrobial therapy in the microbiome era[J]. Molecular Oral Microbiology,2017,32:446-454.

[18] Pereira P A, Aho V T, Paulin L, et al. Oral and nasal microbiota in Parkinson's disease [J]. Parkinsonism & Related Disorders,2017,38:61-67.

[19] Yu G, Phillips S, Gail M H, et al. The effect of cigarette smoking on the oral and nasal microbiota[J]. Microbiome,2017, 5(1):3.

[20] Chhibber-Goel J, Singhal V, Bhowmik D, et al. Linkages between oral commensal bacteria and atherosclerotic plaques in coronary artery disease patients[J]. Npj Biofilms Microbiomes, 2016, 2(1):7.

[21] Kilian M, Chapple I L C, Hannig M, et al. The oral microbiome–an update for oral healthcare professionals[J]. British Dental Journal,2016, 221(10): 657.

[22] Kato I, Vasquez A, Moyerbrailean G, et al. Nutritional correlates of human oral microbiome[J]. Journal of the American College of Nutrition, 2017, 36(2):88-98.

[23] Bryan N S, Tribble G, Angelov N. Oral microbiome and nitric oxide: The missing link in the management of blood pressure[J]. Current Hypertension Reports, 2017, 19(4):33.

[24] Gomez A, Espinoza J L, Harkins D M, et al. Host genetic control of the oral microbiome in

health and disease[J]. Cell Host & Microbe,2017, 22(3):269-278.

[25] Xu H, Dongari-Bagtzoglou A. Shaping the oral mycobiota: Interactions of opportunistic fungi with oral bacteria and the host[J]. Current Opinion in Microbiology, 2015, 26:65-70.

[26] Patricia I D, Linda D S, Anna D. Fungal-bacterial interactions and their relevance to oral health: Linking the clinic and the bench [J]. Frontiers in Cellular and Infection Microbiology, 2014, 4(101): 101.

[27] 张微云, 叶玮. 口臭的常用诊断方法及其比较 [J]. 口腔材料器械杂志, 2011, 20(4):202-204.

[28] 张羽, 陈曦, 冯希平. 胃肠道疾病与口臭的关系 [J]. 国际口腔医学杂志, 2014, 41（6）: 703-706.

[29] 赵晓亚, 江振作, 王跃飞. 真性口臭的病因、分类及与疾病的关系 [J]. 北京口腔医学, 2015（3）: 173-176.

[30] Penala S, Kalakonda B, Pathakota K R, et al. Efficacy of local use of probiotics as an adjunct to scaling and root planing in chronic periodontitis and halitosis: A randomized controlled trial[J]. Journal of Research in Pharmacy Practice, 2016, 5(2): 86-93.

[31] Suzuki N,Yoneda M,Tanabe K, et al. Lactobacillus salivarius WB21-containing tablets for the treatment of oral malodor: a double-blind, randomized, placebo-controlled crossover trial[J]. Oral Surg Oral Med Oral Pathol Oral Radiol, 2014,117(4): 462-470.

[32] Zarco M F, Vess T J, Ginsburg G S. The oral microbiome in health and disease and the potential impact on personalized dental medicine[J]. Oral Diseases, 2012, 18(2):109-120.

[33] Lu H, Ren Z, Li A, et al. Deep sequencing reveals microbiota dysbiosis of tongue coat in patients with liver carcinoma [J]. Scientific Reports, 2016, 6:33142.

[34] Ye J, Cai X, Yang J, et al. Bacillusas a potential diagnostic marker for yellow tongue coating[J]. Scientific Reports, 2016, 6:32496.

[35] Ren W, Xun Z, Wang Z, et al. Tongue coating and the salivary microbial communities vary in children with halitosis[J]. Scientific Reports, 2016, 6:24481.

[36] Ma Y, Wu X, Giovanni V, et al. Effects of soybean oligosaccharides on intestinal microbial communities and immune modulation in mice[J]. Saudi Journal of Biological Sciences, 2016, 24(1):114-121.

[37] Garner C E, Smith S, De L C B, et al. Volatile organic compounds from feces and their potential for diagnosis of gastrointestinal disease[J]. Faseb Journal, 2007, 21(8):1675-1688.

[38] Shepherd S F, McGuire N D, de Lacy Costello B P J, et al. The use of a gas chromatograph coupled to a metal oxide sensor for rapid assessment of stool samples from irritable bowel syndrome and inflammatory bowel disease patients[J]. Journal of Breath Research, 2014, 8(2): 026001.

[39] Ou J Z, Yao C K, Rotbart A, et al. Human intestinal gas measurement systems: In vitro fermentation and gas capsules[J]. Trends in Biotechnology, 2015, 33(4):208-213.

[40] Figura N, Piomboni P, Ponzetto A, et al. Helicobacter pylori infection and infertility[J]. European Journal of Gastroenterology & Hepatology, 2002, 14(6):663-669.

[41] Collodel G, Moretti E, Campagna M S, et al. Infection by CagA-positive Helicobacter pylori strains may contribute to alter the sperm quality of men with fertility disorders and increase the systemic levels of TNF-alpha[J]. Digestive Diseases and Sciences, 2010, 55(1):94-100.

[42] 魏秋, 刘彦, 金志军, 等. 幽门螺杆菌感染在女性不孕症发病机制中的作用[J]. 胃肠病学, 2008, 13(6):361-363.

[43] Dorer M S, Talarico S, Salama N R. Helicobacter pylori's unconventional role in health and disease[J]. PLoS pathogens, 2009, 5(10): e1000544.

[44] Misra V, Pandey R, Misra S P, et al. Helicobacter pylori and gastric cancer: Indian enigma[J]. World Journal of Gastroenterology, 2014,20(6):1503-1509.

[45] Rogers M B, Brower-Sinning R, Firek B, et al. Acute appendicitis in children is associated with a local expansion of Fusobacteria[J]. Clinical Infectious Diseases, 2016, 63(1):71-78.

[46] Mirpuri J, Raetz M, Sturge C R, et al. Proteobacteria-specific IgA regulates maturation of the intestinal microbiota[J]. Gut Microbes, 2014, 5(1):28-39.

[47] Heather F Smith ,W Parker ,Sanet H Kotzé ,et al. Morphological evolution of the mammalian cecum and cecal appendix[J]. Comptes rendus - Palevol, 2016 , 16 :39-57.

[48] Damgaard C, Magnussen K, Enevold C, et al. Viable bacteria associated with red blood cells and plasma in freshly drawn blood donations[J]. Plos One, 2015, 10(3):e0120826.

[49] Bhattacharyya M, Ghosh T, Shankar S, et al. The conserved phylogeny of blood microbiome[J]. Molecular Phylogenetics & Evolution, 2017.

[50] Moustafa A, Xie C, Kirkness E, et al. The blood DNA virome in 8,000 humans[J]. Plos Pathogens, 2017, 13(3):e1006292.

[51] Amar J, Lange C, Payros G, et al. Blood microbiota dysbiosis is associated with the onset of cardiovascular events in a large general population: The D.E.S.I.R. study[J]. Plos One, 2013,

8(1):e54461.

[52] Zhao L P, Shen J. Whole-body systems approaches for gut microbiota-targeted, preventive healthcare[J]. Journal of Biotechnology, 2010, 149(3):183.

[53] 刘冬梅, 李跃梅. 菌血症病原菌种类分布及耐药分析 [J]. 中国卫生产业, 2017, 14(10):54-55.

[54] 孙国全, 王倩, 褚云卓, 等. 28179 例血培养病原菌分布及耐药性分析 [J]. 微生物学杂志, 2013, 33(5):102-105.

[55] Pretorius E, Bester J, Kell D B. A bacterial component to alzheimer's-type dementia seen via a systems biology approach that links iron dysregulation and inflammagen shedding to disease[J]. Journal of Alzheimers Disease, 2016, 53(4):1237-1256.

[56] Païssé S, Valle C, Servant F, et al. Comprehensive description of blood microbiome from healthy donors assessed by 16S targeted metagenomic sequencing[J]. Transfusion, 2016, 56(5):1138-1147.

[57] Pisa D, Alonso R, Rábano A, et al. Different brain regions are infected with fungi in alzheimer's disease[J]. Scientific Reports, 2015, 5:15015.

[58] 田在善. 有关 "腹脑（第二大脑）" 之说 [J]. 中国中西医结合外科杂志, 2005，11（5）: 454~457.

[59] Rolig A S, Mittge E K, Ganz J, et al. The enteric nervous system promotes intestinal health by constraining microbiota composition[J]. PLOS Biology, 2017, 15(2):e2000689.

[60] Collins S M, Bercik P. The relationship between intestinal microbiota and the central nervous system in normal gastrointestinal function and disease[J]. Gastroenterology, 2009, 136(6):2003-2014.

[61] Parracho H M R T, Bingham M O, Gibson G R, et al. Differences between the gut microflora of children with autistic spectrum disorders and that of healthy children[J]. Journal of medical microbiology,2005,54(10):987-991.

[62] Goodacre R. Metabolomics of a superorganism[J]. The Journal of nutrition, 2007, 137(1): 259S-266S.

[63] Chen J, Chia N, Kalari K R, et al. Multiple sclerosis patients have a distinct gut microbiota compared to healthy controls[J]. Scientific Reports, 2016, 6:28484.

[64] Scheperjans F, Aho V, Pereira P A, et al. Gut microbiota are related to Parkinson's disease and clinical phenotype[J]. Movement Disorders, 2015, 30(3):350-358.

[65] Zhan X, Stamova B, Jin L W, et al. Gram-negative bacterial molecules associate with Alzheimer disease pathology[J]. Neurology, 2016, 87(22):2324-2332.

[66] Huo R, Zeng B, Zeng L, et al. Microbiota modulate anxiety-like behavior and endocrine abnormalities in hypothalamic-pituitary-adrenal axis[J]. Frontiers in Cellular & Infection Microbiology, 2017, 7:489.

[67] Hoban A E, Stilling R M, Moloney G, et al. Microbial regulation of microRNA expression in the amygdala and prefrontal cortex[J]. Microbiome, 2017, 5(1):102.

[68] Sampson T R, Debelius J W, Thron T, et al. Gut microbiota regulate motor deficits and neuroinflammation in a model of parkinson's disease[J]. Cell, 2016, 167(6):1469-1480.

[69] Harach T, Marungruang N, Duthilleul N, et al. Reduction of abeta amyloid pathology in APPPS1 transgenic mice in the absence of gut microbiota[J]. Scientific Reports, 2017, 7: 41802.

[70] Parashar A, Udayabanu M. Gut microbiota: Implications in Parkinson's disease [J]. Parkinsonism & Related Disorders, 2017, 38:1-7.

[71] Bercik P. The microbiota-gut-brain axis: Learning from intestinal bacteria?[J]. Gut, 2011, 60(3):288-289.

[72] Noble E E, Hsu T M, Kanoski S E. Gut to brain dysbiosis: Mechanisms linking western diet consumption, the microbiome, and cognitive impairment[J]. Frontiers in Behavioral Neuroscience, 2017, 11:9.

[73] De P G, Lynch M D, Lu J, et al. Transplantation of fecal microbiota from patients with irritable bowel syndrome alters gut function and behavior in recipient mice [J]. Science Translational Medicine,2017,9(379):eaaf6397.

[74] Lionnet A, Leclairvisonneau L, Neunlist M, et al. Does Parkinson's disease start in the gut? [J]. Acta Neuropathologica, 2018,135(1):1-12.

[75] Yang X, Qian Y, Xu S, et al. Longitudinal analysis of fecal microbiome and pathologic processes in a rotenone induced mice model of Parkinson's disease[J]. Frontiers in Aging Neuroscience,2017,9:441.

[76] Li W, Wu X, Hu X, et al. Structural changes of gut microbiota in Parkinson's disease and its correlation with clinical features[J]. Science China Life Sciences, 2017, 60(11): 1223-1233.

[77] Metselaar S, Widdershoven G. Ethical issues in fecal microbiota transplantion: taking into account identity and family relations[J]. American Journal of Bioethics, 2017, 17(5):53-55.

[78] Chuong K H, Hwang D M, Tullis D E, et al. Navigating social and ethical challenges of biobanking for human microbiome research[J]. BMC Medical Ethics, 2017, 18(1):1.

[79] Ma Y, Liu J, Rhodes C, et al. Ethical issues in fecal microbiota transplantation in practice[J]. American Journal of Bioethics, 2017, 17(5):34-45.

[80] Zhang F J, Jiang L L. Neuroinflammation in Alzheimer's disease[J]. Neuropsychiatric Disease & Treatment, 2015, 11(4):243-256.

[81] Hu X, Wang T, Jin F. Alzheimer's disease and gut microbiota[J]. Science China Life Sciences, 2016, 59(10): 1006-1023.

[82] Booth A, Granger D A, Mazur A, et al. Testosterone and social behavior[J]. Social Forces, 2006, 85(1):167-191.

[83] Booth A, Johnson D R, Granger D A. Testosterone and men's depression: The role of social behavior [J]. Journal of Health & Social Behavior, 1999, 40(2):130-140.

[84] Carter C S, Grippo A J, Pournajafi-Nazarloo H, et al. Oxytocin, vasopressin and sociality[J]. Progress in Brain Research, 2008, 170:331-336.

[85] Markle J G M, Danska J S. Sex differences in the gut microbiome drive hormone-dependent regulation of autoimmunity[J]. Science, 2013, 339(6123):1084-1088.

[86] Shropshire J D, Bordenstein S R. Speciation by syMbiosis: The microbiome and behavior[J]. Mbio, 2016, 7(2): e01785-15.

[87] Flint A J, Gearhardt A N, Corbin W R, et al. Food-addiction scale measurement in 2 cohorts of middle-aged and older women[J]. American Journal of Clinical Nutrition, 2014, 99(3):578.

[88] Leclercq S, Matamoros S, Cani P D, et al. Intestinal permeability, gut-bacterial dysbiosis, and behavioral markers of alcohol-dependence severity[J]. Proceedings of the National Academy of Sciences, 2014, 111(42): e4485-e4493.

[89] Mutlu E A, Gillevet P M, Rangwala H, et al. Colonic microbiome is altered in alcoholism[J]. American Journal of Physiology-Gastrointestinal and Liver Physiology, 2012, 302(9): G966-G978.

[90] Swinburn B A, Sacks G, Hall K D, et al. The global obesity pandemic: Shaped by global drivers and local environments[J]. The Lancet, 2011, 378(9793): 804-814.

[91] Potenza M N, Grilo C M. How relevant is food craving to obesity and its treatment?[J]. Frontiers in psychiatry, 2014, 5: 164.

[92] Robertson C, Avenell A, Boachie C, et al. Should weight loss and maintenance programmes be designed differently for men? A systematic review of long-term randomised controlled trials presenting data for men and women: The ROMEO Project[J]. Obesity research & clinical practice, 2016, 10(1): 70-84.

[93] Field A E, Coakley E H, Must A, et al. Impact of overweight on the risk of developing common chronic diseases during a 10-year period[J]. Archives of Internal Medicine, 2001, 161(13): 1581-1586.

[94] Berridge K C, Kringelbach M L. Pleasure systems in the brain[J]. Neuron, 2015, 86(3): 646-664.

[95] Frank S, Laharnar N, Kullmann S, et al. Processing of food pictures: Influence of hunger, gender and calorie content[J]. Brain Research, 2010, 1350: 159-166.

[96] Dietrich A, Hollmann M, Mathar D, et al. Brain regulation of food craving: Relationships with weight status & eating behavior[J]. Int J Obes, 2016, 40(6).

[97] Boswell R G, Kober H. Food cue reactivity and craving predict eating and weight gain: a meta-analytic review[J]. Obesity Reviews, 2016, 17(2): 159-177.

[98] Lennerz B S, Alsop D C, Holsen L M, et al. Effects of dietary glycemic index on brain regions related to reward and craving in men[J]. American Journal of Clinical Nutrition, 2013, 98(3):641.

[99] Littel M, van den Hout M A, Engelhard I M. Desensitizing addiction: Using eye movements to reduce the intensity of substance-related mental imagery and craving[J]. Frontiers in Psychiatry, 2016, 7: 14.

[100] Svanbäck R, Zha Y, Brönmark C, et al. The interaction between predation risk and food ration on behavior and morphology of Eurasian perch[J]. Ecology & Evolution, 2017, 7(20):8567-8577.

[101] Mackos A R, Varaljay V A, Maltz R, et al. Role of the intestinal microbiota in host responses to stressor exposure[J]. International Review of Neurobiology, 2016, 131:1.

[102] Yang C, Qu Y, Fujita Y, et al. Possible role of the gut microbiota–brain axis in the antidepressant effects of (R)-ketamine in a social defeat stress model[J]. Translational Psychiatry, 2017, 7(12):1294.

[103] Hayley S, Audet M C, Anisman H. Inflammation and the microbiome: Implications for depressive disorders[J]. Current Opinion in Pharmacology, 2016, 29:42-46.

[104] Daniels J K, Koopman M, Aidy S E. Depressed gut? The microbiota-diet-inflammation trialogue in depression[J]. Current Opinion in Psychiatry, 2017, 30(5):369.

[105] Kelly J R, Borre Y, O' B C, et al. Transferring the blues: Depression-associated gut microbiota induces neurobehavioural changes in the rat[J]. Journal of Psychiatric Research, 2016, 82:109.

[106] Lach G, Schellekens H, Dinan T G, et al. Anxiety, depression, and the microbiome: A role for gut peptides[J]. Neurotherapeutics,2017:1-24.

[107] Bailey M T, Dowd S E, Parry N M A, et al. Stressor exposure disrupts commensal microbial populations in the intestines and leads to increased colonization by citrobacter rodentium[J]. Infection & Immunity, 2010, 78(4):1509.

[108] Hoban A E, Moloney R D, Golubeva A V, et al. Behavioural and neurochemical consequences of chronic gut microbiota depletion during adulthood in the rat[J]. Neuroscience, 2016, 339:463-477.

[109] Schnorr S L, Bachner H A. Integrative therapies in anxiety treatment with special emphasis on the gut microbiome[J]. Yale Journal of Biology & Medicine, 2016, 89(3):397-422.

[110] Jackson M L, Butt H, Ball M, et al. Sleep quality and the treatment of intestinal microbiota imbalance in Chronic Fatigue Syndrome: A pilot study[J]. Sleep Science, 2015, 8(3):124-133.

[111] Walker A K, Rivera P D, Wang Q, et al. The P7C3 class of neuroprotective compounds exerts antidepressant efficacy in mice by increasing hippocampal neurogenesis[J]. Molecular Psychiatry, 2015, 20(4):500-508.

[112] Worthington J J, Reimann F, Gribble F M. Enteroendocrine cells-sensory sentinels of the intestinal environment and orchestrators of mucosal immunity[J]. Mucosal Immunology, 2018, 11(1): 3.

[113] Herpertz-Dahlmann B, Seitz J, Baines J. Food matters: How the microbiome and gutbrain interaction might impact the development and course of anorexia nervosa[J]. European Child & Adolescent Psychiatry, 2017, 26(9):1-11.

[114] Burrows T, Skinner J, Joyner M A, et al. Food addiction in children: Associations with obesity, parental food addiction and feeding practices[J]Eating Behaviors, 2017, 26:114-120.

[115] Leitãogonçalves R, Carvalhosantos Z, Francisco A P, et al. Commensal bacteria and

essential amino acids control food choice behavior and reproduction[J]. PLOS Biology, 2017, 15(4):e2000862.

[116] Wong A C N, Wang Q P, Morimoto J, et al. Gut microbiota modifies olfactory-guided microbial preferences and foraging decisions in Drosophila[J]. Current Biology, 2017, 27(15): 2397-2404.

[117] Simpson S J, Clissold F J, Lihoreau M, et al. Recent advances in the integrative nutrition of arthropods[J]. Annual Review of Entomology, 2015, 60: 293-311.

[118] Van d W M, Schellekens H, Dinan T G, et al. Microbiota-Gut-Brain axis: Modulator of host metabolism and appetite[J]. Journal of Nutrition, 2017, 147(5):727.

[119] Fluitman K S, Wijdeveld M, Nieuwdorp M, et al. Potential of butyrate to influence food intake in mice and men[J]. Gut, 2018, 67(7): 1203-1204.

[120] Li Z, Yi C X, Katiraei S, et al. Butyrate reduces appetite and activates brown adipose tissue via the gut-brain neural circuit[J]. Gut, 2017: gutjnl-2017-314050.

[121] Van d W M, Schellekens H, Dinan T G, et al. Microbiota-Gut-Brain Axis: Modulator of host metabolism and appetite[J]. Journal of Nutrition, 2017, 147(5):727.

[122] Williams E, Chang R, Strochlic D, et al. Sensory neurons that detect stretch and nutrients in the digestive system[J]. Cell, 2016, 166(1):209-221.

[123] Martel J, Ojcius D M, Chang C J, et al. Anti-obesogenic and antidiabetic effects of plants and mushrooms[J]. Nature Reviews Endocrinology, 2017, 13(3):149.

[124] Norton M, Murphy K G. Targeting gastrointestinal nutrient sensing mechanisms to treat obesity[J]. Current Opinion in Pharmacology, 2017, 37:16-23.

[125] Oliveira D, Nilsson A. Effects of dark-chocolate on appetite variables and glucose tolerance: A 4 week randomised crossover intervention in healthy middle aged subjects[J]. Journal of Functional Foods, 2017, 37(C):390-399.

[126] Huang J, Lin X, Xue B, et al. Impact of polyphenols combined with high-fat diet on rats' gut microbiota[J]. Journal of Functional Foods, 2016, 26:763-771.

[127] Borre, Yuliya E, O'Keeffe, et al. Microbiota and neurodevelopmental windows: implications for brain disorders[J]. Trends in Molecular Medicine, 2014, 20(9):509-518.

[128] Yang Y, Tian J, Yang B. Targeting gut microbiome: A novel and potential therapy for autism[J]. Life Sciences, 2018, 194:111-119.

[129] Fox M, Knapp L A, Andrews P W, et al. Hygiene and the world distribution of Alzheimer's

disease Epidemiological evidence for a relationship between microbial environment and age-adjusted disease burden[J]. Evolution, medicine, and public health, 2013(1): 173-186.

[130] Hill J M, Bhattacharjee S, Pogue A I, et al. The gastrointestinal tract microbiome and potential link to Alzheimer's disease[J]. Frontiers in Neurology, 2014, 5:43.

[131] Weiss S T. Eat dirt--the hygiene hypothesis and allergic diseases[J]. New England Journal of Medicine, 2002, 347(12):930.

[132] Jiang C, Li G, Huang P, et al. The gut microbiota and Alzheimer's disease[J]. Journal of Alzheimers Disease Jad, 2017, 58(1):1.

[133] Zhao Y, Cong L, Jaber V, et al. Microbiome-Derived lipopolysaccharide enriched in the perinuclear region of Alzheimer's disease brain[J]. Frontiers in Immunology, 2017, 8:1064.

[134] Shi Y, Yamada K, Liddelow S A, et al. ApoE4 markedly exacerbates tau-mediated neurodegeneration in a mouse model of tauopathy[J]. Nature, 2017, 549(7673):523-527.

[135] Vogt N M, Kerby R L, Dillmcfarland K A, et al. Gut microbiome alterations in Alzheimer's disease[J]. Scientific Reports, 2017, 7(1):p563.

[136] Pistollato F, Sumalla C S, Elio I, et al. Role of gut microbiota and nutrients in amyloid formation and pathogenesis of Alzheimer disease[J]. Nutrition Reviews, 2016, 74(10):624.

[137] Mancuso C, Santangelo R. Alzheimer's disease and gut microbiota modifications: The long way between preclinical studies and clinical evidence[J]. Pharmacological Research, 2017.

[138] Hoffman J D, Parikh I, Green S J, et al. Age drives distortion of brain metabolic, vascular and cognitive functions, and the gut microbiome[J]. Frontiers in Aging Neuroscience, 2017, 9:298.

[139] Garcíapeña C, Álvarezcisneros T, Quirozbaez R, et al. Microbiota and aging. a review and commentary[J]. Archives of Medical Research, 2017.

[140] Alkasir R, Li J, Li X, et al. Human gut microbiota: the links with dementia development[J]. Protein & Cell, 2017, 8(2):90.

[141] Bu X L, Xiang Y, Jin W S, et al. Blood-derived amyloid-β protein induces Alzheimer's disease pathologies[J]. Molecular Psychiatry, 2017.

[142] 罗佳, 金锋. 肠道菌群影响宿主行为的研究进展 [J]. 科学通报, 2014, 59(22):2169-2190.

[143] Nakamura A, Kaneko N, Villemagne V L, et al. High performance plasma amyloid-β biomarkers for Alzheimer's disease[J]. Nature, 2018, 554(7691): 249.

[144] Chandra R, Hiniker A, Kuo Y M, et al. α-Synuclein in gut endocrine cells and its

implications for Parkinson's disease[J]. Jci Insight, 2017, 2(12).

[145] Liu B, Fang F, Pedersen N L, et al. Vagotomy and Parkinson disease[J]. Neurology, 2017, 88(21):1996-2002.

[146] Nair A T, Ramachandran V, Joghee N M, et al. Gut microbiota dysfunction as reliable non-invasive early diagnostic biomarkers in the pathophysiology of Parkinson's Disease: A Critical Review[J]. Journal of Neurogastroenterology & Motility, 2018, 24(1):30-42.

[147] Hill-Burns E M, Debelius J W, Morton J T, et al. Parkinson's disease and Parkinson's disease medications have distinct signatures of the gut microbiome[J]. Movement Disorders, 2017, 32(5):739.

[148] Garaycoechea J I, Crossan G P, Langevin F, et al. Alcohol and endogenous aldehydes damage chromosomes and mutate stem cells[J]. Nature, 2018, 553(7687):171.

[149] Yu C, Tang H, Guo Y, et al. Effect of hot tea consumption and its interactions with alcohol and tobacco use on the risk for esophageal cancer: A population-based cohort study[J]. Annals of Internal Medicine, 2018.

[150] Topiwala A, Allan C L, Valkanova V, et al. Moderate alcohol consumption as risk factor for adverse brain outcomes and cognitive decline: longitudinal cohort study[J]. BMJ (Clinical research ed.), 2017, 357:j2353.

[151] 屈兴汉, 耿宝文, 贾军. 血尿酸水平及饮酒与帕金森病的相关性研究 [J]. 临床医学研究与实践, 2017, 2(2):4-5.

后记

　　看着罗列的文字变成书，是一件很有成就感的事儿。不由得回想是怎样的契机让我这个原来一写作文就头疼的理科生走上科普这条路的呢？

　　2009年，我刚刚考上博士，没事常逛科学网博客，时间久了不由得"手痒痒"，也开了一个博客。在那里，用户大部分都是搞科研的老师和学生，讨论的也都是与科学和科研相关的问题。我这人爱较真，凡事喜欢刨根问底儿，自己不明白的东西非得查个底掉才肯罢休。好不容易弄明白的东西自然希望与人分享，让更多的人知道。于是，这个博客就成了我表达看法的地盘，对于自己认为有疑义的科学言论或社会现象总是有话要说，喜欢激浊扬清、针砭时弊、直抒胸臆，活脱脱一个愤青。最开始的文章大多数是评论社会乱象和抨击流言的，当看到科学网上大家对我所写内容或认可或疑问的反馈以及热烈的讨论时，顿时觉得自己做的事还挺有意思的。虽然大部分用户都是搞科研的，但实际上真的是隔行如隔山，搞物理的人其实并不清楚生物学是做啥的。渐渐地，我发现我的疑问和观点能引起大家的关注和共鸣，偶尔还能帮助人们释疑解惑。在做科普的过程中，为了把一个问题写清楚，我不得不查阅大量的文献，涉猎的领域越来越广，掌握的知识也越来越深入，不仅没有耽误时间，还极大的开拓了我的视野，扩宽了我的知识面。

　　慢慢的，随着我在科研工作中有感而写的几篇科普文章为人们所认可，使得学习探究专业知识之于我的意义又多了一层——负责任地传播科学知识。我给自己的博客起了一个名字：科学拂尘，意思就是去伪存真，用科学的原理揭示事物的本来面目。在写文章的过程中，我逐渐认识到，现今社会人们不再是单纯地娱乐至上，对科学知识不感兴趣，而是长久以来对科学知识晦涩难懂的观念，隔行如隔山的意识以及伪科普的传播束缚了大家亲近科学拥抱科学的双手。我想给大家松松绑，至少是在自己学习研究的领域，充当一个媒介，用最平实简单的语言将这些科学知识介绍给大家，把复杂的科学问题变成普通人能够看得懂的文字。

我所从事的领域比较新，有关人体共生微生物的研究基本上是从2010年之后才开始的。学习和研究越深入，我就越觉得有必要和大家分享这个领域的知识。因为很多新的发现都颠覆了大众原有的认知，现在人们正在做的认为是正确的或是有利于身体健康的行为习惯，实际上可能正在默默地损害着人体的健康。比如，抗菌皂的日常普及使用，吃抗生素像吃饭一样常见，如果从人体共生微生物的角度来看，并不是明智的做法，一时的起效可能会影响未来的身体健康。现在，有关肠脑的认知已经得到了越来越多人的认可，而在前几年，当我说自己研究的肠道微生物与大脑和行为的关系时，很多人投来怀疑的目光，认为我的研究就是瞎胡闹。

如何才能让大家接受新的观点并对数十年来固化的观念进行改变呢？这个难度很大。值得欣喜的是，现在的人们身处快速发展的社会大潮之中，有不少现代人感知和接受新鲜事物，新观点的能力早已超越前人，多年的经历和教育使得他们具有清晰的分析判断和超强的学习思考能力。于是，2015年，为了方便大家获取和阅读科普文章，我开通了科普微信公众号：肠菌与健康（microbiota-health），专注于宣传肠道微生物与健康领域的科研进展。当一个科普人将有理有据的研究，用生动有趣的文字摆在人们面前时，收获更多的会是大家的关注和思考。话不说不透，理不辨不明，正是这些年来不间断的科普经历和与大家分享科学知识的初心，激励我写出了这本书。

当然，这本书能够呈现给大家，离不开家人、师长和朋友的帮助，在此我要特别感谢我的博士导师金锋教授，是他引领我进入人体共生微生物的世界；感谢高福院士、王沥教授、王晶教授、朱宝利教授、赵方庆教授、王军教授、王欣教授、陈协群教授、吴开春教授、聂勇战教授、张发明教授、魏泓教授、徐健教授、蔡英杰教授、孔学君教授等前辈、专家给予的学术支持；感谢我的朋友和同事，感谢吴晓丽博士，梁姗博士、律娜博士、李晶博士、胡永飞博士、张瑞芬博士、胡晓燕博士、刘湘医生、木森、曲艺等人提供的帮助；感谢阎医生、刘海霞给予的鼓励和支持；感谢唐开宇先生绘制的优美插图；感谢热心肠先生蓝灿辉和其创办的热心肠日报提供的文献资源支持；感谢清华大学出版社，特别是刘杨编辑，在书名、选题和内容上的建议和修订指导。在此，也要感谢"973"课题：重要病原细菌关键生物学特性适应性进化机制的研究（2015CB554200）提供的支持。

感谢我的爱人，是她一直鼓励和支持我进行科研工作。在此书的写作过程中，每次与她的探讨交流，都给了我不少的灵感。特别是在文字校对、语言润色方面，她都付出了大量的时间和精力；感谢我的宝贝女儿，她的降生给予了我无尽的快乐，也带给我很多的思考和人生感悟；感谢我的父母、岳父母在写作期间给予的生活方面的理解和支持。

感谢所有热心读者的支持，你们的阅读和反馈是我持续写作的动力源泉。

要感谢的人很多，不能在此一一列出，衷心地感谢那些曾经给我提供帮助和支持的朋友们！

在写这本书的一年里，几乎每隔几天就会有新的价值巨大的肠道微生物方面的研究文章发表，在持续不断地更新着我们对人体微生物的认识。

在主体框架完备的前提下，我也在不时地更新着里面的内容，以期为大家呈现最新的科研结论和观点，虽耗时费事却甘之如饴。本书主要介绍了肠道微生物之于人体的重要意义，尤其站在肠脑的角度，着重向大家介绍了肠道微生物对人类潜在的心理和精神健康的影响。外在显性的疾病容易引起人们的重视而潜在隐藏的问题常遭到大家的忽视。如果这本书能够让大家意识到潜在疾病常与肠道微生物相关，改变只顾自身而忽视与之共生的微生物的观念，日常生活多考虑肠菌的需求，就已经实现了我的初衷。

想写的东西很多，现在各国科研工作者们对人体共生微生物的研究仍在如火如荼地进行中，新的发现和进展层出不穷，后面我还将继续向大家深入介绍各国科研人员如何发现和利用肠菌进行人类疾病预防和干预等方面的内容。

如果大家对共生微生物感兴趣，想更进一步了解和跟进最新的研究，请关注我的微信公众号及科学网博客，我会尽自己所能及时跟进国际上最新研究进展，用平实简单、生动有趣的语言和大家分享我的所想所感。

段云峰

2018 年 8 月